実験医学 増刊
Vol.43-No.5 2025

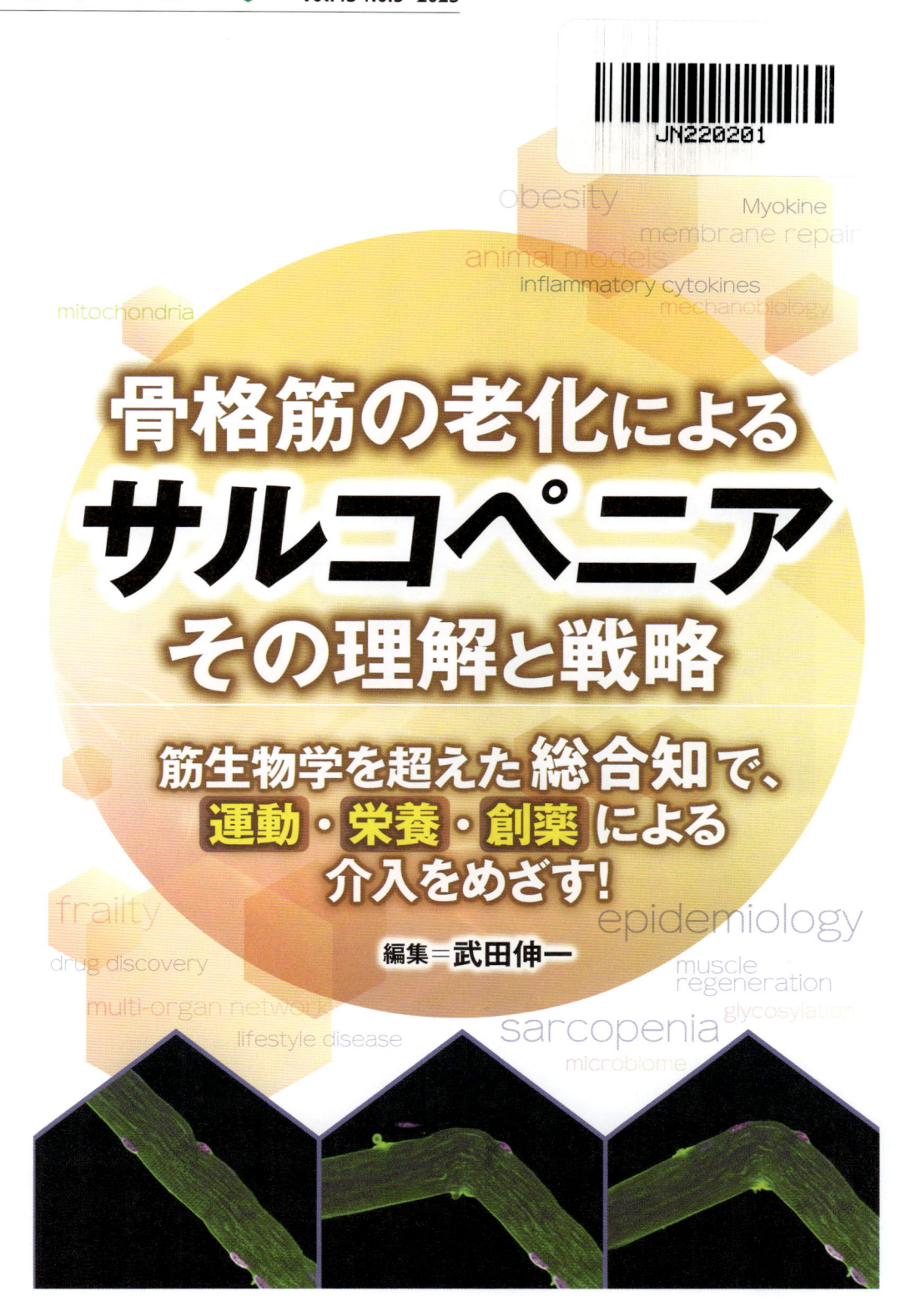

obesity
Myokine
membrane repair
animal models
inflammatory cytokines
mechanobiology
mitochondria

骨格筋の老化による サルコペニア その理解と戦略

筋生物学を超えた総合知で、
運動・栄養・創薬による
介入をめざす!

frailty
epidemiology
drug discovery
muscle regeneration
multi-organ network
glycosylation
lifestyle disease
sarcopenia
microbiome

編集＝武田伸一

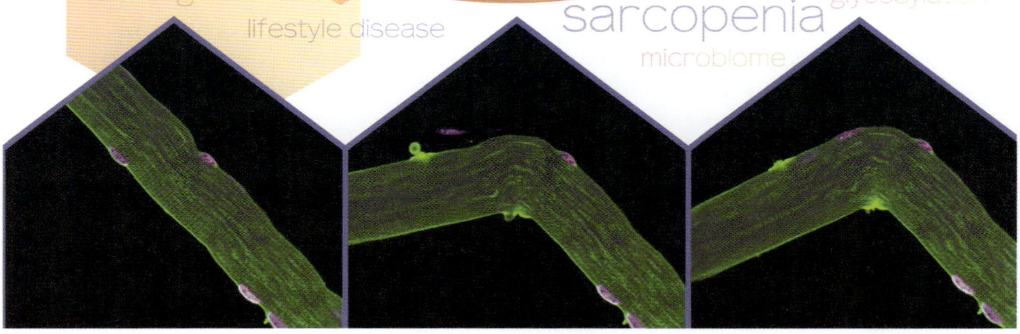

羊土社

表紙画像解説

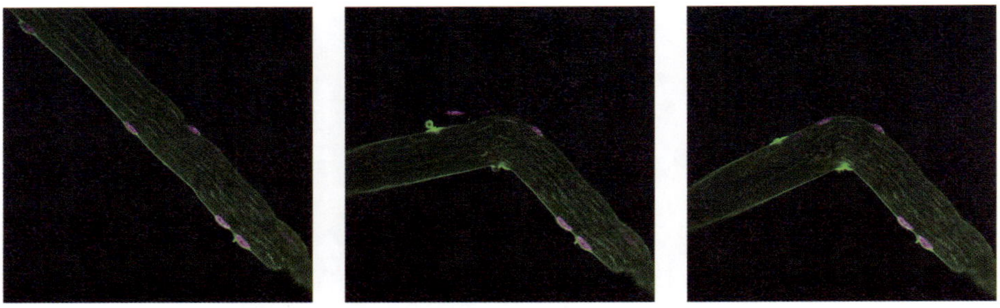

二光子レーザーでマウス筋線維の細胞膜に穴を開け，膜が修復する様子を観察した画像．試薬FM1-43（緑）を細胞外に添加し，損傷部に集まる膜が明るく光っている．核はDAPI染色（紫）．異常な量のカルシウムが損傷部から流入し，筋線維膜が修復される瞬間をタイムラプスで捉えている．詳細は第4章-4を参照．画像提供：三宅克也（国際医療福祉大学成田キャンパス基礎医学研究センター）

筋疾患の克服を出発点に，健康の維持をめざして

伊藤尚基，深田宗一朗，武田伸一

この10年間の筋科学（Myology）の進歩を広く振り返ってみると，筋ジストロフィーを中心とする遺伝性筋疾患に対して治療法が開発され，臨床の現場まで届いたことが特筆されるだろう．これは，Duchenne型筋ジストロフィー（DMD）の原因遺伝子とその遺伝子産物ジストロフィンの同定，ジストロフィン複合体を中心とする病態の解明研究を出発点とするが，骨格筋固有の幹細胞である筋衛星細胞（筋サテライト細胞）による骨格筋再生機構の解明などの筋生物学の進歩を背景に，治療技術と臨床基盤の進展があって，はじめて成し遂げられたものである．筋ジストロフィーを中心とした筋疾患研究が骨格筋生物学を牽引してきたとも言えるが，これらの基盤的研究を背景に多くの製薬企業が参入し，核酸医薬・遺伝子治療を基軸とした遺伝性筋疾患に対する治療開発研究が活発化していることは事実である．それでは，今後は，どのような進展が考えられるのだろうか．将来の目標としては，先進国を中心とし21世紀の世界が直面している超高齢社会の克服に尽きるだろう．

特に，日本においては，後期高齢者を中心として，加齢に伴う骨格筋量・筋力の低下，いわゆるサルコペニアが克服すべき医学的かつ経済的課題となっている．サルコペニアは国際疾病分類ICD-10に登録され，疾患として認識されるようになったが，これまで健康と疾患のボーダーに位置する取り扱いを受けてきた．栄養療法・運動療法を中心とした介入が行われているが，発症機序についてはいまだ多くの点が不明である．したがって，骨格筋の老化であるサルコペニアを理解し，戦略を打ち立てることは，喫緊の課題である．解決の方向性を見出すためには，老化学のみならず代謝・栄養学をも視野に入れた骨格筋生物学から，改めてスタートを切る必要があるが，その成果は，類縁に位置する悪性腫瘍など慢性疾患に伴う二次性のサルコペニア（カヘキシア）の解決にもつながるだろう．しかも，抗老化という視点からの解析が，疫学のうえでは広く認められている運動の生物学的な側面を，さらに明らかにできる可能性がある．

そこで本増刊号では，骨格筋・サルコペニア研究の最前線でご研究をされている先生方に，臨床研究から基礎研究まで，幅広い視野から分野横断的に，いわば総合知として，サルコペニアの理解を深め，その対策を明らかにし，社会還元を進めるために，ご解説いただいた（**図**）．

最初に，目標となるサルコペニアの実態・臨床をご紹介いただくべく，国立長寿医療研究センターの荒井秀典先生を中心に，「サルコペニア：疫学・臨床」として，サルコペニアの疾患としての理解について，**第1章**で概説していただいた．発症機序が不明だからこそ，リアルワールドで起きているサルコペニアの実態を考えながら研究することが重要である．

次に，サルコペニアの理解を促すうえでは，骨格筋を取り巻く多種多様な細胞，筋重量制御

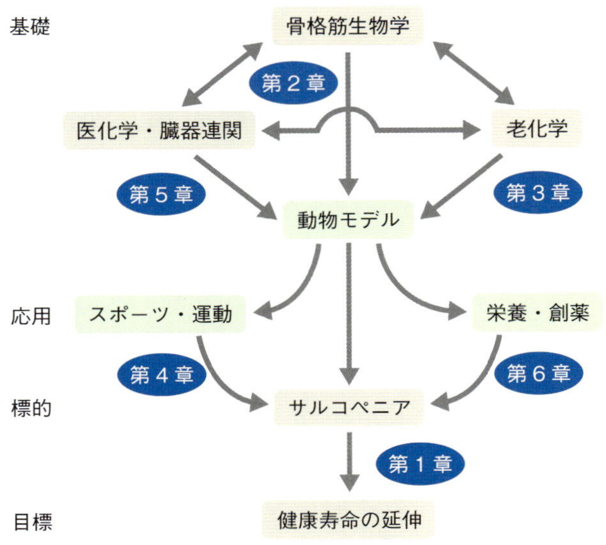

図　本増刊号の構成概要

にかかわる筋肥大・筋萎縮の分子機序の理解が必要不可欠である．なかでも骨格筋幹細胞である筋衛星細胞の再生・肥大時の動態や，骨格筋の間質細胞の最新研究，さらには筋萎縮経路としてのNotchシグナルは，わが国発として筋重量制御機構に新しい概念を生み出している．また，加齢に伴うエピジェネティックな変化や性差に関する研究も進んできた．そこで**第２章**では大阪大学の深田を中心に，「筋萎縮の背景となる筋生物学の進歩」として，近年の骨格筋生物学の最前線をまとめていただいた．

サルコペニアを対象にした研究を行うためには，遺伝性筋疾患の研究でそうであったように，確立されたモデル動物が必要不可欠である．骨格筋のサルコペニア研究においてはC57BL/6系統を中心とした自然老化マウスが用いられることが多い．しかし，これらのマウスは高価で飼育環境の問題もあるためサルコペニア研究の裾野の広がりの妨げになっている．そこで**第３章**では筑波大学の高橋智先生を中心に，「多角的アプローチで挑む骨格筋老化のメカニズム」として，読者のなかからサルコペニア研究者が生まれることを期待して，遺伝子改変動物や自然老化マウス，疫学調査をもとにした老化促進マウスモデル，さらにサルコペニアの周辺科学として，ショウジョウバエのがんモデル，ミトコンドリア，ビタミンD，中枢との関係や宇宙実験の最近の成果がサルコペニア発症の理解に及ぼす影響をご紹介いただいた．

さらに骨格筋は運動器としての一面とエネルギー産生臓器としての一面を併せもつユニークな組織である．特にサルコペニアに対しては運動・栄養療法による介入が主であり，したがって，骨格筋が運動器としての機能を発揮する機序，運動・スポーツが他の臓器に与える影響は運動療法の効果を理解するのに必要不可欠である．そこで**第４章**では順天堂大学の町田修一先生を中心に，スポーツ・運動等のマクロな視点から，ミオシン・最近注目されている膜修復・マイオカイン等のミクロの視点まで，「骨格筋の機能と運動器としてのスポーツ・運動とのかかわり」として取りまとめていただいた．

一方で，骨格筋はエネルギー産生，代謝臓器として生体内の多くの他臓器と連関し，生体恒常性を維持している．特に加齢性疾患は単一遺伝子，単一組織で起こる疾患とは異なり，全身性あるいは個体レベルで起こる老化現象の一部として捉える必要がある．この点からも，骨格筋と他の臓器との連関はサルコペニアを理解するうえで必要不可欠である．そこで**第5章**では東京科学大学の淺原弘嗣先生を中心に，糖尿病・内分泌代謝とのかかわり，肝臓・脂肪・腱等の他組織・器官との連関，ひいてはがんカヘキシアとの関連について，「臓器連関・他疾患とサルコペニア」としてご紹介いただいた．

最後に，サルコペニアについては，骨格筋生物学研究を中心とした基礎研究を社会実装へつなげることこそが重要である．筋量調節や老化との関連が確立しているミオスタチン，NAD，α-Klothoなどはその最前線に位置付けられており，実用化が期待されている．また安全性の担保された食品成分の実用化や腸内細菌を含めた栄養科学の成果や，これまでサルコペニアとの関係が十分研究されていない骨格筋機能に必要不可欠な糖鎖修飾などの新たな視点も注目される．そこで，**第6章**では国立精神・神経医療研究センターの青木吉嗣先生を中心に，これらの話題を取り上げ「筋萎縮・筋疾患の克服に向けた社会実装戦略」として，栄養学・創薬の両面から，新しい機能性成分のヒトへの効果の評価法を含めた筋萎縮・筋疾患治療への方向性について，最新の成果を集約していただいた．

加齢性疾患であるサルコペニアの病態は複雑であり，その全貌を理解するためには筋生物学を超えて英知を結集し，社会への還元をめざす必要がある．本増刊号がそのきっかけとなることを祈ってやまない．

<著者プロフィール>
伊藤尚基：東京工業大学生命理工学部卒業．国立精神・神経医療研究センター，東京大学医科学研究所にて筋肥大・筋萎縮の研究を行った後，富士フイルムヘルスケアラボラトリーにて，サプリメントを用いたヒト臨床試験に従事．老化・寿命研究に興味をもち，神戸医療産業都市推進機構今井研究室にてサルコペニアの基礎研究に従事し，今に至る．サルコペニアは今の日本において避けて通れない難問です．医・食の両面からサルコペニアの病態解明や介入法の開発につながる研究をしたいと思っています．

深田宗一朗：大阪大学大学院薬学研究科 教授．専門は筋生物学・幹細胞生物学．早いものでサテライト細胞の研究に従事してから20年．一緒に，新しい発見を世界に発信してくれる博士課程の学生さんを募集中．とりあえずやってみる事の重要さを再認識中．

武田伸一：国立精神・神経医療研究センター，産学連携顧問．神経研究所，名誉所長．1977年，秋田大学医学部医学科卒業．'81年，信州大学大学院博士課程修了（医学博士）．'87年，フランス・パリ・パストゥール研究所，博士研究員．'92年，国立精神・神経センター神経研究所，室長．2000年，同部長．'15年，神経研究所長．'18年，同センター理事．'20年，現在に至る．

骨格筋の老化によるサルコペニア その理解と戦略

筋生物学を超えた総合知で、運動・栄養・創薬による介入をめざす!

CONTENTS

第5章　臓器連関・他疾患とサルコペニア

第6章　筋萎縮・筋疾患の克服に向けた社会実装戦略

実験医学 増刊 Vol.43-No.5 2025

骨格筋の老化による サルコペニア その理解と戦略

筋生物学を超えた**総合知**で、
運動・**栄養**・**創薬**による
介入をめざす!

編集＝武田伸一

Overview

国際的定義と疫学・臨床的な実態から サルコペニアを捉える

荒井秀典

サルコペニアは，高齢化が進む多くの国々において，健康寿命延伸のための重要な健康課題の一つとして注目を集めている．サルコペニアは，主に加齢に伴う骨格筋量や筋力・身体機能の低下を特徴とし，転倒・骨折，要介護状態への移行など，高齢者の生活の質を大きく左右し，健康寿命にかかわる要因となっている．また，サルコペニアは骨格筋の萎縮だけにとどまらず，心血管疾患，糖尿病，骨粗鬆症などの代謝性疾患や関節リウマチなどの炎症性疾患，さらには認知症とも密接に関連しており，そのメカニズムを明らかにし、予防・治療法を確立するための取り組みが急務とされている．

本章では，サルコペニアの疫学と臨床的側面に焦点を当て，サルコペニアの全体像を体系的に理解できるよう構成した．第1章-1で述べられるサルコペニアの定義や診断基準は，2010年以降，欧州のワーキンググループ（EWGSOP）やアジアサルコペニアワーキンググループ（AWGS）などから一定の基準が示され，研究が爆発的に進展してきた．日本においても，日本サルコペニア・フレイル学会が設立され，サルコペニアの予防と対策に関する研究が活発に行われている．なお，サルコペニアの診断基準に関しては，2019年，世界のサルコペニア研究者が一堂に会し，Global Leadership Initiative of Sarcopenia（GLIS）を構成し，世界的なサルコペニアの統一基準について議論をしている．今後はGLIS基準を用いた診断が一般的になると考えられる．

また，第1章-2や第1章-3では，疫学的な視点からサルコペニアの罹患率，リスク要因，生活習慣との関連性についても考察を加える．サルコペニアは，食事や運動・身体活動などの生活習慣によって予防や改善が可能であることが明らかになっており，特にたんぱく質摂取やレジスタンス運動の重要性が強調されている．さらに，第1章-4で触れるように近年ではゲノム解析やバイオマーカー研究の発展により，個々の患者に対する予防・治療法が分子レベルで議論されることが期待されている．本章では，こうした最新の知見を交えつつ，予防と治療の展望についても触れ，日常診療に役立てられる実践的な内容を目指す．

サルコペニアは決して「避けられない老化現象」ではない．予防策や早期の介入により，進行を遅らせたり，症状を改善したりすることが可能であり，より多くの人々が健康で活動的な高齢期を過ごせるよう支援するためにその概要を理解しておくことが重要である．本章が，サルコペニアにかかわる医療従事者のみならず，サルコペニアのメカニズム解析から予防，治療法の確立をめざす基礎研究者にとっても有益な情報源となることを期待している．

1. サルコペニアの概念定義と臨床的診断プロセスの変遷

佐竹昭介，荒井秀典

超高齢社会を迎えたわが国では，サルコペニアをはじめとする，高齢者などの自立障害をもたらす問題の解決策を講じることは喫緊の課題である．その意味で早期診断，早期介入が重要になるが，サルコペニアの概念や診断プロセスは，さまざまな学術団体が個々に定義してきたため，定義が複数混在し，臨床現場での普及が思うように進んでいない．このような背景を踏まえ，世界中のサルコペニアに関連する学術団体の代表者は，サルコペニアの診療を現場にとり入れていくことの重要性を認識し，国際的な統一基準を作成するための組織（GLIS）を立ち上げた．現在，GLISにおいて各課題のタスクフォースを組織し，課題解決に向けた努力が行われている．本稿では，サルコペニアの概念定義の変遷を振り返り，臨床的診断プロセスの在り方を考えるための情報を整理する．

はじめに

サルコペニアが学術用語として提唱され約35年が経過している．この間，わが国を含む多くの先進諸国が高齢社会を迎え，高齢者などのサルコペニアにかかわる問題が顕在化し，もはや見過ごすことができない時代となっている．

サルコペニアは当初，命名の起源となった筋肉量の減少で定義されていた．筋肉量を客観的に評価する方法が提唱されたものの，特殊な測定機器を必要とすることから，なかなか臨床現場で評価することが難しい時代があった．

さらに，サルコペニアの概念定義については研究者間で一致した見解が得られず，長きにわたり議論され，

［略語］

AWGS： Asian Working Group for Sarcopenia
DXA： dual energy X-ray absorptiometry
ESPEN： European Society for Clinical Nutrition
EWGSOP： European Working Group on Sarcopenia in Older People
FNIH： Foundation of the National Institutes of Health
GLIS： Global Leadership Initiative in Sarcopenia
IWGS： International Working Group on Sarcopenia
SDOC： Sarcopenia Definition and Outcomes Consortium
SMI： skeletal muscle mass index
SSCWD： Society on Sarcopenia, Cachexia and Wasting Disorders

Changes in the conceptual definition and clinical diagnosis of sarcopenia

Shosuke Satake/Hidenori Arai：National Center for Geriatrics and Gerontology（国立長寿医療研究センター）

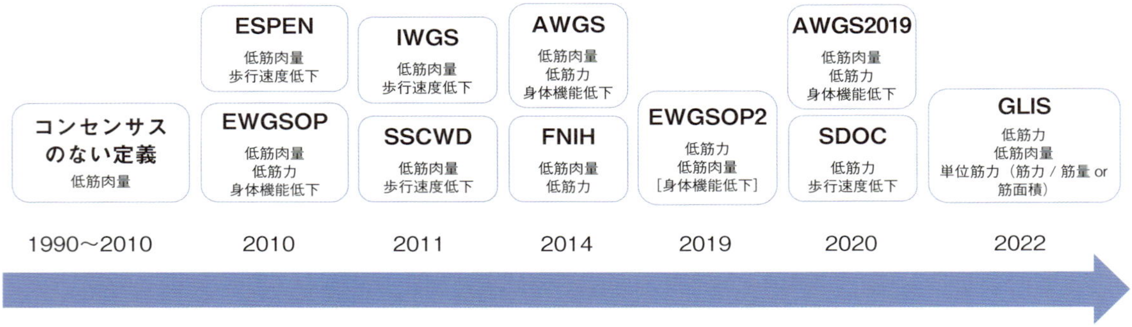

図1　サルコペニアの概念定義の変遷
ESPEN：European Society for Clinical Nutrition，EWGSOP：European Working Group on Sarcopenia in Older People，IWGS：International Working Group on Sarcopenia，SSCWD：Society on Sarcopenia, Cachexia and Wasting Disorders，AWGS：Asian Working Group for Sarcopenia，FNIH：Foundation of the National Institutes of Health，SDOC：Sarcopenia Definition and Outcomes Consortium，GLIS：Global Leadership Initiative in Sarcopenia.（文献1をもとに作成）

現在もなお統一に向けた努力が行われている．また，診療現場での診断を普及させるための診断プロセスが提唱されているが，認識が十分に広がっているかと言えば，まだまだ途上のなかにある．

これまで世界のさまざまな学術団体が，サルコペニアの考え方や診断プロセスに関して，それぞれ異なった定義を提唱してきたが，近年，各学術団体の代表者が国際的な定義を統一する方向で活動を行っている．

本稿では，サルコペニアの概念定義が変遷してきた歴史（**図1**）[1] を振り返り，現在の考え方や今後の動向について解説する．

1 サルコペニアの発見とその評価

ヒトは，脳の発達に伴い，二足歩行による移動能力を獲得した動物である．立位を支える脊柱，骨盤，関節構造，その支持筋群の発達に加え，脳や感覚器官と連動して精巧にバランスをとる機能が仕組まれている．加齢に伴って，これらの骨格・運動器系の能力が低下することは自然のプロセスであるが，その衰えを学術的視点で捉える重要性を指摘したのが，Irwin Rosenbergであった．1988年，米国アルバカーキで行われた学術会議で，加齢に伴う筋肉の変化を捉える学術用語の必要性を唱え，ギリシア語で筋肉を意味するsarxと喪失を意味するpeniaを組合わせて，「サルコペニア」という造語を提案した[2]．この用語の成り立ちからもわかるように，当初は，筋肉の量的な喪失を意味する用語であった．

1998年にはBaumgartnerらが，DXAを用いて四肢除脂肪量を測定し，それを身長の2乗で除した値（四肢骨格筋指数：SMI）を骨格筋量の指標として用いうることを示した[3]．そしてSMIが，若年者の平均値から，標準偏差（SD）の2倍より下回る場合に，“筋肉量の減少あり”と判断することの妥当性を示し，一定の再現性と客観性を付与した筋肉量評価法を確立した．このような測定方法の新たな展開は，“サルコペニア＝筋肉量減少”と捉える流れに拍車をかけた．

筋肉量の客観的評価方法が普及し，縦断的な研究解析が行われるようになると，しだいに筋力低下と筋肉量減少は必ずしも並行して進むわけではないことが明らかになり，筋力低下の方が，筋肉量減少よりも予後の悪化と密接に関連することが示されるようになった．このような経緯から，サルコペニアという用語よりも筋力低下を意味するダイナペニアという用語を支持するグループが現れ，サルコペニアに関連する用語の定義や概念に混乱が生じるようになった．このため，2009年に欧州の老年医学会や栄養関連学会が合同で「高齢者におけるサルコペニアに関する欧州ワーキンググループ（EWGSOP）」を立ち上げ，その混乱を収拾するコンセンサスを作成することを試みた．

2 EWGSOPによる コンセンサスレポート

EWGSOPは2010年に，サルコペニアの概念，定義，診断基準などについて，それまでの混沌とした議論を整理してコンセンサスレポートを発表した[4]．これにより，サルコペニアが研究分野から臨床分野に広がった．

EWGSOPは，サルコペニアを「進行性および全身性の骨格筋量および骨格筋力の低下を特徴とする症候群であり，身体的な障害やQOL，および死亡などの有害な転帰のリスクを伴うものである」と定義した．この定義では，サルコペニアの用語の成り立ちを踏まえ，骨格筋量減少を第一に述べているが，筋力低下を併存する状態であることを示した．また，診断基準として骨格筋量減少を必須項目としながらも，筋力低下あるいは身体能力低下のいずれかを伴った状態としたことで，筋肉量のみでサルコペニアを評価してきた流れを変えることになった．

EWGSOPのコンセンサスレポートでは，サルコペニアの重症度分類（プレサルコペニア，サルコペニア，重度サルコペニア）および，原因に関するカテゴリー分類（一次性サルコペニア，二次性サルコペニア）も示され，予防や治療につなげる臨床的な視点が提示された．

3 さまざまな学術団体による サルコペニアの定義

EWGSOPによるコンセンサスレポートを皮切りに，その後さまざまな国や地域の学術団体がサルコペニアの診断基準に関する見解を示した．米国を中心としたIWGSやSSCWDは，骨格筋量減少に加え，身体能力の低下を定義に取り入れ，筋力低下を含めない点においてEWGSOPとは異なる見解を示した[5) 6)]．

一方，わが国を含むアジア地域のワーキンググループ（AWGS）は，EWGSOPに準じた定義・基準を，2014年にコンセンサスレポートとして発表した[7]．EWGSOPが，骨格筋量や筋力に関する評価方法と基準値を定めなかったのに対し，AWGSでは，握力や骨格筋量の測定方法と男女別カットオフ値を明確に示した．また同年，米国においてサルコペニアプロジェクトとして組織されたグループ（FNIH）は，骨格筋量減少と筋力低下を診断基準としたものの，身体能力はアウトカム評価として用いることを提案した[8]．

そのようななか，2016年10月，サルコペニアは国際疾病分類（ICD-10）において，M62.84のコードを取得し，独立した疾患として位置づけられることになった．これにより，サルコペニアがよりいっそう診療現場に導入されることが予測されたため，日本サルコペニア・フレイル学会は，2017年に「サルコペニア診療ガイドライン2017年版」を発表した．

4 EWGSOP2とAWGS2019

2018年，EWGSOPは構成メンバーの一部で若返りをはかり，新たなグループを組織した（EWGSOP2）．そして，2010年の初版のコンセンサスレポート以後の新たな研究結果の知見を加えて，定義や診断基準を見直すことにした．2018年10月12日，欧州老年医学会において新しいサルコペニアのコンセンサスレポート（EWGSOP2）を発表した[9]．このレポートでは，サルコペニアは「転倒，骨折，身体的障害，死亡など負のアウトカムの危険が高まった，進行性かつ全身性の骨格筋疾患である」と定義され，2010年の「症候群」から「骨格筋疾患」へと明確に位置づけが修正された．さらに，国際疾病分類において，サルコペニアが疾患として位置づけられたにもかかわらず，診療現場への導入が思うほど進んでいないことを踏まえ，診断基準についても臨床的実用性をとり入れ，段階的な評価プロセスを提唱した（**図2**）．すなわち，筋肉量の評価を必須としたこれまでの基準を維持しつつも，筋力低下を優先評価項目として前面に押し出したのである．筋力低下があれば，その時点でサルコペニア（疑い）として，評価と介入を開始することを推奨し，筋肉量の減少が確認されれば，これをもってサルコペニアの確定診断とした．また，身体能力の評価は診断基準から外され，重症度評価として位置づけられることになった（**図3**）．さらにSARC-Fなどを用いたスクリーニング評価の段階をとり入れ，サルコペニアのCase Findingを促進している．これにより，サルコペニア診断を一般診療へ普及することを図った．

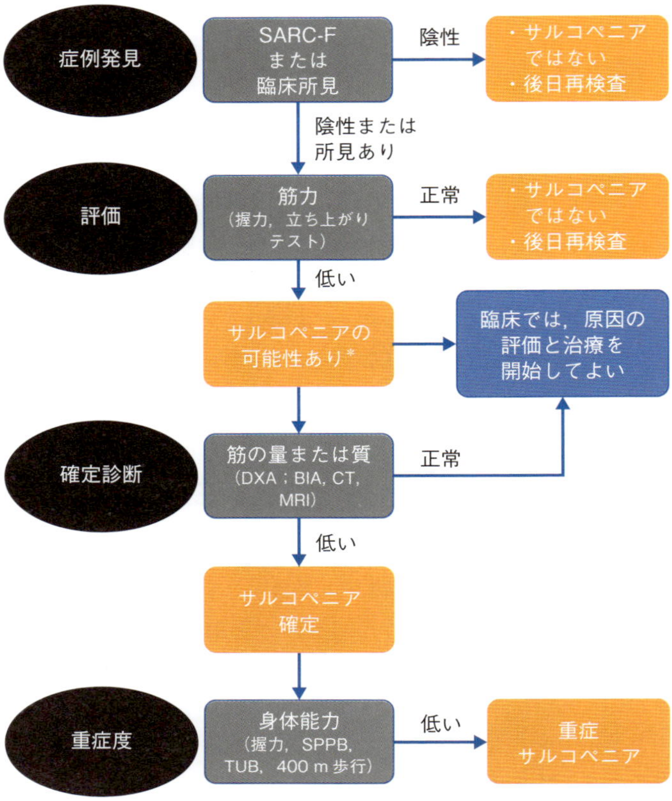

図2　EWGSOP2による診断アルゴリズム
＊筋力低下につながる他の要因（例：うつ病，脳卒中，平衡障害，末梢血管障害）を考慮すること．（文献9より引用）

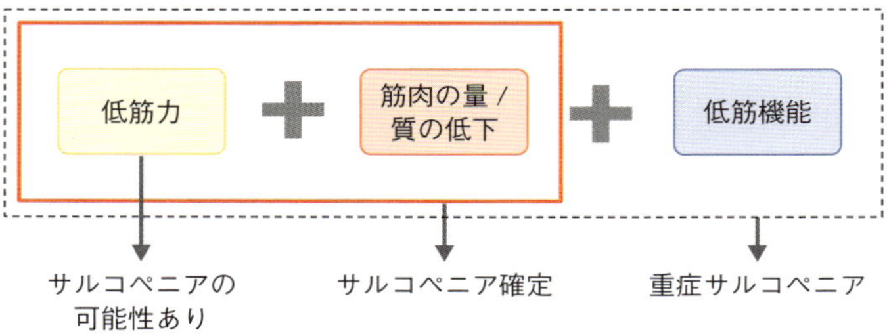

図3　EWGSOP2によるサルコペニア定義
（文献9をもとに作成）

またEWGSOP2では，初版に記載された，筋肉量減少のみを意味するプレサルコペニアの概念が姿を消し，急性サルコペニアと慢性サルコペニアという概念が導入された．急性サルコペニアは発症6ヵ月未満のものであり，6ヵ月以上持続しているものを慢性サルコペニアとしている．このような持続期間に基づく概念の区別は，定期的な評価の必要性を示す意図があると推測され，栄養評価における体重測定と同様に，筋力評価を定期的に実施することを推奨している．

2019年，AWGSのグループも，EWGSOP2に歩調を合わせる形で，一般診療にサルコペニア評価を導入しやすくするためのアルゴリズムを提唱した改訂版コン

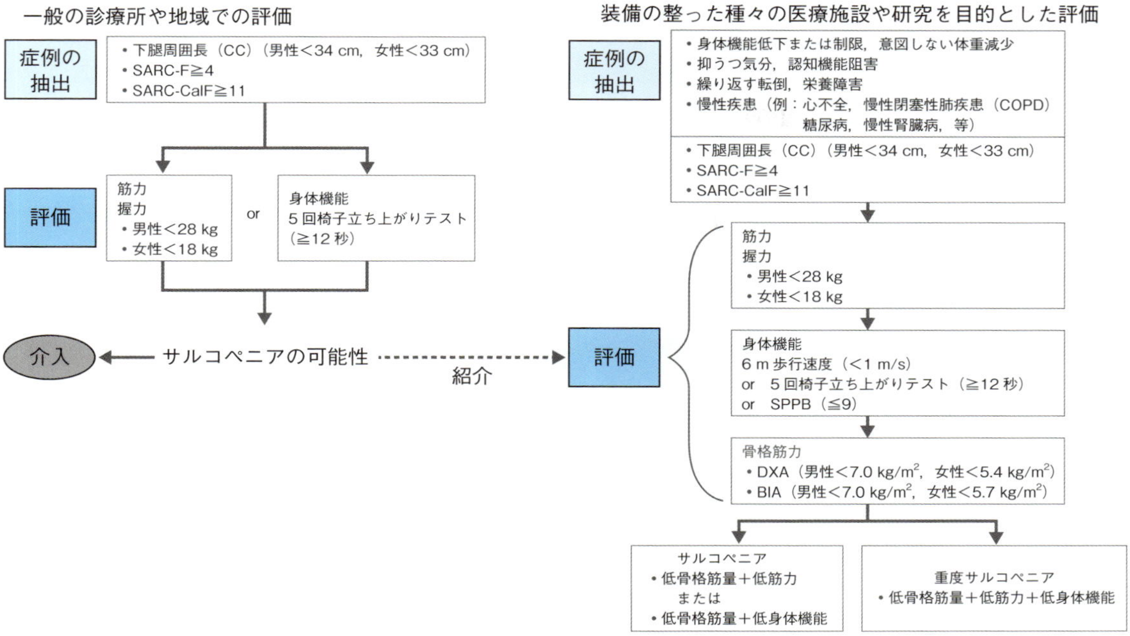

図4 サルコペニアの診断アルゴリズム（AWGS2019）
（文献10より引用）

センサスレポート（AWGS2019）を発表した（**図4**）[10]．AWGS2019の際立った特徴は，筋肉量の測定機器を有する医療機関と，そのような機器を有していない医療機関とに分け，それぞれの医療現場で行いうる診断・治療プロセスを具体的に示したことである．Case Finding（症例の抽出）プロセスでは，SARC-F，下腿周囲長，これらを合わせたSARC-CalFを用い，該当する場合には次のAssessment（評価）プロセスにおいて，筋力（握力）の測定，および5回椅子立ち座りテストを実施する流れとなっている．このAssessmentプロセスで該当した場合は“Possible sarcopenia（サルコペニアの可能性）”と診断され，介入を実施するように推奨されている．またこの段階で，筋肉量の測定機器を有する医療機関への紹介を行い，確定診断を受けることも推奨している．なお，身体能力を重症度評価に位置づけたEWGSOP2とは異なり，AWGS2019は，サルコペニアの構成要素は従来通り，筋肉量，筋力，および身体能力のままとした．

5 サルコペニアの国際的統一基準（GLIS）

AWGS，EWGSOP2，SDOC（FNIHから変更）およびThe Australian & New Zealand Society for Sarcopenia & Frailty Research（ANZSSFR）のグループの代表者は，2019年に，サルコペニアの国際統一基準を作成する目的で共同組織を立ち上げた．2020年からのCOVID-19蔓延のため，作業は一時中断されたが，2021年に再開され，このときにアフリカ，中東，中南米のエキスパートも参加し，GLISとして活動をともにした．

GLISでは，サルコペニアに関する用語や概念に関する定義を，Delphi法を用いて決定し，Round1では25の声明が吟味され，Round2では8つの声明が吟味された[11]．そして参加したエキスパートのうち，同意率が80％を超えた場合は強い同意，70～80％の場合は中等度の同意，70％未満は弱い同意とし，強い同意をサルコペニアの概念として採択した．その結果，筋力と筋肉量は，サルコペニア概念の定義の一部として採択されたが，身体能力は弱い同意となったためサルコペ

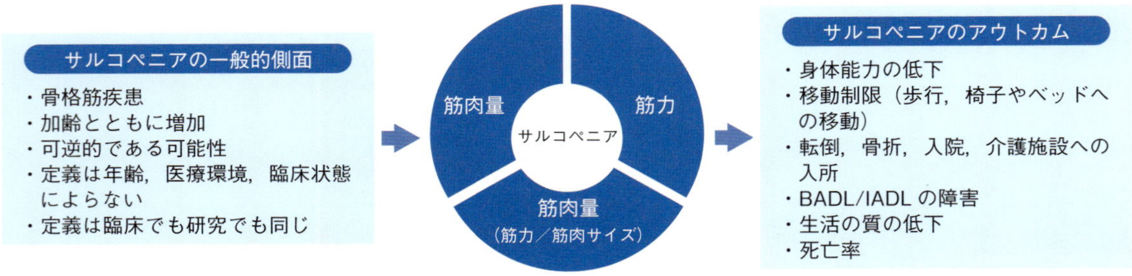
サルコペニアの一般的側面
・骨格筋疾患
・加齢とともに増加
・可逆的である可能性
・定義は年齢，医療環境，臨床状態によらない
・定義は臨床でも研究でも同じ
筋肉量
筋力
サルコペニア
筋肉量
（筋力／筋肉サイズ）
サルコペニアのアウトカム
・身体能力の低下
・移動制限（歩行，椅子やベッドへの移動）
・転倒，骨折，入院，介護施設への入所
・BADL/IADLの障害
・生活の質の低下
・死亡率

図5　GLISによるサルコペニアの概念定義
（文献11より引用）

ニアの概念には含まれなかった．替わりに，筋力を筋肉量または筋断面積などで除した単位筋力（specific muscle strength）がサルコペニアの概念定義に含まれた（**図5**）．また，これまでのサルコペニアの概念定義には，しばしば重症度分類が含められていたが，GLISでは重症度は採択されず，身体能力はアウトカムとして位置づけられることになった．GLISによるサルコペニアの概念に関するコンセンサスは，世界各地域のエキスパートが協働して作成した，初の国際的定義である．今後，運用上の定義を開発するための礎になるものと思われる．

おわりに

Rosenbergにより提唱されたサルコペニアは，その後の歴史において，さまざまな見解や定義が混在してきた．臨床現場への普及を考える時，そのような不均一な定義は，普及への足かせとなる．GLISはこれらの問題を整理するために結成され，世界的統一基準を提案するため，タスクごとのサブグループに分かれ，課題解決に向けた作業を進めている．今後，診断のアルゴリズムが提唱される予定であり，その結果をもとに世界的にサルコペニアの普及啓発，診断，予防，介入がさらに進むとともに薬剤開発なども活発になることが期待される．

文献

1）Cruz-Jentoft AJ：Muscle Aging and Sarcopenia「Hazzard's Geriatric Medicine and Gerontology, 8th ed」（Halter JB, et al, eds），pp733, McGraw Hill（2022）
2）Baumgartner RN, Waters DL：Sarcopenia and Sarcopenic-Obesity「Principles and Practice of Geriatric Medicine, 4th ed」（Pathy MSJ, et al, eds），pp909-933, Wiley（2006）
3）Baumgartner RN, et al：Am J Epidemiol, 147：755-763, doi:10.1093/oxfordjournals.aje.a009520（1998）
4）Cruz-Jentoft AJ, et al：Age Ageing, 39：412-423, doi:10.1093/ageing/afq034（2010）
5）Fielding RA, et al：J Am Med Dir Assoc, 12：249-256, doi:10.1016/j.jamda.2011.01.003（2011）
6）Morley JE, et al：J Am Med Dir Assoc, 12：403-409, doi:10.1016/j.jamda.2011.04.014（2011）
7）Chen LK, et al：J Am Med Dir Assoc, 15：95-101, doi:10.1016/j.jamda.2013.11.025（2014）
8）Studenski SA, et al：J Gerontol A Biol Sci Med Sci, 69：547-558, doi:10.1093/gerona/glu010（2014）
9）Cruz-Jentoft AJ, et al：Age Ageing, 48：16-31, doi:10.1093/ageing/afy169（2019）
10）Chen LK, et al：J Am Med Dir Assoc, 21：300-307.e2, doi:10.1016/j.jamda.2019.12.012（2020）
11）Kirk B, et al：Age Ageing, 53：afae052, doi:10.1093/ageing/afae052（2024）

＜筆頭著者プロフィール＞
佐竹昭介：1990年 高知医科大学（現 高知大学医学部）卒業，'98年 名古屋大学大学院医学研究科 博士課程修了，'98～2000年 米国Vanderbilt University留学．帰国後，国立療養所中部病院レジデント，国立長寿医療研究センター高齢者総合診療科を経て，'22年4月より同センター老年内科部長．研究領域は，高齢者糖尿病，低栄養，フレイル，サルコペニアなど．

2. サルコペニアの頻度：疫学の観点から

大塚　礼

Asian Working Group for Sarcopenia（AWGS）基準を用いた地域一般高齢者のサルコペニア頻度は，研究により違いはあるものの，おおむね15～20％であり，明らかな男女差を認めなかった．近年，高年男性では全年代においてサルコペニアの割合は低下しているが，女性ではそのような傾向を認めなかった．若中年女性を中心にやせの頻度は上昇しており，筋量低下者割合は上昇している．高齢期の身体機能は男女ともに向上しているため，男性ではサルコペニアの年代別割合は今後，低下傾向を示すと考えられるが，女性では不明である．時代に即したサルコペニア診断基準を用いた頻度の把握が求められる．

はじめに

サルコペニアは，古くは加齢に伴う筋量の減少を意味していたが[1]，近年では機能低下も含め定義されており，転倒や要介護等のリスクを高めるため，高齢期の自立を阻害する加齢性疾患である．サルコペニアの診断は，European Working Group on Sarcopenia in Older People（EWGSOP）基準を中心に，Asian Working Group for Sarcopenia（AWGS）やAustralian and New Zealand Society for Sarcopenia and Frailty Research（ANZSSFR）等，複数の基準が存在しているが，それらを包含したグローバルな基準作りがGLIS（Global Leadership Initiative in Sarcopenia）で進められている[2) 3)]．本稿では，日本サルコペニア・フレイル学会で推奨され，本邦にて汎用されているAWGS2019基準[4)]に基づくサルコペニアの頻度について，日本人を対象とした研究を中心に紹介する．

1 一般住民における サルコペニアの頻度

日本人を含むアジア人は欧米人に比し，骨格筋量や

[略語]
AWGS：Asian Working Group for Sarcopenia（アジアにおけるサルコペニアワーキンググループ）
BMI：body mass index
DXA：dual-energy X-ray absorption
ILSA-J：Integrated Longitudinal Studies on Aging in Japan（長寿コホートの総合的研究）
NILS-LSA：National Institute for Longevity Sciences-Longitudinal Study of Aging（国立長寿医療研究センター・老化に関する長期縦断疫学研究）

Prevalence of sarcopenia
Rei Otsuka：Department of Epidemiology of Aging, National Center for Geriatrics and Gerontology/Aging Research（Partnership field）, Nagoya University Graduate School of Medicine（国立長寿医療研究センター研究所老化疫学研究部／名古屋大学大学院医学系研究科老化基礎科学連携講座）

表1　一般地域住民（NILS-LSA 第7次調査：2010～2012年）における性・年齢群別，サルコペニア・筋力低下・筋量低下者数と割合

		中年（参考値）			高年	
		40～44歳	45～54歳	55～64歳	65～74歳	75～84歳
男性（n＝1,153）		（n＝112）	（n＝276）	（n＝305）	（n＝267）	（n＝193）
年齢（歳）	mean（SD）	41.37（1.6）	49.25（3.0）	59.54（2.8）	69.67（2.8）	78.73（2.7）
サルコペニア	n（%）	1（0.9）	1（0.4）	3（1.0）	14（5.2）	45（23.3）
握力低下	n（%）	1（0.9）	1（0.4）	8（2.6）	20（7.5）	70（15.5）
歩行速度低下	n（%）	1（0.9）	1（0.4）	1（0.3）	6（2.3）	11（6.2）
筋量低下	n（%）	27（24.1）	52（18.9）	53（17.5）	85（32.2）	93（50.5）
女性（n＝1,117）		（n＝115）	（n＝276）	（n＝285）	（n＝259）	（n＝182）
年齢（歳）	mean（SD）	41.54（1.6）	49.06（2.8）	59.52（2.9）	69.63（2.8）	78.78（2.7）
サルコペニア	n（%）	0（0.0）	6（2.2）	7（2.5）	16（6.2）	20（11.0）
握力低下	n（%）	2（1.7）	14（5.1）	26（9.2）	49（19.0）	78（42.9）
歩行速度低下	n（%）	0（0.0）	2（0.7）	4（1.4）	5（2.0）	21（13.0）
筋量低下	n（%）	33（29.2）	58（21.4）	43（15.4）	39（15.2）	35（20.4）

AWGS2019基準[4]を採用．測定によっては欠損あり．

体脂肪量が低い傾向があり[5]，欧米人の基準よりもアジア人独自の診断基準でのサルコペニア判定が望ましいと考えられる．以下，われわれが参画する「国立長寿医療研究センター・老化に関する長期縦断疫学研究（National Institute for Longevity Sciences–Longitudinal Study of Aging：NILS-LSA）」コホートでのサルコペニアの性・年齢群別頻度や，NILS-LSAを含む「長寿コホートの総合的研究（Integrated Longitudinal Studies on Aging in Japan：ILSA-J）」で公表されたサルコペニア頻度の近年の推移について紹介し，サルコペニア頻度の見通しについて考察する．

1）NILS-LSAコホート

NILS-LSAは愛知県大府市および知多郡東浦町在住の中高年者（40～79歳）から性，年代を層化した無作為抽出で選ばれた約2,300人（第1次調査参加者数）を対象とした縦断疫学研究である．1997年開始の第1次調査以降，センター内の専用疫学調査施設にて医学・運動学・栄養学・心理学などの学際的な縦断調査を2～3年間隔で実施し，2024年現在，第10次調査を施行中である．死亡・転居等による対象者の脱落に対しては同性，同年代の無作為抽出者で補充し，さらに40歳男女を一定人数加えるダイナミックコホート方式を採用してきたため，これまでに約4,000名が当コホートに参加登録している．NILS-LSAの詳細は，NILS-LSAデータカタログ（主な変数一覧）および性・年代別モノグラフ（記述統計量）として同センターHPに掲載中である[6]．

表1に，サルコペニアの判定（AWGS2019基準）に必要な変数を満たす第7次調査（2010～2012年）参加者における性・年齢群別のサルコペニア・筋力低下・筋量低下者数と割合を示した．各項目の判定は**図1**のアルゴリズムに従って実施した．中年者（40～64歳）における，それぞれの頻度も参考値として掲載した．

2）65～84歳の一般住民（NILS-LSA）では男性の12.8％，女性8.2％がサルコペニアと判定

前期高齢者（65～74歳）では，男性の5.2％，女性の6.2％がサルコペニアと判定され，後期高齢者（75～84歳）では男性23.3％，女性11.0％が該当した．前期・後期高齢者を合わせると（65～84歳），男性12.8％，女性8.2％がサルコペニアと判定された．

握力低下ならびに歩行速度低下の割合は，高齢群ほど増加したが，男女ともに前期高齢期に比し，後期高齢期での握力低下者割合が高かった．筋量低下に関しては，40歳以上の全年齢群で割合を見ると，男性では55～64歳が，女性では65～74歳が最も低値を示し，若年ではむしろ筋量低下者割合が高かった．

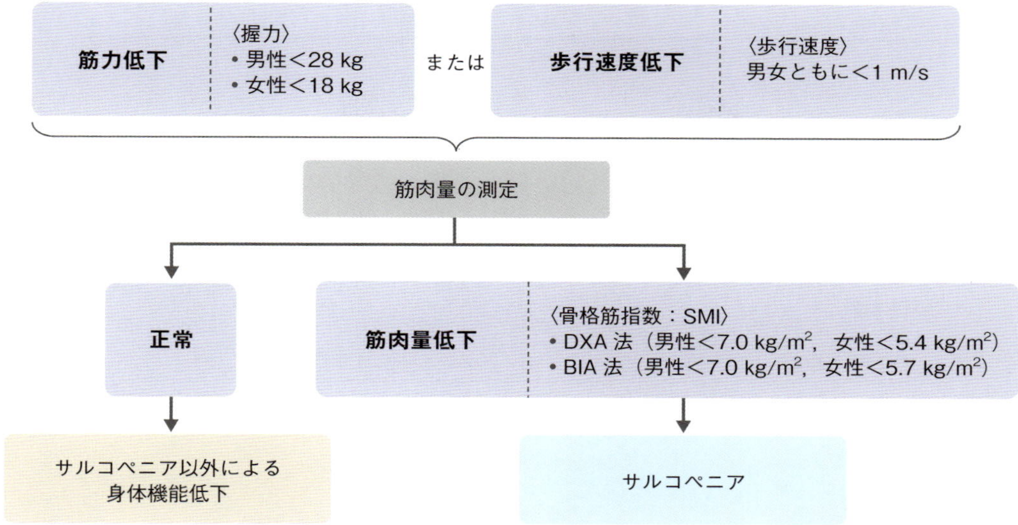

図1　サルコペニア判定のアルゴリズム
AWGS2019[4] 参照．SMI：skeletal muscle mass index（四肢の筋肉量と身長から算出される骨格筋指数），DXA：dual-energy X-ray absorption（2種類のX線を用いて骨密度を測定する方法．「デキサ」ともよばれる）．BIA：bioelectrical impedance analysis（微弱な電流を流すことで体組成を測定する方法）．（文献4をもとに作成）

表2　アジア圏での集団におけるAWGS2019基準を用いたサルコペニア頻度

対象	人数	年齢（±標準偏差）歳	有病率	文献
日本人　65歳以上	1,851	72.0±5.9歳	男性　11.5％ 女性　16.7％	7
日本人 要介護・要支援65歳以上	161	78.6±7.9歳	男性　63.6％ 女性　56.2％	8
日本人	272	・重度サルコペニア：78（70～85）歳 ・非重度サルコペニア・非サルコペニア：76（65～82）歳	男女　23.2％	9
日本人	100	67歳	男女　16.0％	10
日本人　65～80歳	2,069	男性 72.9±4.0歳，女性：72.7±4.0歳 （対象者のうち長時間睡眠者）	男性　18.9％ 女性　21.4％	11
中国人　60歳以上	6,172	68.13±6.46歳	男性　18.4％ 女性　18.9％	12
タイ人　60歳以上	892	70歳（4分位範囲66～75）	男性　24.1％ 女性　21.3％	13

3）アジア圏での高年齢住民における サルコペニア頻度：15～20％

表2にアジア圏での集団におけるAWGS2019基準を用いたサルコペニア頻度を一部掲載した．対象者属性によって変動はあるものの，おおむね15～20％の範囲であり，男女の割合に一定の傾向を認めなかった．前述のNILS-LSAコホートでは，男性の12.8％，女性8.2％がサルコペニアと判定され，**表2**記載の各調査よりその割合が低かったが，NILS-LSAは国立長寿医療研究センターのDXAをはじめとする医療機器を利用した施設型調査であり，対象者は当センターまで来ることができる者に限られるため（付き添い有も可），地域住民のなかでも健康状態が比較的良好な集団での頻度と捉えることが妥当であろう．

表3　サルコペニアの頻度

		男性				女性			
		割合（%）		人数		割合(%)		人数	
	年齢（歳）	2012	2017	2012	2017	2012	2017	2012	2017
前期高齢群	65～69	5.9	3.0	1,542	706	5.3	4.9	1,712	1,407
	70～74	7.8	6.7	1,495	1,030	7.6	7.7	1,467	1,686
後期高齢群	75～79	15.7	12.3	977	804	13.9	13.0	1,005	1,443
	80～84	28.3	21.7	506	494	22.4	20.0	510	696
	85～89	39.6	35.9	144	192	26.8	35.3	138	207
	90～	61.1	57.1	18	42	41.9	60.0	31	35

長寿コホートの総合的研究（ILSA-J）

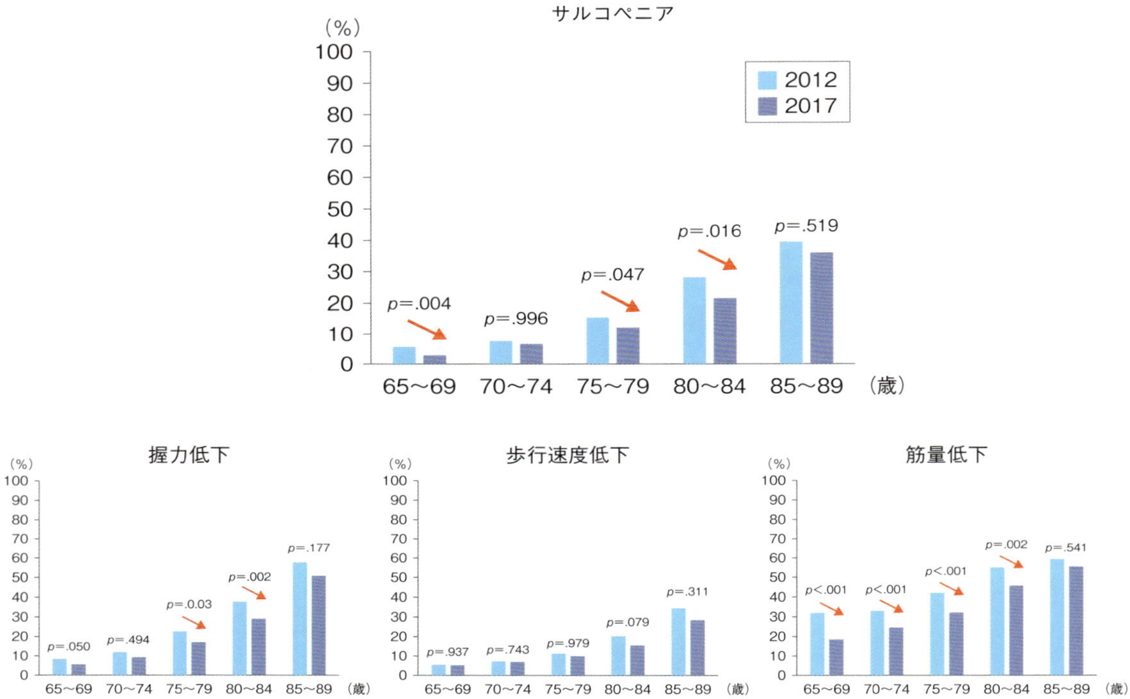

図2　サルコペニアと下位3項目の有症者割合（男性）
（文献15より引用）

2 地域在住高齢者のサルコペニア頻度の2012年から2017年の推移

サルコペニア頻度の近年の推移を明らかにするために，NILS-LSAを含む多施設共同研究である「長寿コホートの総合的研究（ILSA-J）[14]」のデータベースを用いて，2012年，2017年を中心とした調査にて判定したサルコペニア（AWGS2019基準）に関する個人データ（65歳以上）を収集し（2012年：6コホート9,496名，2017年：12コホート8,665名），性・年代（65～89歳まで5歳区切り）別に，サルコペニア頻度と調査時期（2012年，2017年）の関連について再検査効果を調整するCochran-Mantel-Haenszel検定を用いて解析した[15]．

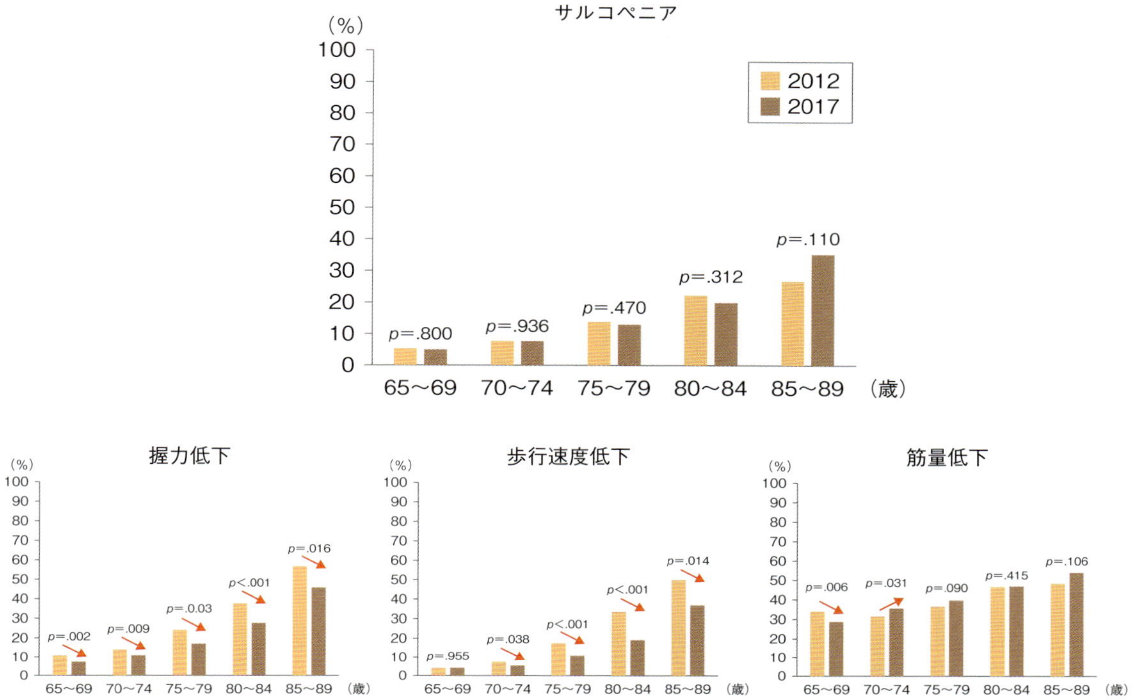

図3　サルコペニアと下位3項目の有症者割合（女性）
（文献15より引用）

2012年と2017年それぞれの，サルコペニアの性・年齢群別頻度は，**表3**の通りであり，前期高齢者では男女ともに5～7％，後期高齢者では13～39％と，高年齢群ほどその頻度が増加した．また**図2**に示すように，男性では，サルコペニアの割合は全年代で2012年に比し2017年で低下し，65～69，75～79，80～84歳では有意に低下した．一方，女性では（**図3**），サルコペニアの割合は70～74，85～89歳で割合が増加したが有意な差を認めなかった．男性ではこの間，握力低下と筋量低下者割合が減り（**図2**），近年ほど筋力や筋量が増加したため，サルコペニアの割合が低下した可能性が考えられた．一方，女性ではこの間，握力低下者割合は減ったが，筋量低下者割合は一部の年代を除き減らなかった．近年，女性のやせの割合が増えており，肥満度（体格指数）と骨格筋指数（**図4**），あるいは体重と骨格筋重量は正の関連を示すため，女性では低体格指数者（やせ）割合の増加が交絡している可能性が考えられる．

おわりに

AWGS2019基準を用いると高年齢住民では15～20％程度がサルコペニアと推定された．近年ほど，高年男性では全年代においてサルコペニアの割合は低下したが，女性ではそのような傾向を認めなかった．国民健康・栄養調査では近年，若中年世代の女性のやせの頻度が高くなっていることが報告されており[16]，本研究においても，40～44歳女性の筋量低下者（29.2％）は，75～84歳女性のその割合（20.4％）に比し高く，今後，特に女性において筋量低下者割合は増加する可能性がある．一方，身体機能に関しては，近年，男女ともに高齢者の握力や歩行速度が上昇しており，機能向上（若返り）が認められる[17]．したがって，今後もこの傾向が続けば，男性ではサルコペニアの年代別割合は低下傾向を示すと考えられるが，女性では筋量低下者が増加するため，先行きは不明である．時代に即したサルコペニア診断基準を用いた頻度の把握と，コホートの特性を考慮したサルコペニア対策が求められる．

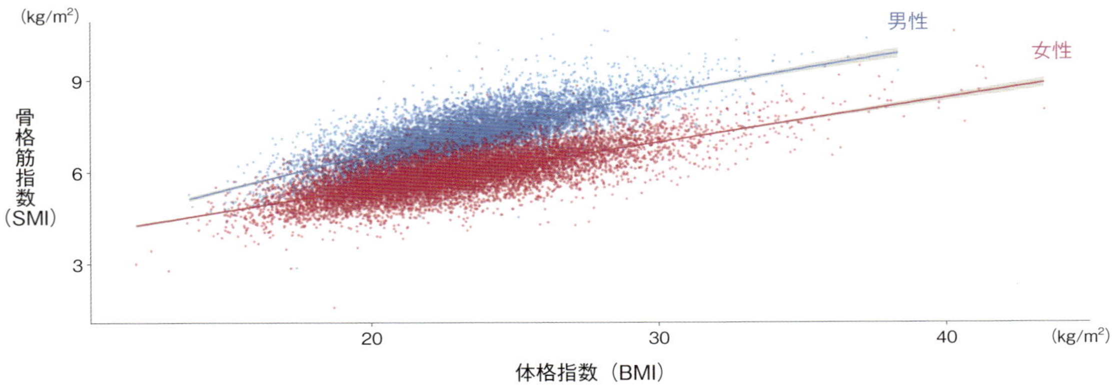

図4　男女別，肥満度（体格指数）と骨格筋指数の分布
BMI：body mass index（体重と身長から算出される肥満度を表す体格指数），SMI：skeletal muscle mass index.（文献15より引用）

文献

1）Baumgartner RN, et al：Am J Epidemiol, 147：755-763, doi:10.1093/oxfordjournals.aje.a009520（1998）
2）Kirk B, et al：Age Ageing, 53：afae052, doi:10.1093/ageing/afae052（2024）
3）Kirk B, et al：Aging Clin Exp Res, 36：153, doi:10.1007/s40520-024-02798-4（2024）
4）Chen LK, et al：J Am Med Dir Assoc, 21：300-307.e2, doi:10.1016/j.jamda.2019.12.012（2020）
5）Osawa Y, et al：J Cachexia Sarcopenia Muscle, 15：746-755, doi:10.1002/jcsm.13438（2024）
6）国立長寿医療研究センター 老化疫学研究部 老化に関する長期縦断疫学研究（NILS-LSA）（https://www.ncgg.go.jp/ri/lab/cgss/department/ep/）
7）Kitamura A, et al：J Cachexia Sarcopenia Muscle, 12：30-38, doi:10.1002/jcsm.12651（2020）
8）Sawaya Y, et al：J Phys Ther Sci, 32：742-747, doi:10.1589/jpts.32.742（2020）
9）Honda S, et al：Geriatr Gerontol Int, 22：477-482, doi:10.1111/ggi.14389（2022）
10）Kosoku A, et al：Eur Geriatr Med, 14：861-868, doi:10.1007/s41999-023-00803-z（2023）
11）Shibuki T, et al：Arch Gerontol Geriatr, 109：104948, doi:10.1016/j.archger.2023.104948（2023）
12）Wu X, et al：PLoS One, 16：e0247617, doi:10.1371/journal.pone.0247617（2021）
13）Sri-On J, et al：BMC Geriatr, 22：786, doi:10.1186/s12877-022-03471-z（2022）
14）長寿コホートの総合的研究（ILSA-J）（https://www.ncgg.go.jp/ri/lab/cgss/ILSA-J/）
15）大塚　礼，他：地域在住高齢者のサルコペニア頻度の2012年から2017年の推移：長寿コホートの総合的研究（ILSA-J）．第65回日本老年医学会学術集会（2023）
16）厚生労働省 令和4年国民健康・栄養調査結果の概要（https://www.mhlw.go.jp/content/10900000/001296359.pdf）
17）西田裕紀子，他：身体的老化の経時的データ．「高齢者および高齢社会に関する検討ワーキンググループ報告書」（日本老年学会／編），pp31-37，日本老年学会（2024）

＜著者プロフィール＞
大塚　礼：2007年に名古屋大学大学院医学系研究科にて博士号（医学）取得．専門は老化疫学・公衆衛生学．'07年に日本学術振興会特別研究員として国立長寿医療研究センターに赴任し，'09年～栄養疫学研究室長，'13年～NILS-LSA（ニルス・エルエスエー）活用研究室長を経て，'21年～現職（老化疫学研究部長）．

3. サルコペニアと生活習慣病（疫学・臨床の観点から）

杉本　研

サルコペニアは生活習慣病患者において高頻度にみられるが，その理由としてインスリン感受性の変化や慢性炎症，酸化ストレスなどの影響が考えられている．特に糖尿病を対象にした臨床研究において高血糖，インスリン分泌低下や抵抗性，慢性炎症などとの関連が示されている．高血圧とサルコペニアも関連するが肥満を介した知見が多く，肥満自体とサルコペニアの関連についてはサルコペニア肥満を中心に検討されており，生命予後のみならず健康寿命とも関連する．そのため，生活習慣病患者では握力測定や体組成評価などを実施し，サルコペニアに留意した診療を行うことが求められる．

はじめに

サルコペニアは加齢以外に明らかな原因がない一次性と，加齢以外に原因がある二次性に分類される[1]．二次性サルコペニアは，①重症臓器不全（心臓・肺・肝臓・腎臓・脳など），炎症性疾患，悪性腫瘍や内分泌疾患，変形性関節症や神経疾患に伴うもの，②活動性が低下せざるを得ない状態や不活発な行動が原因と考えられるもの，③摂取エネルギーおよび/またはタンパク質摂取不良や，消化管疾患や薬剤などによる吸収不良などが原因と考えられるもの，にさらに分類される．生活習慣病におけるサルコペニアは①の要素が大きいものの，生活指導内容や治療薬とも関連する②や③の影響も受けると考えられる．

本稿ではサルコペニアと生活習慣病の関連について，糖尿病，高血圧，肥満を中心に有病率やそのメカニズム，管理における注意点などについて，これまでの知見を踏まえて概説する．

1 生活習慣病とサルコペニアとの関連

生活習慣病はインスリン感受性の変化や慢性炎症，酸化ストレスなどの影響により骨格筋におけるタンパク質のネットバランス※1が負に制御されるためにサルコペニアが誘導されると考えられている．このことは糖尿病や肥満だけでなく高血圧においてもみられることから，生活習慣病ではサルコペニアの頻度が増加するとともに，高齢者では生活習慣病とサルコペニアが併存するケースが多くなる．

1）糖尿病とサルコペニア

糖尿病とサルコペニアの関連については，60歳以上

※1　タンパク質のネットバランス

筋肉におけるタンパク質合成とタンパク質分解のバランスのことを指す．正のネットバランスは筋肉量が増加，負のネットバランスは筋肉量が減少する．運動やアミノ酸摂取が正の促進因子，エネルギー不足や不動，ストレスや炎症が負の促進因子となる．

Sarcopenia and lifestyle-related diseases: from an epidemiological and clinical perspectives

Ken Sugimoto：General Geriatric Medicine, Kawasaki Medical School（川崎医科大学総合老年医学）

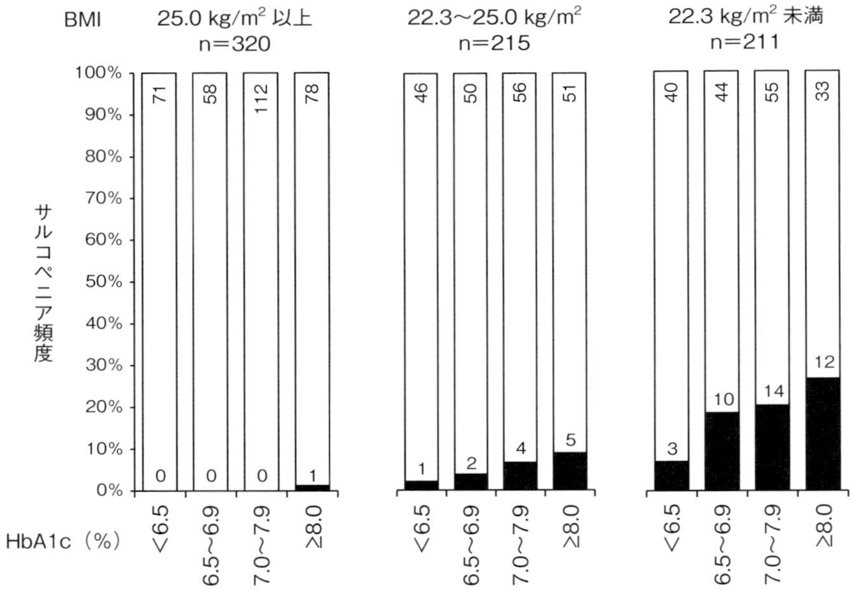

図1　糖尿病患者におけるBMI，HbA1c層別によるサルコペニアの頻度
（文献4より引用）

の地域在住高齢者を対象としたコホートまたは横断研究（68試験）のメタ解析によると，低BMI，低栄養，不活動などがサルコペニアのリスク因子であり，疾患との関連では骨粗鬆症，認知症などとともに糖尿病がサルコペニアの有意なリスク因子であることが示されている[2)]．

糖尿病患者におけるサルコペニアの頻度やリスク因子については，65歳以上の日本人2型糖尿病患者を対象にサルコペニアの頻度と関連因子について検討した報告では，アジアのサルコペニアワーキンググループ（AWGS）基準で診断したサルコペニアの頻度は18.7％であり，男性では低BMI，メトホルミンの不使用，低骨塩量，女性では高年齢，低骨塩量と血清アルブミン低値がサルコペニアと関連していた[3)]．治療中の自立歩行可能な日本人2型糖尿病患者を対象にサルコペニアの頻度と関連因子を検討したコホート（MUSCLES-DM研究）では，BMIが低いほど，またHbA1cが高いほどサルコペニアの頻度が多かった（**図1**）[4)]．また同研究の前向き調査では，HbA1cが1％以上改善した群で四肢骨格筋量と歩行速度が改善していた[5)]．これらの研究を含む，糖尿病患者を対象としたサルコペニアの頻度とリスク因子の解明を目的とした28研究のメタ解析では，糖尿病におけるサルコペニアの頻度は18％で，男性，持続性の高血糖，骨粗鬆症がサルコペニアの予測因子であり，一方でBMIが低く，メトホルミンを使用しているとサルコペニアのリスクが低いことが示されている[6)]．以上から，糖尿病におけるサルコペニアの頻度は一般集団より高く，高血糖状態や骨粗鬆症がサルコペニアに関連することがわかる．

前述のMUSCLES-DM研究において1型糖尿病と2型糖尿病との間でサルコペニアの頻度を比較したところ，1型でサルコペニアの頻度が高く，2型でも1型と同等にインスリン分泌能が低下している群ではサルコペニアの頻度が高かった[7)]．循環器疾患・動脈硬化性疾患の病態やリスク因子の解明を目的としたコホートである端野・壮瞥町研究においてインスリン抵抗性と低筋量が関連していることが示されている[8)]．60歳以上を対象にサルコペニアのバイオマーカーを検討した横断または縦断研究のメタ解析（23研究）では，炎症性サイトカインであるIL-6やTNFαの高値がサルコペニアと関連し，特にIL-6は75歳未満で強く関連していた[9)]．以上から，糖尿病はインスリン分泌能低下，それに伴う高血糖，さらにそれらによって生じる慢性炎症や酸化ストレスなどを介してサルコペニアを発症

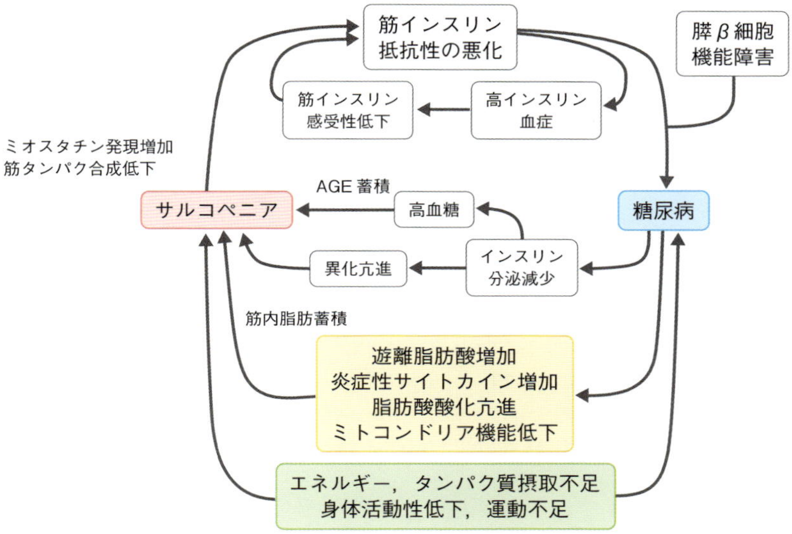

図2　糖尿病とサルコペニアは悪循環を形成する
（文献10をもとに作成）

するが，一方で筋量減少によりインスリン抵抗性が増悪するために糖尿病が悪化するという悪循環が形成されると考えられる．またエネルギーやタンパク質摂取不足，身体活動性低下や運動不足は糖尿病，サルコペニア双方の悪化または進展に関与する（**図2**）[10]．

サルコペニア合併糖尿病患者に関しては，退院時に自立歩行可能であった60歳以上の患者（平均71.4歳，2型糖尿病306例，非2型糖尿病304例）を対象に，サルコペニアの有無（有病率39％）による退院後死亡への影響を検討した研究では，サルコペニア，糖尿病ともない群に比べ，両者合併している群の死亡のハザード比は2.04（95％信頼区間1.06-4.48）と有意に上昇した[11]．このことから，糖尿病患者がサルコペニアを併発すると予後がより悪化するため，糖尿病治療と同時にサルコペニア予防を目的とした介入を実施することが必要である．

2）高血圧とサルコペニア

歩行速度が著しく低下した（6 m歩行が完遂できない）高齢者では140/90 mmHg未満に管理されていると予後がかえって悪化する，あるいは高齢者コホート研究において降圧剤を使用している場合に血圧が低いほどフレイルが多い，といったことから，特に高齢者の血圧管理においてはサルコペニアを考慮する必要がある．

高血圧とサルコペニアとの関係については，65歳以上を含む高血圧患者を対象とした観察研究のシステマティックレビューが実施されており，日本人対象の3試験を含む10試験のメタ解析の結果，高血圧はサルコペニアと関連（オッズ比1.39，95％信頼区間1.15-1.67）し，75歳までとBMI 24 kg/m^{2}以上で関連が強いことが示されている[11]．563例の日本人高血圧患者を対象にした研究（Nambu Cohort Study，平均77歳，40％がフレイルに該当）では，握力の低下がない場合は非肥満，肥満とも死亡とは関連しないが，握力低下がある場合はBMI 22 kg/m^{2}未満（ハザード比4.55，95％信頼区間1.33-18.13），BMI 22kg/m^{2}以上（ハザード比4.01，95％信頼区間1.42-14.38）ともに死亡と関連していた[12][13]．加齢により相対的な体脂肪（内臓脂肪）の増加と骨格筋量の低下がみられるが，その状況下で高血圧は，インスリン抵抗性，慢性炎症，酸化ストレスなどを介して骨格筋における同化と異化のアンバランスを誘導し，サルコペニアを促進させる可能性があり[14]，後述のサルコペニア肥満に類似したメカニズムが関与していると考えられる．そのため，高齢高血圧患者に対して適切な栄養管理と運動を指導することは，合併症予防のみならずサルコペニアの予防，進展抑制のためにも重要となる．

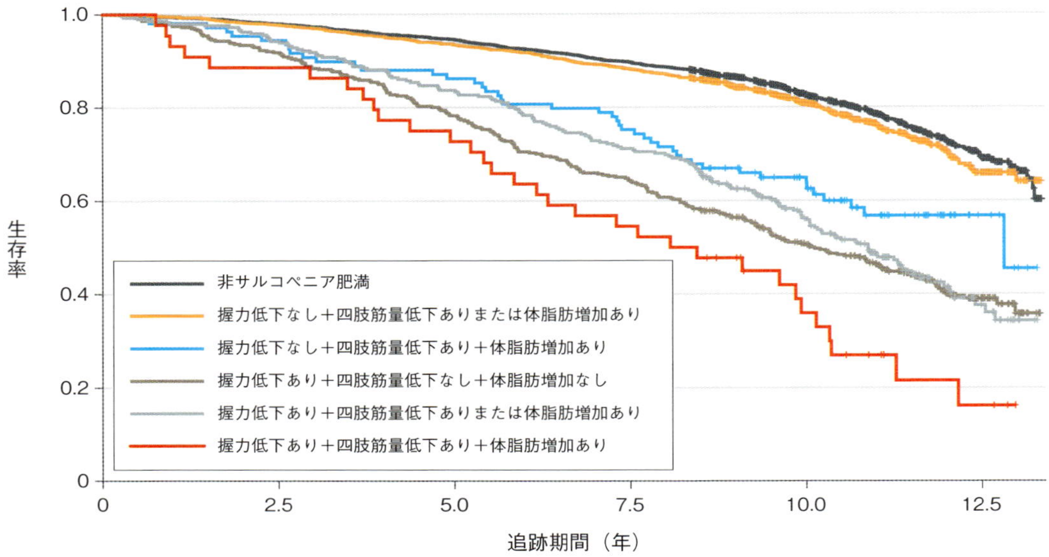

図3　サルコペニア肥満と総死亡の関係
（文献16より引用）

3）肥満とサルコペニア

高齢者の肥満は心血管病のリスクであることに加えて，過体重による骨・関節疾患の発症や悪化，活動性の低下などにより転倒・骨折や要介護のリスクであり，さらにこれらの病態が肥満を助長するという悪循環を形成する[15]．この悪循環の結果として，体脂肪率は高いまま除脂肪体重，すなわち骨格筋量が低下している病態が生じる場合があり，それはサルコペニア肥満とよばれる．サルコペニア肥満は，心血管病リスクである肥満と要介護リスクであるサルコペニアが併存しているため，予後不良とされている．サルコペニア肥満は糖尿病をはじめ，膠原病やがんといった多くの疾患でみられることから最近多くの研究が進められている．

大規模コホート（n = 5,888，平均年齢69.5歳）においてサルコペニア肥満と総死亡との関係をみた最近の検討では，「握力低下あり＋四肢筋量低下（DXA法による，男性27.5％未満，女性19.4％未満）ありまたは体脂肪増加あり（DXA法による，男性31％以上，女性43％以上）群」は5.0％，「握力低下あり＋四肢筋量低下あり＋体脂肪増加あり群」は0.8％であり，サルコペニアも肥満もない群と比較し，平均追跡期間9.9年の総死亡は「握力低下なし＋四肢筋量低下あり＋体脂肪増加あり群」，「握力低下のみ群」，「握力低下あり＋四肢筋量低下ありまたは体脂肪増加あり群」，「握力低下あり＋四肢筋量低下あり＋体脂肪増加あり群」の順で多かった（年齢，性別，BMIで調整）（**図3**）[16]．65歳以上を対象に腹部肥満（腹囲が男性90 cm以上，女性85 cm以上）と握力低下（男性28 kg未満，女性18kg未満）の有無と転倒リスクとの関連をみた検討では，「腹部肥満あり＋握力低下あり群」は転倒リスクと有意に関連（オッズ比3.39）したが，「腹部肥満なし＋握力低下あり群」，「腹部肥満あり＋握力低下なし群」は転倒リスクと関連しなかった[17]．65歳以上の日本人を対象とした検討では，うつ傾向，重度うつの罹患率が，サルコペニアのみ，肥満のみと比較してサルコペニア肥満において有意に高率であった[18]．

以上からサルコペニア肥満はサルコペニア単独，肥満単独より予後不良であるだけでなく，転倒やうつといった老年症候群とも関連するため，早期発見が求められる．しかし，サルコペニアを骨格筋量のみか筋力や身体機能を入れて評価するのか，肥満を腹囲，BMI，体脂肪のどれで評価するのか，などの問題があり，サルコペニア肥満の診断法を確立することが求められている．昨年，アジア人を対象としたサルコペニア肥満の診断アルゴリズムが発表されたが，その妥当性や意義については今後の研究成果が必要である．

2 生活習慣病におけるサルコペニアの予防と管理

サルコペニアに対して推奨される介入として栄養療法と運動療法があげられる．

栄養面については適切なカロリー摂取が求められるが，特に糖尿病患者においては厳格な食事療法により必要なエネルギー摂取が得られずにフレイルが進展する可能性が考慮され，特に75歳以上やフレイル，サルコペニアのリスクを考慮する場合には，目標体重（BMI 22～25 kg/m^2）と上方修正された身体活動レベルに基づくエネルギー係数を用いて必要エネルギー摂取量を算出することが，現在のガイドラインにおいて推奨されている[19]．また筋タンパク質合成に必要なアミノ酸の供給のために十分なタンパク質摂取が必要であるが，その量を1.0～1.2 g/kg目標体重/日程度することが推奨されている．

運動面については，運動習慣を維持し不活動を避けることが重要である．60歳以上の高齢糖尿病患者が対象で，エントリー時のHbA1cが7％以上，レジスタンス運動の期間が8週間以上の8つの研究によるメタ解析では，レジスタンス運動によりHbA1cが約0.5％改善し，握力が有意に増加したが，除脂肪量の有意な増加はなかった[20]．栄養と運動の併用については，高齢糖尿病患者を対象に運動習慣（週1回以上のウォーキング以上の運動）とタンパク質摂取（1.2 g/kg/日以上）の骨格筋量変化への影響をみた後ろ向き研究では，運動習慣，タンパク質摂取それぞれ単独では骨格筋量が低下したが，運動習慣がありタンパク質摂取ができていれば骨格筋量は維持された[21]．

サルコペニア肥満に対しては肥満の是正と骨格筋量の維持を同時に考慮する必要があるが，サルコペニア肥満高齢者（平均70歳，$n = 160$）に対してカロリー制限とともに有酸素運動，レジスタンス運動※2，またはそれら両方を6カ月間行うことによる影響を検討したランダム化比較試験では，身体機能，活動度についてはカロリー制限をしていても有酸素運動，レジスタンス運動ともに身体機能と活動度は改善し，それらの併用でより改善した．一方，骨格筋量と筋力は有酸素運動のみではカロリー制限により有意に低下したが，レジスタンス運動では低下せず，両者の併用でそれらの低下が抑制された[22]．

以上から，適切なカロリーと十分なタンパク質の摂取，有酸素運動とレジスタンス運動の併用が生活習慣病におけるサルコペニア予防または進展抑制に有用である可能性があるが，こうした介入のエビデンスはまだ少なく，今後の研究成果が期待される

> **※2　レジスタンス運動**
>
> 筋肉に負荷をかけることで筋力や筋肉量を増強させるトレーニング．高齢者では自重に抗う負荷でも効果がみられるが，目的に応じて負荷を調節して実施する．

おわりに

生活習慣病におけるサルコペニアの頻度は高く，その理由は生活習慣病が従来の合併症を引き起こすメカニズムのほとんどがサルコペニアの成因と関連しているためである．そのため早期からのサルコペニア予防が重要であり，握力や体組成といったサルコペニアの指標を日常診療において定期的に評価することが求められる．サルコペニアの予防法も生活習慣病に対する指導と重複しているため，それぞれの病態や併存疾患を考慮した対応が必要となる．サルコペニアまたはサルコペニア肥満の診断法の確立または簡便化は，生活習慣病高齢者の健康寿命の延伸のために急務である．

文献

1） Cruz-Jentoft AJ, et al：Age Ageing, 48：16-31, doi:10.1093/ageing/afy169（2019）
2） Gao Q, et al：Nutrients, 13：4291, doi:10.3390/nu13124291（2021）
3） Fukuoka Y, et al：J Diabetes Investig, 10：322-330, doi:10.1111/jdi.12908（2019）
4） Sugimoto K, et al：J Diabetes Investig, 10：1471-1479, doi:10.1111/jdi.13070（2019）
5） Sugimoto K, et al：J Am Med Dir Assoc, 22：834-838.e1, doi:10.1016/j.jamda.2020.11.003（2021）
6） Ai Y, et al：Diabetol Metab Syndr, 13：93, doi:10.1186/s13098-021-00707-7（2021）
7） Hiromine Y, et al：J Diabetes Investig, 13：1881-1888, doi:10.1111/jdi.13882（2022）
8） Seko T, et al：Geriatr Gerontol Int, 19：1254-1259, doi:10.1111/ggi.13805（2019）
9） Picca A, et al：Ageing Res Rev, 73：101530, doi:10.1016/j.arr.2021.101530（2022）

10）Landi F, et al：J Am Med Dir Assoc, 14：540-541, doi:10.1016/j.jamda.2013.05.004（2013）
11）Beretta MV, et al：Diabetes Res Clin Pract, 159：107969, doi:10.1016/j.diabres.2019.107969（2020）
12）Quan Y, et al：J Clin Hypertens (Greenwich), 25：808-816, doi:10.1111/jch.14714（2023）
13）Inoue T：Hypertens Res, 47：3070-3072, doi:10.1038/s41440-024-01856-8（2024）
14）Toba A：Hypertens Res, doi:10.1038/s41440-024-02032-8（2024）
15）Batsis JA & Villareal DT：Nat Rev Endocrinol, 14：513-537, doi:10.1038/s41574-018-0062-9（2018）
16）Benz E, et al：JAMA Netw Open, 7：e243604, doi:10.1001/jamanetworkopen.2024.3604（2024）
17）Lv D, et al：Clin Interv Aging, 17：439-445, doi:10.2147/CIA.S347053（2022）
18）Ishii S, et al：PLoS One, 11：e0162898, doi:10.1371/journal.pone.0162898（2016）
19）「糖尿病診療ガイドライン2019」（日本糖尿病学会／編），pp34-37, 南江堂（2019）
20）Lee J, et al：Diabetes Ther, 8：459-473, doi:10.1007/s13300-017-0258-3（2017）
21）Hashimoto Y, et al：Nutrients, 12：3220, doi:10.3390/nu12103220（2020）
22）Villareal DT, et al：N Engl J Med, 376：1943-1955, doi:10.1056/NEJMoa1616338（2017）

＜著者プロフィール＞
杉本　研：1996年 大阪大学医学部卒業，2004年 米国カリフォルニア大学サンフランシスコ校医療センター ポスドク，'08年 大阪大学医学部老年・腎臓内科学 助教，'13年 大阪大学医学部老年・腎臓内科学 講師，'20年 川崎医科大学総合老年医学 主任教授，'23年 川崎医科大学高齢者医療センター 副院長．老年科専門医としてフレイル・サルコペニアを中心に診療するとともに，高齢者生活習慣病診療にも力を入れている．フレイルに対する介入法の解明研究，サルコペニア成因に関する基礎研究にも従事している．

4. サルコペニア・フレイルのヒトゲノム解析

塚﨑祥平，岡田随象

ゲノムワイド関連解析（GWAS）を中心としたヒトゲノム解析は，いまだ全容解明に至っていないサルコペニア・フレイルの病態理解のための有力な手段である．近年では大規模コホートやバイオバンクのデータを利用することでサンプルサイズの増大や解析精度の向上が進み，より多くの疾患関連遺伝子領域を同定することができるようになっている．また，種々の下流解析やオミクス解析との統合により，さらなる病態解明や治療法開発に向けた道筋が示されつつある．

はじめに

サルコペニアは加齢による全身性の骨格筋量減少と筋力低下を合わせもつもの，フレイルは加齢により心身が老い衰えた状態とされる．サルコペニア・フレイルはいずれも転倒・入院・死亡など生命予後と直結する有害事象との関連が指摘されており[1) 2)]，病態解明を通して予防法や治療法の開発につなげることは，高齢社会における健康寿命の延伸という観点からも重要な課題である．

これまでの研究では成長因子，炎症性サイトカイン，内分泌系などを介する多くのメカニズムや環境要因がサルコペニア・フレイルの病態に関与することが明らかとなりつつあるが[3)]，その全容はいまだ解明されていない．シークエンス技術の進歩やデータの大規模化によりかつてない速度で発展を遂げているヒトゲノム

[略語]

ALM：appendicular lean mass（四肢除脂肪量）
GWAS：genome-wide association study（ゲノムワイド関連解析）
LBM：lean body mass（除脂肪体重）
MR：Mendelian randomization analysis（メンデルランダム化解析）
PRS：polygenic risk score（ポリジェニック・リスク・スコア）
RCT：Randomized Clinical Trial（ランダム化比較試験）
SNP：single nucleotide polymorphism（一塩基多型）
UKB：UK Biobank（UKバイオバンク）

Genomics of sarcopenia and frailty

Yohei Tsukazaki[1) 2)] /Yukinori Okada[2) 3) 4)] : Department of Orthopaedic Surgery, Graduate School of Medicine, the University of Tokyo[1)] /Department of Genome Informatics, Graduate School of Medicine, the University of Tokyo[2)] /Department of Statistical Genetics, Osaka University Graduate School of Medicine[3)] /Laboratory for Systems Genetics, RIKEN Center for Integrative Medical Sciences[4)]（東京大学大学院医学系研究科整形外科学[1)]／東京大学大学院医学系研究科遺伝情報学[2)]／大阪大学大学院医学系研究科遺伝統計学[3)]／理化学研究所IMSシステム遺伝学チーム[4)]）

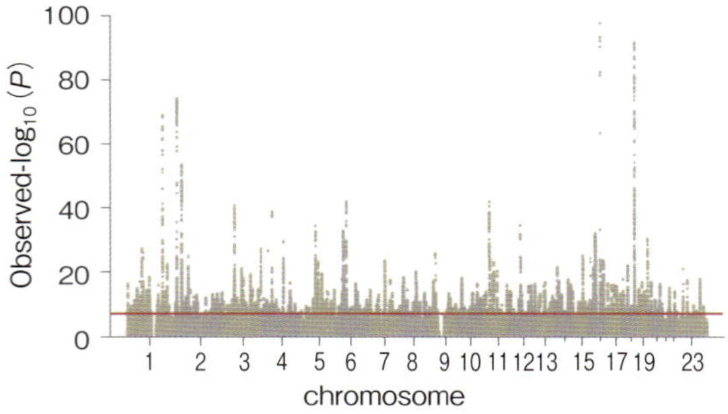

図1　GWASの結果を示すマンハッタンプロットの例
検定された数百万～数千万のSNP一つひとつがプロットされている．X軸は染色体番号順に配列されたゲノム上の位置を示す．Y軸は対数変換されたP値で示される，形質との関連の強さを表す．赤線は通常$p = 5.0 \times 10^{-8}$に設定されるゲノムワイド有意水準で，これを下回る（グラフ上では「上回る」）SNPが，疾患と有意な関連をもつと考えられる．（文献4より引用）

解析は，単一の遺伝子によって規定されるいわゆるメンデル遺伝病のみならず，サルコペニア・フレイルのような多因子疾患においても，病態解明や治療標的探索に有用な知見を提供している．

本稿ではサルコペニア・フレイルに関するヒトゲノム解析を通じてこれまで得られた知見とその意義について論じるとともに，課題や今後の展望についても述べる．

1 ゲノムワイド関連解析（GWAS）

ゲノムワイド関連解析（genome-wide association study：GWAS）は，ゲノム配列上に存在する数百万～数千万の遺伝子変異（バリアント）を対象に，疾患の有無や血液検査値などさまざまな形質との関連を網羅的に探索する遺伝統計学的手法である[4]（**図1**）．シークエンスの低コスト化，UKバイオバンク（UK Biobank：UKB）に代表されるヨーロッパ人種を中心とした大規模バイオバンクの整備等により直近20年間でGWASは爆発的に普及した．GWASは現在のヒトゲノム解析の根幹をなす手法として，これまで3,000を超える形質に対して実施され，関連する遺伝子領域が多数同定されている．

以下でサルコペニア・フレイルについて実施された近年のGWASについて概説する．

2 サルコペニア・フレイルに関するゲノムワイド関連解析

サルコペニア・フレイルの診断基準は複数存在しており[1) 2)]，時期や地域により異なる基準が用いられていることがある．そのため関連解析にあたっては，サルコペニア・フレイルの診断の有無というよりも，サルコペニアやフレイルを特徴づけるパラメータ，特に筋量や筋力に注目して行われることが多い．よく用いられる形質としては，四肢除脂肪量（appendicular lean mass：ALM）や，体重から脂肪組織の重量を引いた値である除脂肪体重（lean body mass：LBM），歩行速度，握力などがある．以下でいくつか例をあげる．

UKB参加者約33万人を対象にGWASを実施し，握力に関連する64個の遺伝子座が，再現性をもって同定されたとする報告がある[5]．別の報告では60歳以上の高齢者に対象を絞り，UKBをはじめヨーロッパ人種系バイオバンクデータ約25万人分を用いて握力に関するGWASを行い，握力低下と関連する15の遺伝子座を同定した．また，この一部は関節炎や自己免疫疾患とも関連していることが示された[6]．

UKB参加者約45万人を対象にGWASを実施し，ALMに関して799の遺伝子座に由来する1,059の独立したバリアントが検出された[7]．検出されたバリアントの多くは筋骨格系に関与する遺伝子や機能領域に集中していた．

UKB参加者約38万人を対象としたGWASにより，Fried Frailty Scoreで定義されたフレイルについて37の新規疾患関連遺伝子座が同定された[8]．これらの遺伝子座は特に脳組織において有意に高い発現を示していたことから，フレイルの病態に脳機能や神経回路が関連していることが示唆されている．

東アジア人種を対象とした報告も散見される．韓国の高齢者コホートを対象としたGWASにより，LBMと骨格筋量に関連する5個の遺伝子が同定された[9]．これらは脂質代謝やエネルギー代謝に関連していることから，サルコペニアの発症に代謝異常が関与している可能性が示唆されている．台湾人高齢者を対象にした

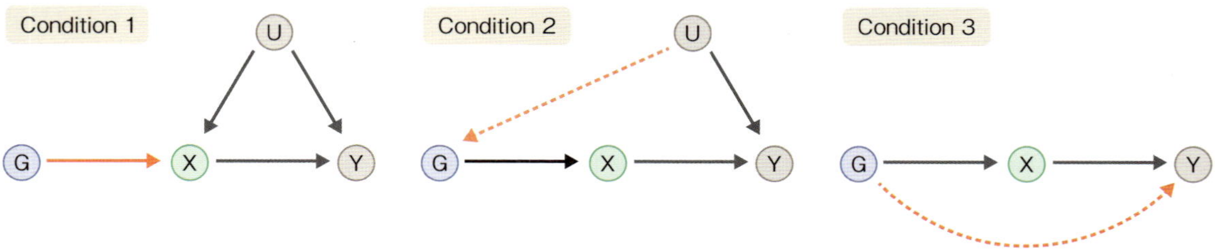

図2　メンデルランダム化解析の前提条件
Gは曝露のランダム割り付け変数（操作変数）となる遺伝子多型（genetic variant），Xは曝露（exposure），Yはアウトカム（outcome），Uは未観測の交絡因子（unobserved confounder）を表す．（文献11より引用）

GWASで別の遺伝子座を同定した報告もあるが，サンプル数が96ときわめて少ないものである[10]．

このようにGWASでは形質と関連する遺伝子領域を網羅的に探索することを通して，その形質が他のどのような形質と遺伝的な相関を有するか，あるいはどのような組織においてその形質の遺伝的要因がエンリッチしているかといったことを，統計学的に明らかにすることができる．ヨーロッパ人種については十分なサンプルサイズが得やすいことから大規模な解析の報告が多い一方で，東アジア人種を対象とした解析はいまだ少ないのが現状である．

3 GWAS後の下流解析

GWASで得られた結果をもとに，同定された形質関連遺伝子領域をさらに詳細に解析したり，変異の機能的・生物学的意義を明らかにしたりするための下流解析手法が多く開発されている．ここでは主な解析手法を2個取り上げ，サルコペニア・フレイルについてどのような解析が行われているかにも触れる．

1）メンデルランダム化解析

メンデルランダム化解析（Mendelian randomization analysis：MR）は，遺伝子多型を利用して曝露（exposure）とアウトカム（outcome）の因果関係を推定する統計学的手法である[11]．MRでは，メンデルの法則により生まれながらにランダムに選択される遺伝子多型を曝露のランダム割り付け変数（操作変数）とみなし，あたかもランダム化比較試験（Randomized Clinical Trial：RCT）のようなデザインで，変異のある群とない群でアウトカム（形質の値や疾患発症の有無）の差を検定する．交絡の影響を受けずに堅牢な推定を行うことができ，昨今多くの形質に対してさかんにMRが行われている．

サルコペニアやフレイルについては，特に心血管疾患や認知症，変形性関節症といった疾患や，睡眠時間といった生活習慣に関連する形質に対して，MRを用いて因果関係を検討した報告が目立つ．

例えば，先述のUKB 33万人規模の握力GWASの報告では[5]，下流解析としてMRを実施し，握力が冠動脈疾患および心房細動のリスクを低減する因果的効果を示した報告がある．握力低下が冠動脈疾患や心房細動のリスクを上げる原因となる，つまり握力維持が，冠動脈疾患や心房細動予防に有用であると考えることができる．

同じく先述のFried Frailty Scoreに関するGWASの報告でもMRが実施されている[8]．その結果，フレイルと因果関係を有する形質として慢性疼痛，肥満，糖尿病，抑うつ症状など多くが特定され，先述の疾患関連遺伝子座が脳組織で有意に高発現していたことと合わせ，フレイルと脳機能・脳神経系疾患の関連を示唆している．

他にもUKBを含めヨーロッパ人種を中心としたバイオバンクを用いた既存のGWAS要約統計量を用いて，握力・ALM・歩行速度といったサルコペニア関連パラメータと変形性膝関節症の因果関係を検討した報告では，握力・ALMが変形性膝関節症の発症リスクを有意に増加させることが示されている[12]．

ところでMRでは，次の重要な前提条件を満たしていない場合は誤った結果が導かれてしまう可能性がある点に注意が必要である（**図2**）[11]．

- Condition 1：遺伝子多型が曝露と関連している
- Condition 2：遺伝子多型が曝露とアウトカムの交絡因子と関連していない
- Condition 3：遺伝子多型は曝露を介してのみアウトカムに関連する

このうちCondition 1はあらかじめ満たされているとみなせる．MRで用いられる遺伝子多型は通常，GWASで関連が示されたものを利用するためである．Condition 2，3については，当該の遺伝子多型が，1つの遺伝子が複数の形質に影響を与えるhorizontal pleiotropy（水平多面発現）を示さないことを確認しなければならない．各種データベース[13)～15)]で公開されている，遺伝子多型と形質との関連についての情報を参照する等，丁寧な検証が必要である．これらの条件を担保してはじめて，MRの結果を信頼に足るものとして解釈することができる．

2）ポリジェニック・リスク・スコア

GWASにより疾患との関連が示唆された数十～数十万の遺伝子変異について，効果量の重み付きの和を個人ごとに計算したスコアをポリジェニック・リスク・スコア（polygenic risk score：PRS）という．PRSはポリジェニックモデル※の観点からも理にかなった手法であり，2型糖尿病や冠動脈疾患，がんなど多くの疾患を対象に，PRSによる解析が行われている[16)]．

サルコペニア・フレイルについても，PRSを用いた解析の報告が散見される．

例えば，先述したUKBのデータを用いてALMについてGWASを行った報告[7)]では，下流解析としてPRSの構築を行い，PRSの値とALMの値がよく相関していることが示されている．また，Frailty Indexで表現されるフレイルについてのGWAS要約統計量をもとにPRSを構築し，別のヨーロッパ人種コホート集団に適用し，フレイルを精度よく予測できたという報告もある[17)]．

一方で，PRSが実際の形質と相関していなかった報告もある．UKBの握力GWAS結果をもとにPRSを構築し，オランダの高齢者コホート約2,000人に対して適用した報告では，握力に関するPRSと，Frailty Index・歩行速度・日常生活制限の度合いといった握力以外の形質との相関はみられなかった[18)]．

> **※　ポリジェニックモデル（polygenic model）**
> 「ありふれた疾患」においては，効果量の小さな遺伝的変異の影響が多数足し合わされることによって，その疾患の遺伝的要因が構成されるとする考え方．

他にもPRSの問題点として，同一疾患群であっても異なるサブタイプの患者が混在していると予測精度が落ちることや[19)]，計算手法により結果が大きく異なりうること[20)]などが指摘されており，実臨床での使用にはいまだ課題が多い．それでもPRSは個別化医療の観点からも注目すべき有望なツールであり，今後より高精度で人種横断的なPRS解析手法が構築できれば，サルコペニア・フレイルにおいてもPRSに基づいた個人単位でのリスク予測が行え，高リスク群への早期介入を実現できるかもしれない．

4 オミクス解析との統合

GWASによって示されるゲノム解析（ゲノミクス）の結果を，エピゲノミクス，プロテオミクス，メタボロミクスといったオミクス解析と統合することも試みられている．オミクス解析との統合により，GWASで疾患との関連が示された遺伝子領域が，実際にどのような生物学的機序をもって疾患に寄与しているのかをより精緻に明らかにすることが期待できるためである．実際に複数のオミクス解析結果で共通して支持されている関連遺伝子座もあり，これらはサルコペニア・フレイルの病態において特に重要な役割を担っている可能性がある（**表**）[21)]．シングルセルRNAシークエンスや空間オミクス解析など解析手法の進化は近年目覚ましいものがあり，今後ゲノムとオミクスの統合解析はますます進んでいくと考えられる．

宿主の健康状態に影響を与え，さまざまな疾患との関連が指摘されている腸内微生物叢のゲノムを対象としたメタゲノム解析（メタゲノミクス）も注目されつつある．人種特異的な腸内細菌・ウイルスゲノムデータベースの構築など[22)]，解析のためのリソース整備も進んでいる．サルコペニア・フレイルに関する分野では，筋肉量の減少と腸内微生物叢の関連を複数の研究が示している．例えば健常閉経後女性の腸内メタゲノム解析およびMRにより，酪酸産生能力が高い腸内細菌が骨格筋量と因果関係を有することを示した報告が

表　複数のオミクス解析で示されたサルコペニア関連遺伝子領域の例

	Genomics	Epigenomics	Transcriptomics	Proteomics
MSTN, TNF, ALB, VDR, PTH, MTOR, ESR1	✓		✓	✓
HGS, COPD, LMNA, MSRA, SLC12A2	✓			✓
NFKB1		✓	✓	
PNPLA3, MTHFR, CAV1, ACLY, TP53, FDFT1, FST, FTO, GHSR, IGF1R, NUDT3, SOCS2, SRSF5, BDNF, FOXO3, GHR, INS, IGF2, NCOR2, SLC22A2, SLC22A5, TRIM63, GLYAT, TRHR, TNFSF11	✓		✓	

（文献21より引用）

ある[23]．今後メタゲノムの観点からもサルコペニア・フレイルの予防や治療におけるブレイクスルーが生まれるかもしれない．

おわりに

サルコペニア・フレイルにおけるヒトゲノム解析について近年の動向を概説した．GWASをはじめ本稿で紹介した遺伝統計学的手法は，疾患関連遺伝子変異の同定のみならず，新規治療標的の探索やリスク評価，個別化医療の実装といった点からも，サルコペニア・フレイルに立ち向かううえで有力なツールであると考えられる．今後さらなるデータの大規模化や統合化，解析精度の向上により，サルコペニア・フレイルの病態解明と治療法の開発が一層進むことを期待する．

謝辞　本稿の執筆にあたり，日頃よりご指導いただいている東京大学大学院医学系研究科整形外科学 田中栄教授，東京大学医学部附属病院22世紀医療センターロコモ予防学講座 吉村典子特任教授，和歌山県立医科大学整形外科 橋爪洋先生，出口剛士先生に感謝申し上げます．

文献

1）Cruz-Jentoft AJ, et al：Age Ageing, 48：16-31, doi:10.1093/ageing/afy169（2019）
2）Hoogendijk EO, et al：Lancet, 394：1365-1375, doi:10.1016/S0140-6736(19)31786-6（2019）
3）Aslam MA, et al：Metabolism, 149：155711, doi:10.1016/j.metabol.2023.155711（2023）
4）Uffelmann E, et al：Nat Rev Methods Primer, 1：59, doi:10.1038/s43586-021-00056-9（2021）
5）Tikkanen E, et al：Sci Rep, 8：6451, doi:10.1038/s41598-018-24735-y（2018）
6）Jones G, et al：Nat Commun, 12：654, doi:10.1038/s41467-021-20918-w（2021）
7）Pei YF, et al：Commun Biol, 3：608, doi:10.1038/s42003-020-01334-0（2020）
8）Ye Y, et al：Geroscience, 45：2511-2523, doi:10.1007/s11357-023-00771-z（2023）
9）Jin H, et al：Sci Rep, 12：3501, doi:10.1038/s41598-022-07567-9（2022）
10）Wu SE & Chen WL：J Inflamm Res, 14：5969-5980, doi:10.2147/JIR.S338724（2021）
11）Sanderson E, et al：Nat Rev Methods Primers, 2：6, doi:10.1038/s43586-021-00092-5（2022）
12）Zhang L, et al：Clin Interv Aging, 18：1577-1586, doi:10.2147/CIA.S424633（2023）
13）Sollis E, et al：Nucleic Acids Res, 51：D977-D985, doi:10.1093/nar/gkac1010（2023）
14）Mountjoy E, et al：Nat Genet, 53：1527-1533, doi:10.1038/s41588-021-00945-5（2021）
15）Sakaue S, et al：Nat Genet, 53：1415-1424, doi:10.1038/s41588-021-00931-x（2021）
16）Kumuthini J, et al：Hum Genet, 141：1697-1704, doi:10.1007/s00439-022-02452-x（2022）
17）Flint JP, et al：Sci Rep, 14：12586, doi:10.1038/s41598-024-63229-y（2024）
18）Stringa N, et al：Age Ageing, 52：afad189, doi:10.1093/ageing/afad189（2023）
19）Ojima T, et al：Nat Genet, 56：1100-1109, doi:10.1038/s41588-024-01782-y（2024）
20）Namba S, et al：Nat Hum Behav, 8：2264-2267, doi:10.1038/s41562-024-02019-y（2024）
21）Liu JC, et al：Ageing Res Rev, 76：101576, doi:10.1016/j.arr.2022.101576（2022）
22）Tomofuji Y, et al：Cell Genom, 2：100219, doi:10.1016/j.xgen.2022.100219（2022）
23）Lv WQ, et al：J Cachexia Sarcopenia Muscle, 12：1860-1870, doi:10.1002/jcsm.12788（2021）

＜筆頭著者プロフィール＞
塚﨑祥平：2016年 東京大学医学部医学科卒業，整形外科医．東京大学医学部附属病院整形外科・脊椎外科，焼津市立総合病院整形外科等を経て，'23年より東京大学大学院医学系研究科博士課程．主に運動器疾患の遺伝的背景の解明をめざした研究活動を行っている．

Overview

サルコペニア克服に向けた筋生物学のさらなる理解の必要性

深田宗一朗

骨格筋を構成する主な細胞は，筋線維とよばれる細胞である．この細胞は，われわれの体のなかで最も大きく，かつ多核をもつ特殊な細胞である．例えば，ヒトの縫工筋（大腿前面の内側にある筋肉）に存在する筋線維は，長さが約40 cmに達し，核の数が約40,000個あると推定されている．このような巨大な細胞である筋線維は，サテライト（衛星）細胞とよばれる骨格筋特有の幹細胞が発生や成長の過程で活発に増殖・分化・融合することで形成される．

筋線維やサテライト細胞以外にも，骨格筋を構成する細胞として，間葉系間質細胞，血管内皮細胞，血液細胞があげられる．これら細胞が直接筋線維を生み出すことはできないが，サテライト細胞を中心にこれらの細胞が時空間的に秩序だった働きをすることで，成体でも新たな筋線維をつくり出すことができる．これが，いわゆる骨格筋の再生能力である．

骨格筋には再生能力だけでなく，内的および外的な要因に適応する能力も備わっている．この適応能力によって筋線維のサイズが減少する状態を「筋萎縮」，反対にサイズが増加する状態を「筋肥大」とよんでいる．筋力トレーニングや運動は筋肥大やサテライト細胞の増殖を誘導するが，加齢は筋萎縮やサテライト細胞の減少，さらには筋再生能力の低下といった変化をもたらす．そのため，サルコペニアの発症や進行のメカニズムを理解し，治療法を開発するためには，筋の恒常性，再生，肥大，萎縮にかかわる筋生物学のさらなる理解が求められている．その理由として，例えばサテライト細胞を除去してもサルコペニアの発症・進行にほとんど影響がないことがあげられる．つまり，サテライト細胞を中心に進められてきた筋生物学のこれまでの知識でサルコペニアの発症・進行を理解することは不十分である．またサテライト細胞の制御機構や動態は再生と肥大時では異なることもわかってきており，遺伝性筋疾患のように活発な筋線維の損傷を主症状としないサルコペニアの治療開発には非再生性のサテライト細胞の増殖機構を解明する必要がある．また，力を発生する骨格筋においては，メカニカルな制御を理解することも外すことはできない．さらに，MyostatinやFoxoなど筋萎縮にかかわる経路以外の筋萎縮誘導に関する新たな知見の蓄積や性差との関係も欠かすことができない．

本章では，このような背景のもと次の6つの内容について最新の知見を紹介する．まず，第2章-1で筋肥大時のサテライト細胞の役割，動態，制御メカニズムについて説明する．次に，第2章-2では，メカノセンサーによるサテライト細胞の制御機構と筋再生に関して，機械受容イオンチャネルであるPiezo1を中心に最新の成果を紹介する．第2章-3では，筋の恒常性や肥大における間葉系間質細胞の重要性や不均一性について解説する．第2章-4では，エピゲノムの観点から骨格筋の加齢に伴う変化について解説し，第2章-5では，血管由来因子が関与する新しい筋萎縮誘導経路やその治療の可能性について説明する．最後に，第2章-6では，遺伝子発現の観点から見た骨格筋の性差や新たな性差形成メカニズムについて解説する．これら最新の知見により次のパラダイムシフトを引き起こす筋生物学の誕生・サルコペニア克服につながることを期待している．

1. サテライト細胞を介した筋核増加機構

深田宗一朗，久保　純，瀬尾茂人

骨格筋を構成する主たる細胞は，筋線維とよばれる多核細胞であり，筋線維核（筋核）数は筋線維サイズと密接にかかわっている．筋核数は，成体であっても筋力トレーニングなどにより増やすことができ，この増加は骨格筋固有の幹細胞であるサテライト細胞に完全に依存している．サルコペニアでは，筋核の減少・形態変化や，サテライト細胞数の減少が報告されており，筋核の数および質とサルコペニアの関係は注目を集めている．本稿では，サテライト細胞・筋核とサルコペニアとの関連について概説し，サテライト細胞依存的な筋核増加機構の最新の知見を紹介する．

はじめに

サテライト細胞は，その発見者であるMauro博士が予想した通り，骨格筋の再生に働く筋固有の幹細胞であり，再生におけるサテライト細胞の増殖・分化・融合機構に関する研究が積極的に進められてきた．再生過程において，増殖したサテライト細胞（筋芽細胞）は筋分化因子であるmyogeninを発現後，単核細胞同士が融合することで多核の細胞が生み出される．一方，サテライト細胞は筋線維と直接融合することで，筋核の増加にも働いている[1)]．このサテライト細胞依存的な筋核の増加は，生後の筋線維の成長および，筋力トレーニングによる筋肥大時にみられる．サルコペニアでは，遺伝性筋疾患のように筋線維の細胞死が顕著に起こっているわけではないため，再生像はほぼみられない．そのため，再生過程ではなく，筋肥大時にみられる筋損傷非依存的なサテライト細胞の制御機構を理解し筋核を増加させることが，サルコペニアの予防・治療につながると期待されている．本稿においては，サテライト細胞および筋核とサルコペニアの関係性を紹介した後に，肥大を誘導する負荷筋における筋損傷非依存的なサテライト細胞の増殖・分化・融合メカニズムについて概説する．

［略語］
TAZ：transcriptional coactivator with PDZ-binding motif（別名Wwtr1：WW domain-containing transcription regulator protein 1）
YAP1：yes-associated protein 1

1 サテライト細胞とサルコペニア

他の筋萎縮と違い，サルコペニアでは筋線維数の減少が報告されている[2)]．筋線維はサテライト細胞から再建されるため，サテライト細胞の異常がサルコペニ

Molecular mechanisms governing the regulation of myonuclear number by muscle satellite cells
So-ichiro Fukada[1)] /Atsushi Kubo[1)] /Shigeto Seno[2)] ：Laboratory of Stem Cell Regeneration and Adaptation, Graduate School of Pharmaceutical Sciences, Osaka University[1)] /Department of Bioinformatic Engineering, Graduate School of Information Science and Technology, Osaka University[2)]（大阪大学大学院薬学研究科再生適応学分野[1)]／大阪大学大学院情報科学研究科バイオ情報工学専攻[2)]）

アの発症の1つの要因であると考えられている．実際に，老化により筋再生能が低下することは再現性をもって報告されている．一方で，サルコペニアの発症・進行にサテライト細胞が関与しているかについては，それを支持する決定的な証拠はない．筋再生は，サテライト細胞を除去すると全く起きないが，老化や筋萎縮はサテライト細胞を除去してもほとんど悪化しないためである[3) 4)]．ただ，20カ月齢のマウスの実験において，長趾伸筋（ちょうししんきん）ではわずかな萎縮の亢進がサテライト細胞除去マウスで観察されているため，より高齢マウスでの検討の余地は残されている[3)]．

一般的にわれわれが使用するマウスは“sedentary”とよばれる活動量が少ないマウスであるため，より活動量の多い場合でのサテライト細胞の必要性を検討する必要があった．そこで，ケンタッキー大学のPetersonのグループは回転ケージによる自発運動を13カ月間実施し，20カ月齢で筋線維サイズを調べた．その結果，ヒラメ筋において同じ20カ月齢のsedentaryのコントロールマウスでは，サテライト細胞の有無によって筋線維サイズに違いがなかった．一方，自発運動マウスでは，サテライト細胞を除去したマウスは，サテライト細胞があるマウスと比較して筋核の増加がみられず，さらに明らかな筋線維サイズの減少傾向が観察された[5)]．これらの結果もサルコペニア発症・進行におけるサテライト細胞の重要性を決定的に示す成果ではないが，少なくとも生理的な運動による筋肥大にもサテライト細胞依存的な筋核の増加が必要であり，サテライト細胞は筋線維サイズに影響を与えることを示している．また，生後の成長過程においてサテライト細胞を除去すると，筋核の増加が起きず，早老・短命などの表現型を示すことも報告されている[6)]．仮に，筋核の数・質に個体差があるとすれば，その個体差を生み出しているのはサテライト細胞であり，サルコペニアの発症・進行を予測・治療するためにも，今後のサテライト細胞・筋核研究の進展が望まれている．

2 サテライト細胞と筋肥大

サテライト細胞欠損マウスにおいて筋再生が全く起きないことから，新たな筋線維形成において，サテライト細胞が必須であることについては異を唱える研究者はいない．しかし，筋肥大時においてサテライト細胞が必要であるかについては10年おきに議論されてきた．この論争に拍車をかけたのが，サテライト細胞を欠損させたマウスに外科的負荷モデル※1により筋肥大を誘導した結果である．前述のPetersonのグループは，サテライト細胞を欠損させたマウスでもコントロールと同じような筋肥大がおきると報告し[7)]，一方で，オスロ大学のGundersenらのグループは，同様の実験により，サテライト細胞欠損による筋肥大の抑制という一見して相反する報告をした[8)]．しかしその後Petersonのグループも，外科的負荷を誘導後の解析期間を長期にするとサテライト細胞欠損マウスでは筋肥大効率の低下がみられると報告している．さらに，サテライト細胞の増殖・分化の異常により筋核の増加が起きない場合には，筋肥大効率が減少することが，われわれも含めて複数の研究室から報告されているため，外科的負荷による筋肥大とサテライト細胞の議論については一応の決着はついた感がある[9)]．

一方で，外科的負荷モデルではなく，自発運動による筋肥大においては，サテライト細胞による筋核増加の影響を実験的に観察することは難しいのも事実である．われわれも，サテライト細胞増殖に異常がでるHeyL欠損マウスを用いた外科的負荷モデルでは，筋肥大効率の低下を観察できているが，自発運動モデルにおいては，その差を検出できていない[10)]．ただ，前述のPetersonらの13カ月間の自発運動の実験では，サテライト細胞の影響は観察されているため，実験期間の短さや差を検出するための感度の低さが原因と考えられる．

3 負荷筋における細胞間相互作用

シングルセルRNA-seqデータを用いた（**図1**）interactome解析などにより，細胞間の相互作用を予想することは技術的に容易になった．筋再生過程においては，

※1　外科的負荷モデル

腓腹筋，ヒラメ筋，足底筋は協働で収縮・弛緩をくり返している．腓腹筋とヒラメ筋をつなぐアキレス腱を切断することで，すべての活動・運動負荷が残った足底筋にかかる．このように足底筋に過剰な力学的負荷をかけ筋肥大を誘導するモデル．

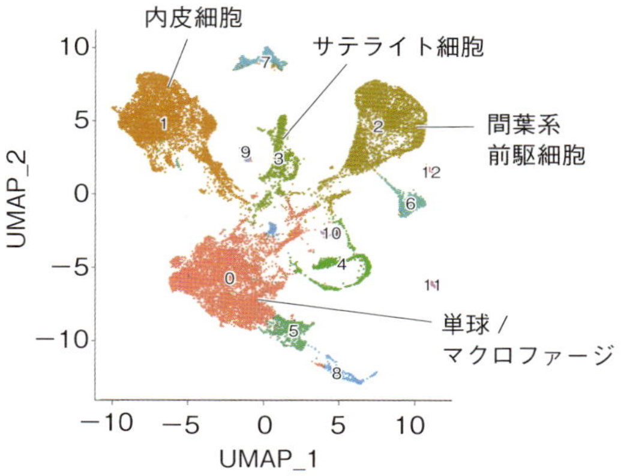

図1　骨格筋のシングルセルRNA-seq解析結果
足底筋由来の単核細胞Shamと負荷筋の統合した結果．割合の多い上位4群を図中に示している．（文献11より改変して転載）

これら解析による細胞間ネットワークが複数のグループより報告されている．一方で，筋肥大時における細胞間相互作用については，詳しく研究されていなかったが，われわれは外科的負荷モデルより採取した単核細胞を用いて同様の解析を行った[11]．interactome解析結果の信憑性は，特定の細胞を除去する手法により*in vivo*で検証することもできる．ここでは，われわれの成果を中心に，サテライト細胞の増殖・分化を制御する負荷筋内での，間葉系前駆細胞とマクロファージの働きについて概説する（**図2**）．

1）間葉系前駆細胞

PDGFRα陽性の間葉系前駆細胞は上住らにより詳しく説明されている（第2章-3）ので，詳細は割愛するが，本細胞は一般的には線維芽細胞として認識される間質細胞である．骨格筋の間葉系前駆細胞は脂肪細胞への分化能がきわめて高いのが特徴である．2010年に上住らにより筋変性の原因細胞として同定されているが[12]，一方で再生をサポートする働きもある[13]．われわれは筋肥大を誘導する負荷筋において，間葉系前駆細胞が機能しているかを調べる目的で，間葉系前駆細胞を除去したマウスに外科的負荷モデルであるアキレス腱切除を行った．その結果，筋肥大はほとんど観察されず，さらに重要なことにサテライト細胞の増殖がほとんど起きていなかった[14]．この結果から，アキレス腱切除により間質に力学的負荷（おそらく剪断力）がかかり，それを間葉系前駆細胞が感知していることが予想された．そこで，力学的負荷が細胞にかかることで，細胞質から核に移動することが知られているmechanotransducer[※2] YAP/TAZに着目し，間葉系前駆細胞特異的なYAP/TAZ欠損マウスを用いて，アキレス腱切除による同様の実験を行った．その結果，このYAP/TAZ欠損マウスにおいても，サテライト細胞の増殖および筋肥大効率が顕著に抑制されていた[14]．さらに，YAP/TAZ依存的に分泌される可溶性因子を探索した結果，ヒトにおいても運動による発現増加が報告されていたthrombospondin-1（Thbs1）が，その受容体の1つCD47を介してサテライト細胞の増殖に働いていることが明らかとなった[14]．Thbs1の作用として血管新生の抑制作用はよく知られている一方で，運動により血管新生は亢進するため，その生理的意義は不明であった．われわれの成果はThbs1の運動における生理的作用の1つは，サテライト細胞の増殖促進であることを示唆している．

2）マクロファージ

骨格筋の再生過程において，サテライト細胞の増殖・分化・融合過程が必須であり，このどれか一つが障害を受けると，筋線維を再構築することはできない．マクロファージはサテライト細胞が増殖する場所を確保するために，その貪食能が必須である[15]．さらに，マクロファージは炎症性から再生性へと機能を変えることで，サテライト細胞の増殖・分化をサポートする働きがある．再生筋において，間葉系前駆細胞を除去した際に，単球・マクロファージを含むCD45陽性細胞の浸潤が激減する[16]．外科的負荷モデルの筋においても同様に，間葉系前駆細胞を除去した際に単球・マクロファージの浸潤が抑制された[11]．われわれは，単球・マクロファージの遊走に働くケモカインであるCCL2とCCL7を間葉系前駆細胞が分泌することで，単球・マクロファージが骨格筋内に動員されることを明らかにした[11) 14]．さらにわれわれは，単球・マクロファージ特異的な可溶性因子を探索したところ，gran-

※2　mechanotransducer
機械的刺激によるシグナル伝達．遺伝子発現を直接制御するmechanotransducerとして，YAP/TAZやMRTFなどが知られている．

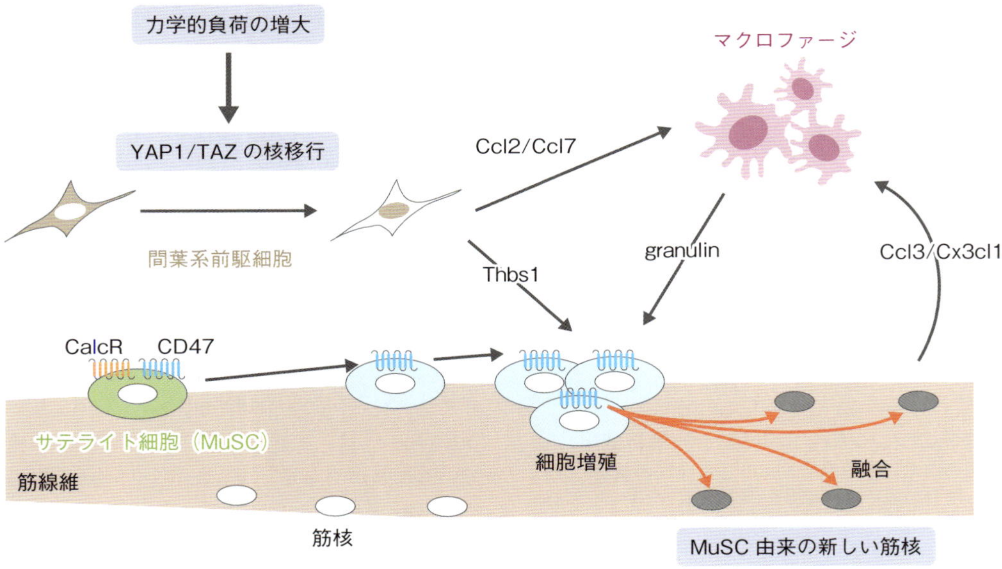

図2　筋肥大時の細胞間ネットワーク
負荷筋においてサテライト細胞の増殖・分化に関与する間葉系前駆細胞，マクロファージ，および筋線維．骨格筋にかかる力学的負荷が増大すると間葉系前駆細胞内のYAP/TAZが核に移行する．それによりThbs1やCcl2/7などが分泌され，Thbs1はCalcR陰性となったサテライト細胞上のCD47に作用し，サテライト細胞の増殖を促進する．Ccl2/7はマクロファージの浸潤を促進し，浸潤してきたマクロファージが分泌するgranulinがサテライト細胞に直接作用し，早期分化の抑制に働く．力学的負荷のかかった筋線維から分泌されるCcl3/Cx3cl1もマクロファージの浸潤に働く．

ulinがマクロファージから分泌され，基底膜を超えてサテライト細胞に直接作用していることを明らかにした（**図3**）．マウス筋芽細胞株であるC2C12細胞を使用した研究では，granulinは筋分化を促進・抑制と相反する結果が報告されていたが，初代培養筋芽細胞を用いた実験ではgranulinは筋分化を抑制していた．*in vivo*においても，granulinにはサテライト細胞の増殖への直接的な作用は存在せず，筋分化を抑制する作用があることを確認した．筋再生過程におけるマクロファージのシングルセル解析では，再生中期の抗炎症性マクロファージでgranulinは発現しており，また摂食や炎症との関わりが注目されているGDF15も抗炎症性マクロファージに特異的に発現し，サテライト細胞の増殖に寄与することが報告されている[17]．負荷筋におけるマクロファージでもGDF15の発現も検出され，再生過程の抗炎症性マクロファージの特徴と類似していた[11]．一般的に，炎症性マクロファージの浸潤を介することなく，いきなり再生性マクロファージが出現する例はあまりないが，負荷筋においては，筋線維の損傷がない場合には，炎症性マクロファージによる貪食能が必要ないため，再生性マクロファージのみが寄与しているとわれわれは考察している．

負荷筋におけるマクロファージの役割については，フランスのコーチン研究所のNovielloらも，単球・マクロファージの浸潤を抑制するとサテライト細胞の増殖・肥大効率が減少することを報告している．さらに単球・マクロファージを遊走する機構としてCCL3とCXC3CL1がRhoAシグナルを介して，筋線維から分泌されることを報告している[18]．まとめると，筋損傷が伴わなくとも，骨格筋に力学的負荷がかかることで単球・マクロファージの浸潤を誘発することができ，マクロファージの負荷筋への浸潤はサテライト細胞の増殖・分化に必須である．

3）筋線維

負荷筋におけるサテライト細胞の環境として，再生過程と最も異なるのは，サテライト細胞が筋線維と基底膜の間の狭い環境下で増殖する点である．つまり，サテライト細胞は，筋線維と融合するまで筋線維と接

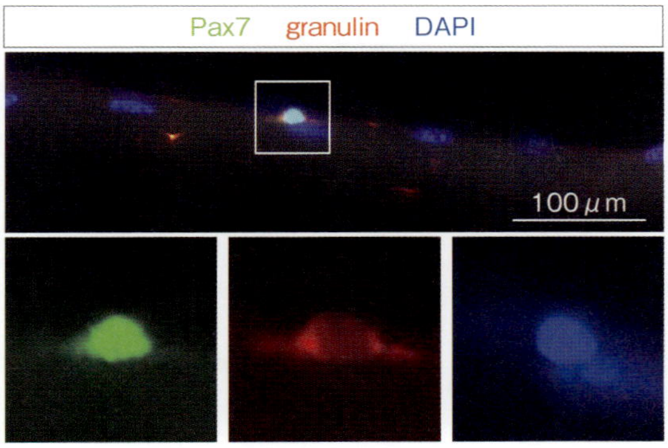

図3　granulinは基底膜を超えて，サテライト細胞にたどり着く
granulin欠損マウスに骨髄移植をすることで，マクロファージを含む免疫細胞のみが，granulinを発現するマウスを作製した．その後外科的な負荷モデルを誘導した，足底筋の筋線維を単離後，サテライト細胞とgranulinのタンパク質を抗体にて検出した画像．このモデルではサテライト細胞，間葉系前駆細胞，筋線維など免疫細胞以外の細胞はgranulinを欠損しているため，pax7陽性のサテライト細胞で検出できたgranulinは，主たる免疫細胞であるマクロファージ由来である．負荷筋においてマクロファージとサテライト細胞は基底膜を介して物理的に離れて存在しているため，マクロファージから分泌されたgranulinは，基底膜を通過して，サテライト細胞に作用していることがわかる．

した状態で増殖・分化を行う必要がある．また，負荷筋では筋線維内のカルシウムやAkt-mTOR経路が活性化するため，定常状態とは異なるシグナルが筋線維を介して，サテライト細胞に影響を与えている可能性はある．発生過程においては，筋線維の収縮依存的にYAPが活性化し，NotchリガンドであるJAG1が筋線維上に発現し，これが同じく筋線維上で増殖するサテライト細胞の未分化性を維持し，サテライト細胞の増殖を可能としていることが報告されている[19]．負荷筋において，Notchリガンドの発現量・種類・構造などが変化して，サテライト細胞の増殖に影響を与えている可能性は十分に予想される．その裏付けとして，マウスサテライト細胞内でNotchシグナルの標的遺伝子として最も発現の高いHeyLの発現が，負荷筋内での増殖サテライト細胞で高発現していることがあげられる[20]．これは，HeyLの発現が完全に消失する培養筋芽細胞や生体内における再生過程の増殖筋芽細胞とは対照的である．さらに興味深いことに，HeyLは筋細胞融合因子であるmyomakerの発現を直接制御しているという報告がある[21]．myomakerは2015年にMillayらによって報告された筋細胞の融合に必要な膜タンパク質で，その後発見されたmyomerger/myomixer/minionとともに，細胞の融合を制御している．myomakerは負荷筋におけるサテライト細胞と筋線維の融合においても必須の働きをしている．つまり，再生筋とは異なり，負荷筋で増殖するサテライト細胞はHeyLの発現を持続することでmyomakerの発現を抑制し，サテライト細胞と筋線維の融合を阻害することで，サテライト細胞が増殖することを可能にしているモデルが考えられている．このように，筋線維は間違いなく負荷筋におけるサテライト細胞の増殖の場として必須の働きをしており，今後はいかにして筋線維がサテライト細胞の増殖を誘導するのか，さらなる解析が待たれる．

おわりに

筋線維の核に関する研究は，シングル核解析の登場によりわれわれの理解が飛躍的に進んでいる．1つの筋線維のなかに存在する核は均一ではなく，筋線維の両端の核は腱との結合に必要なマトリクスなどを特異的に発現しており，また神経筋接合部周辺の核もその形成に必要な遺伝子を特異的に発現している[22]．さらに言えば，同一の筋線維内の筋核であっても，異なるミオシン重鎖を発現している場合もある[23]．興味深いことに，筋核間でタンパク質のやりとりを行っている可能性があり，異常のある筋核が出現すると，その影響が周りの核に及ぶ可能性がある[24,25]．今後，細胞老化のように，核老化なるものが存在し，その核の出現によって他の周辺の核が侵されサルコペニアの発症・進行にかかわる知見が見つかる可能性がある．

われわれはこれまで核増加機構として研究対象ではなかった，間質の間葉系前駆細胞がサテライト細胞の増殖にきわめて重要な働きをしていることを証明した．驚くことに，自発運動モデルにおいて運動依存的に血液中に分泌される可溶性因子の起源についてもPDGFRα陽性の細胞であることが近年報告されている[26]．つまり，われわれの想像以上に，間葉系前駆細胞が運動による生体応答に必須であることを意味している．今後，間葉系前駆細胞を中心とした運動応答機構の詳細が解明され，より効率的なトレーニング手法の開発やサルコペニア治療につながることが期待される．

文献

1） Fukada SI, et al：Skelet Muscle, 12：17, doi:10.1186/s13395-022-00300-0（2022）
2） Lexell J, et al：J Neurol Sci, 84：275-294, doi:10.1016/0022-510x(88)90132-3（1988）
3） Keefe AC, et al：Nat Commun, 6：7087, doi:10.1038/ncomms8087（2015）
4） Fry CS, et al：Nat Med, 21：76-80, doi:10.1038/nm.3710（2015）
5） Englund DA, et al：Am J Physiol Cell Physiol, 318：C1178-C1188, doi:10.1152/ajpcell.00090.2020（2020）
6） Cramer AAW, et al：Nat Commun, 11：6287, doi:10.1038/s41467-020-20058-7（2020）
7） McCarthy JJ, et al：Development, 138：3657-3666, doi:10.1242/dev.068858（2011）
8） Egner IM, et al：Development, 143：2898-2906, doi:10.1242/dev.134411（2016）
9） Fukada SI & Ito N：Exp Cell Res, 409：112907, doi:10.1016/j.yexcr.2021.112907（2021）
10） Iwamori K, et al：Skelet Muscle, 14：25, doi:10.1186/s13395-024-00357-z（2024）
11） Zhang L, et al：Cell Rep, 43：114052, doi:10.1016/j.celrep.2024.114052（2024）
12） Uezumi A, et al：Nat Cell Biol, 12：143-152, doi:10.1038/ncb2014（2010）
13） Joe AW, et al：Nat Cell Biol, 12：153-163, doi:10.1038/ncb2015（2010）
14） Kaneshige A, et al：Cell Stem Cell, 29：265-280.e6, doi:10.1016/j.stem.2021.11.003（2022）
15） Segawa M, et al：Exp Cell Res, 314：3232-3244, doi:10.1016/j.yexcr.2008.08.008（2008）
16） Wosczyna MN, et al：Cell reports, 27：2029-2035, doi:10.1016/j.celrep.2019.04.074（2019）
17） Patsalos A, et al：J Exp Med, 219：e20210420, doi:10.1084/jem.20210420（2022）
18） Noviello C, et al：iScience, 25：103616, doi:10.1016/j.isci.2021.103616（2022）
19） Esteves de Lima J, et al：Elife, 5：e15593, doi:10.7554/eLife.15593（2016）
20） Fukuda S, et al：Elife, 8：e48284, doi:10. 7554/eLife.48284（2019）
21） Esteves de Lima J, et al：Development, 149：dev199928, doi:10.1242/dev.199928（2022）
22） Kim M, et al：Nat Commun, 11：6375, doi:10.1038/s41467-020-20064-9（2020）
23） Dos Santos M, et al：Nat Commun, 11：5102, doi:10.1038/s41467-020-18789-8（2020）
24） Masschelein E, et al：Skelet Muscle, 10：21, doi:10.1186/s13395-020-00237-2（2020）
25） Taylor-Weiner H, et al：Proc Natl Acad Sci U S A, 117：2978-2986, doi:10.1073/pnas.1919600117（2020）
26） Wei W, et al：Cell Metab, 35：1261-1279.e11, doi:10.1016/j.cmet.2023.04.011（2023）

＜筆頭著者プロフィール＞
深田宗一朗：大阪大学大学院薬学研究科 教授．1975年島根生まれ，広島育ち．専門は筋生物学・幹細胞生物学．学術雑誌*Skeletal muscle*，*Stem Cells*のEditorial Board member．早いものでサテライト細胞の研究に従事してから20年．一緒に，新しい発見を世界に発信してくれる博士課程の学生さんを募集中．現在の趣味は週一の運動と，まだ訪れたことのない場所にいくこと．

2. 骨格筋再生の鍵を握る筋サテライト細胞の力学応答プログラム

平野航太郎，中林千華，鈴木美希，原　雄二

骨格筋の恒常性維持は，健康寿命の延伸に必要不可欠である．骨格筋には絶え間なく力学的負荷が加わり損傷を受けるが，骨格筋幹細胞（筋サテライト細胞）を介して筋線維の再生・修復が行われることで，骨格筋としての恒常性が保たれる．筋サテライト細胞による筋線維の再生・修復機構の全容はいまだ明らかでないものの，その謎を解き明かす鍵として，筋再生過程にて筋サテライト細胞にかかる物理的刺激を感知・適応する機構が注目を集めている．本稿では，筋サテライト細胞における機械受容・適応機構としての「メカノセンサー」を中心に，筋再生における最新の知見を含めて紹介したい．

はじめに

骨格筋は恒常的に物理的負荷（メカニカルストレス）に晒されているが，運動などによる過負荷刺激に伴い筋肥大し，筋不活動や無重力環境により筋萎縮にいたる．加齢に伴う筋量低下に起因する運動機能の低下は，運動器の機能不全にとどまらず，さまざまな生活習慣病等にも密接に結びつくことから，筋恒常性維持は健康寿命の延伸に必要不可欠である．このような骨格筋の可塑性をもたらす機構の1つとして，筋組織に内在する組織幹細胞※1（筋サテライト細胞）が担う高い再生能力があげられる[1]．近年，筋サテライト細胞をとり巻く微小環境変化がその再生能を規定することが明らかとなり，特に物理的刺激を感知する（機械受容）機構が着目を浴びている[2) 3)]．本稿では，筋サテライト細胞の機械受容機構がいかに筋線維再生をもたらす

[略語]

FACS： Fluorescence-activated cell sorting
FOS： Fos proto-oncogene
MACS： Magnetic-activated cell sorting
MLC： Myosin light chain
MRTFA： Myocardin related transcription factor A
p38α/β MAPK： p38α/β family of mitogen-activated protein kinase
Pax7： Paired box 7
Rac： Ras-related C3 botulinum toxin substrate
RhoA： Ras homolog family member A
ROCK： Rho-associated protein kinase
TAZ： Transcriptional co-activator with PDZ binding motif
YAP： Yes-associated protein 1

Mechanoreception program in muscle satellite cells: the key mechanism underlying skeletal muscle regeneration

Kotaro Hirano[1)]/Chika Nakabayashi[1)]/Miki Suzuki[2)]/Yuji Hara[1)] ：Department of Integrative Physiology, School of Pharmaceutical Science, University of Shizuoka[1)] /Laboratory of Hygienic Chemistry, Faculty of Pharmacy, Juntendo University[2)]（静岡県立大学薬学部統合生理学分野[1)] ／順天堂大学薬学部衛生化学分野[2)]）

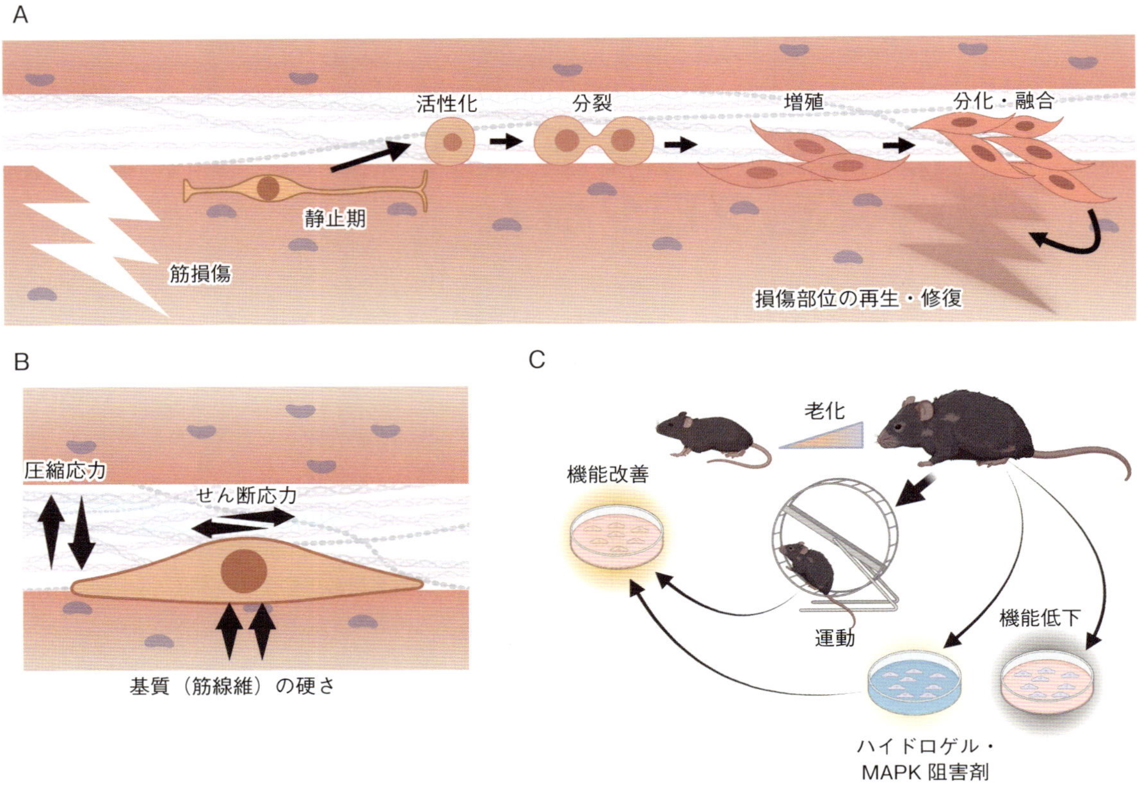

図1　筋線維再生時における筋サテライト細胞の動態と微小環境変化
A）通常時は筋サテライト細胞は静止期を維持しているが，筋損傷が加わると活性化し，細胞分裂・増殖を経て，分化・融合することで筋修復・再生が行われる．B）筋サテライト細胞は筋線維と細胞外マトリクスの間に存在し，力学的負荷が加わっている．C）老齢マウスにおいて，筋サテライト細胞による再生能は低下するが，力学的負荷が加わる適度な運動や，柔らかい基質上（約12 kPa）での培養により，筋サテライト細胞の機能は回復する．（BioRenderを用いて作成）

のか，その現状と展望を議論したい．

1 骨格筋再生における筋サテライト細胞の役割

骨格筋を構成する筋線維の再生メカニズムとして，筋線維と基底膜の間に存在する筋サテライト細胞が中心的な役割を果たす．運動に伴う筋線維収縮・弛緩によって機械的刺激を恒常的に受けてはいるものの，筋サテライト細胞は静止期（G0期）の未分化状態を維持している．筋損傷時，筋サテライト細胞は集積した免疫細胞から産生される液性因子等により活性化し，分裂増殖をくり返しながら筋芽細胞へと分化する．生成された筋芽細胞は互いに融合することで新たな筋線維を形成するとともに 損傷を受けた筋線維へ融合し修復するモデルが提唱されている（**図1A**）．一方で筋損傷に伴い，筋サテライト細胞をとり巻く細胞外マトリクスの変化や，近接する筋線維の硬さの変動など，周囲の微小環境は著しく変化するが，これらが筋サテライト細胞の活性化をもたらす重要な因子と想定されている．この過程では，筋サテライト細胞は自身に加わる物理的な刺激を感知すると考えられているが，機械受容機構は長らく未解明であった（**図1B**）．

※1　組織幹細胞
特定の組織に限定された分化能力をもち，損傷した組織の修復や再生に寄与する幹細胞．多能性幹細胞（例：ES細胞やiPS細胞）とは異なりすべての細胞に分化する能力はなく，組織内での再生が主な役割である．

加齢に伴う骨格筋量減少により，運動能のみならず全身機能の低下（サルコペニア・フレイル）が進行する．筋再生においても加齢により筋サテライト細胞の周辺に存在する細胞外マトリクス組成が変化し，筋サテライト細胞の機能低下を介して筋再生能低下に至る[4)〜6)]．興味深いことに，老齢マウス骨格筋より単離した筋サテライト細胞では，ストレス応答に関与するMAPK経路が亢進している．p38 α/β MAPK阻害剤存在下，幹細胞性を維持するうえで適切な硬さ（約12 kPa）を有する培養基質上での培養により，老化に伴う筋サテライト細胞の機能低下が回復する[7)]．また，適度な運動負荷を与えた老齢マウスでは筋サテライト細胞の機能が改善すること[8)]がそれぞれ報告されている．これらの結果は，筋サテライト細胞が力学的変動を適切に感知し，適応するための機械受容機構が筋再生に必須であり，ひいては老化に伴う筋サテライト細胞の機能低下を抑制しうることを示唆するものといえる（**図1C**）．

2 筋サテライト細胞の機械刺激受容の役割

前述のとおり，微小環境変化の感知により，組織幹細胞において静止状態の逸脱と活性化が惹起されるという概念が提唱されてきた[2)]．1983年にGuharay，Sachs両博士は，ニワトリ由来の筋細胞に対する機械刺激に伴い，イオン電流が惹起されることを明らかにし，外部環境や膜張力を感知するセンサー分子の存在が示唆された[9)]．再生筋線維や老化マウスの筋線維の硬さは，細胞外マトリクスの組成変化や量の増加に伴い，正常マウスや若年マウスの硬さよりも上回ることが報告されている[10)]．そのため，筋損傷を誘導する病理的条件下では，筋サテライト細胞周辺の微小環境の力学的特性が変化すると考えられる．実際，筋線維の硬さを模したハイドロゲル上で筋サテライト細胞を培養すると，従来のプラスチックディッシュ（約1×10^6 kPa）での培養と比較して，幹細胞性の維持能力が向上する[11)]．またOlwin，Anseth両博士らは，光照射によって表面弾性率可変なハイドロゲル上に筋サテライト細胞を播種した後，2 kPaから32 kPaへと硬い培養環境に変化させると，転写因子コアクチベーターYAP/TAZが核内に移行し転写活性化することを明らかにした[12)]．細胞外基質の硬さにより細胞骨格アクチンフィラメントが形成され，YAP/TAZの活性化が誘導されることから，YAP/TAZは機械受容を細胞応答に結びつける「メカノトランスダクション」に関与することが示された．

細胞が機械受容を担うメカニズムとして，細胞骨格およびその結合因子による感知が重要であることが知られている[3)]．一方で，形質膜にかかる物理的刺激を感知し，瞬時にその刺激情報を細胞外からのカチオン流入を介して細胞内の生物化学的シグナルへと変換する機構として，機械受容イオンチャネル※2が注目を集めている（**図2A**）．機械受容イオンチャネルは膜張力の変動や細胞骨格・細胞外マトリクスからの力により活性化されるイオンチャネルの総称であるが，哺乳類細胞において機能する機械受容イオンチャネルは長らく不明のままであった．2010年にPatapoutian博士らは，遺伝子ノックダウンスクリーニングにより，機械受容イオンチャネルの分子実体としてPIEZO1とPIEZO2の同定に成功した（**図2B**）[13)]．PIEZOチャネルは2,500以上のアミノ酸からなり3量体を形成し，形質膜にかかる張力によりカチオン流入をもたらす．生体内では，PIEZO1は広範な発現分布を示す一方で，PIEZO2は特に一次知覚神経等での発現が報告されている（**図2B**）．これまでに，PIEZOチャネルは形質膜に加わる力を感知することでさまざまな細胞現象の最上流因子として機能することが証明されてきた[14)]．PIEZO1/2が機械受容チャネルとして報告された当初は，骨格筋におけるPIEZOチャネルの発現は非常に低いとされてきたが，われわれはPIEZO1が骨格筋の筋サテライト細胞に高く発現がみられることを見出した[15)]．構造生物学的解析により，膜張力に応答してPIEZO分子がダイナミックに変形してチャネルポアが開状態をとることで，機械受容イオンチャネルとしての機能を果たす．このPIEZOチャネルの特徴的な開口

※2　機械受容イオンチャネル

細胞にかかる物理的な力を感知して活性化されるイオンチャネルの総称．膜張力，細胞骨格あるいは細胞外マトリクスからの力によりチャネル構造が変化し，開口にいたる．高等生物から大腸菌などの原核生物まで幅広く存在し，多様な機能を有する．

2章 筋萎縮の背景となる筋生物学の進歩

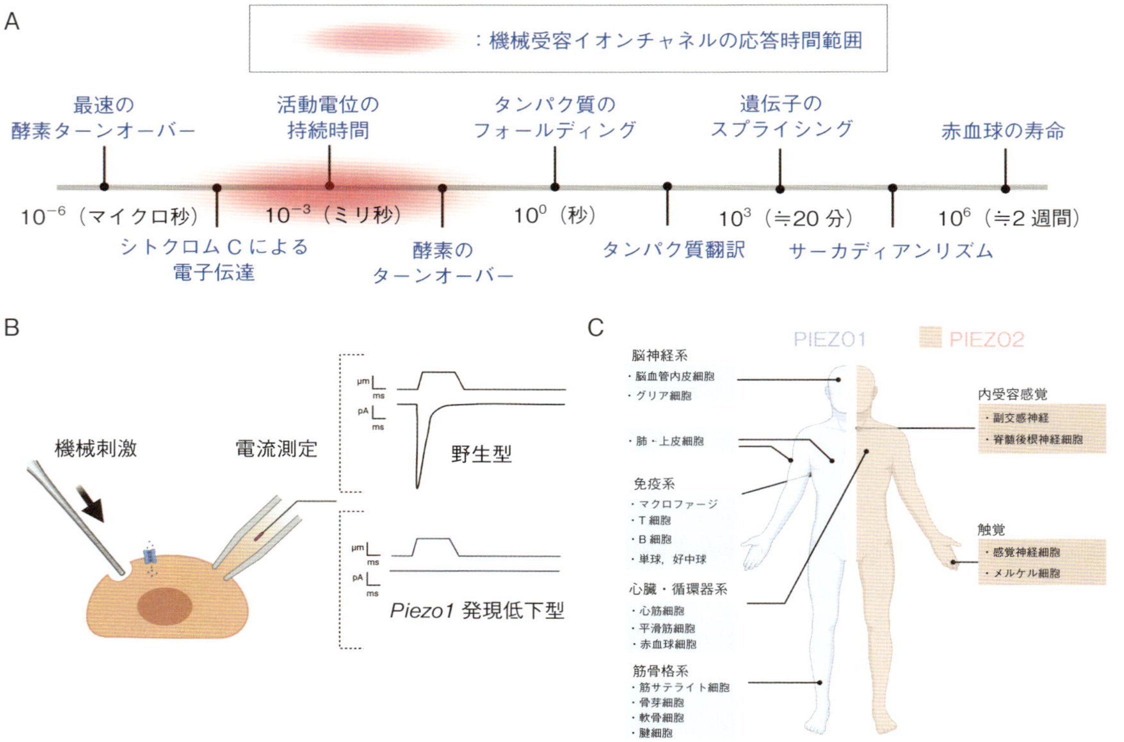

図2　機械受容イオンチャネルPIEZO
A）生物学的現象のタイムスケール．機械受容イオンチャネルは，外界からの物理的刺激に直ちに反応し，数ミリ秒で応答する．B）PIEZOチャネルの発見にいたった実験系．微細ガラスピペットで細胞に機械刺激を加えると同時にパッチクランプ法を用いて電流変化を測定することで，機械受容チャネルとして同定された．C）PIEZOチャネル群が機能的に発現している身体部位および細胞．（BioRenderを用いて作成）

機構により，細胞にかかる多様な機械的刺激を効率的に生物化学的シグナルへ変換することを可能にしている[16]．

3 筋サテライト細胞の早期活性化機構

筋サテライト細胞は1961年にAlexander Mauro博士によって発見されて以来[17]，筋再生に重要な役割を果たすことが想定されてきたが，2000年代初期のRudnicki博士らによる筋サテライト細胞における転写因子Pax7の発見を契機に[18]，筋サテライト細胞における細胞分子生物学研究が飛躍的に発展した．筋サテライト細胞の研究にあたり，生体内から筋サテライト細胞を単離する，いわゆる*ex vivo*モデルでの解析が用いられる．単離方法として，①酵素処理による，単一の筋線維から遊走した筋サテライト細胞を回収する方法，②蛍光活性化セルソーター（FACS）にて，蛍光標識した筋サテライト細胞を回収する方法，③磁気標識した筋サテライト細胞を磁気で回収する方法（MACS）が主に使用されてきた（**図3**）．①の手法は筋線維単離・播種の技術取得が行うことができれば簡便であり，高額な装置を必要とせず，有用な手法である．②，③の手法は多量かつ純度の高い筋サテライト細胞を単離することが可能だが，抗体や高額な装置を必要となる．これまでの筋サテライト細胞の研究はこれらの手法をもとに進められてきた．しかし，いずれの手法も短所として骨格筋組織の酵素処理など数時間の処理を要し，生体内に近い状態での解析が難しい．実際，実験デザインの工夫と詳細なトランスクリプトミクス解析により[19)〜21]，従来の方法で単離した筋サテライト細胞

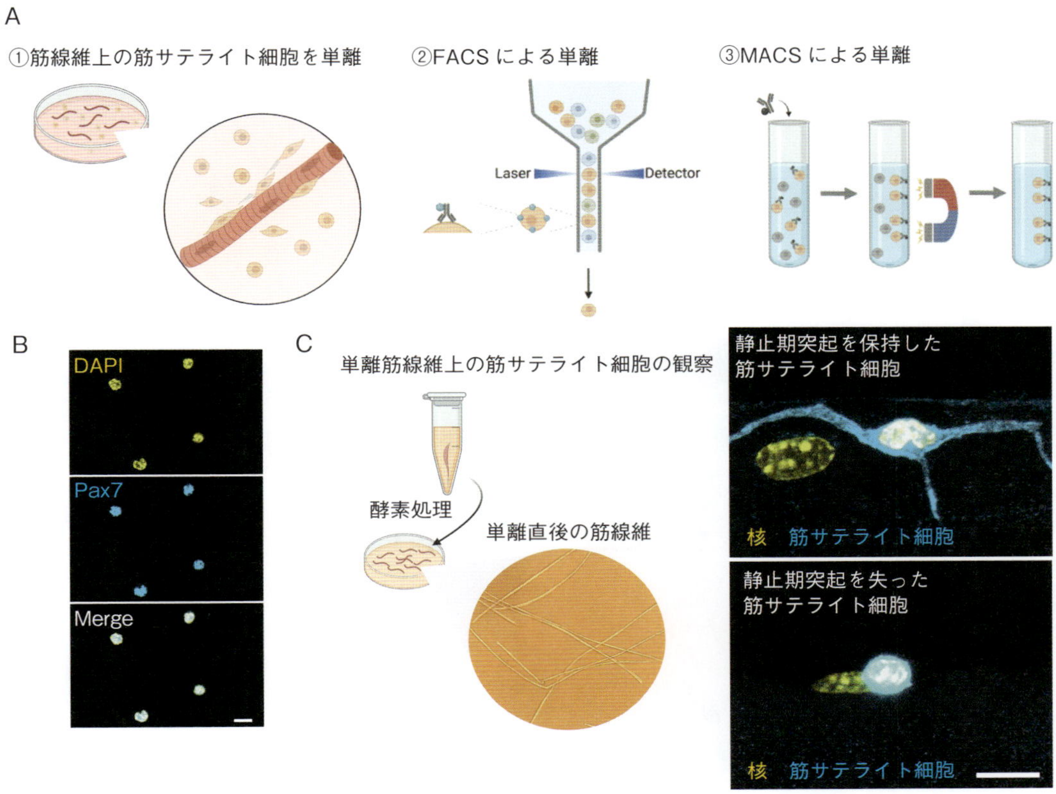

図3　マウス筋サテライト細胞の単離，検出

A）筋サテライト細胞をマウス骨格筋より単離する方法．①筋線維を播種する方法，②FACSによる単離法，③MACSによる単離．**B**）FACSを用いて単離した筋サテライト細胞（単離直後）の写真．スケールバー：10 μm．**C**）単離筋線維上での筋サテライト細胞の観察．左：マウス長趾伸筋をコラゲナーゼ処理した後の単一筋線維．右：単離筋線維上における筋サテライト細胞検出（上段：静止期突起を保持した筋サテライト細胞，下段：静止期突起を失った筋サテライト細胞）．核（黄色），筋サテライト細胞（シアン），スケールバー：10 μm．（模式図はBioRenderを用いて作成）

(Freshly isolated satellite cell）と固定処理後に単離した筋サテライト細胞（Quiescent satellite cell）では遺伝子発現プロファイルが大きく異なることが示された．このことは，わずか1～2時間程度の違いにより，シグナル伝達経路の主要因子の発現低下，FosやJunなどのactivator protein-1遺伝子の発現上昇や，ヒストン修飾によるエピゲノム変化など，筋サテライト細胞の状態が全く異なる状態に移行することを示しており，筋サテライト細胞の早期活性化機構（Early activation process）として注目されている．

生体内の筋サテライト細胞では，遺伝子発現のみならず 細胞形態も大きな変動を示すことが報告されてきた．Krauss博士らは組織透明化技術を駆使し，骨格筋内にある静止状態の筋サテライト細胞は，神経細胞でみられる神経突起様の形態を有することを明らかにした[22]（**図3**）．この静止期突起（Quiescent projection）は筋サテライト細胞の微小環境のわずかな変化でも失われ，静止期突起の消失は早期活性化に関与する現象の一つであることが示された．さらにKraussらは筋線維にメカニカルストレスを極力加えない単離法を用いて，静止期突起を制御する分子機構解明を試みた．その結果，細胞骨格維持に重要な因子である低分子量Gタンパク質Racによって突起の長さが伸長し，細胞骨格のリモデリングにかかわるRhoA/ROCK/MLC経路

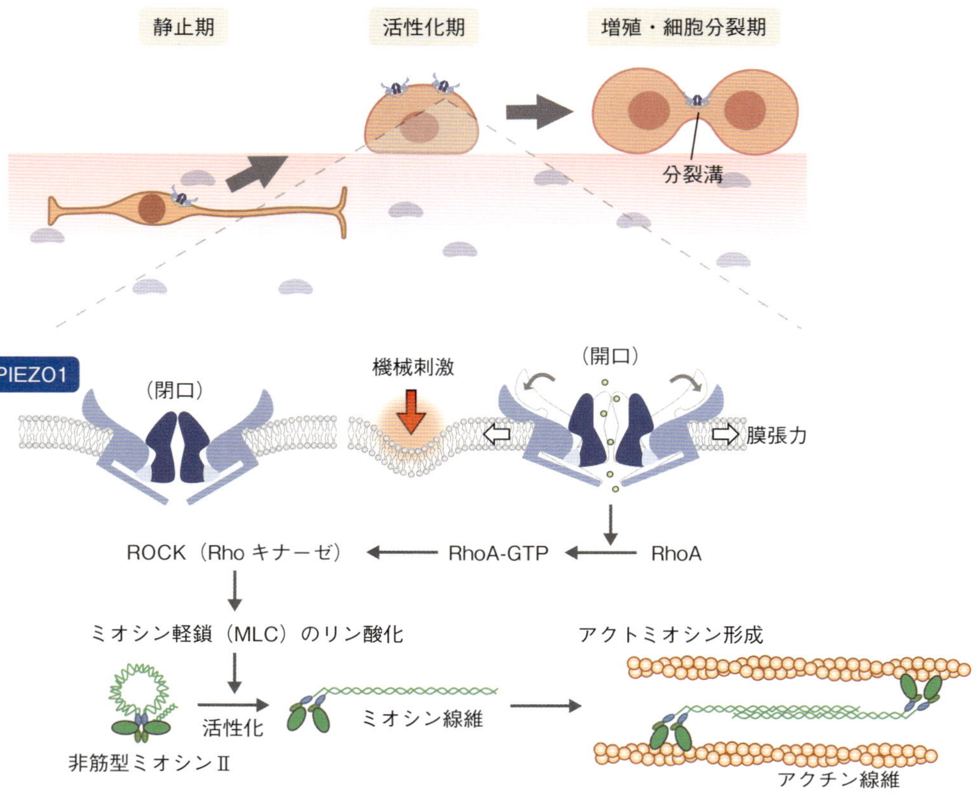

図4　筋サテライト細胞におけるPIEZO1の役割
PIEZO1は筋サテライト細胞の静止期，活性化，分裂期において機能する．特に細胞分裂時には分裂溝に集積することで細胞分裂の適切な進行に関与する．また，PIEZO1はRhoA/ROCK経路の上流に存在し，細胞骨格（アクトミオシン）の再編成をもたらす．(BioRenderを用いて作成)

によって縮小すること，さらに，RhoA/MRTFA経路を介し，Fosの発現誘導を行い，筋サテライト細胞の早期活性化をもたらすことをそれぞれ明らかにした．すなわち，筋サテライト細胞はRac依存的に形成される静止期突起構造を介して微小環境の変化を感知し，続いてRho依存的な経路の活性化を通じて筋サテライト細胞の早期活性化がもたらされる．

4 筋サテライト細胞における機械受容イオンチャネルPIEZO1の役割

前述の通り，われわれはこれまでに未分化状態の筋サテライト細胞に機械受容イオンチャネルPIEZO1が高発現することを明らかにしてきたが，その役割は不明であった[15]．PIEZO1の機能を明らかにするため，筋サテライト細胞特異的*Piezo1*欠損マウスの作出・解析を試みた．筋サテライト細胞ではPIEZO1依存的なCa^{2+}流入がみられるとともに，*Piezo1*欠損により筋損傷後に誘導される筋再生能の有意な低下が認められた．*Piezo1*欠損に伴い筋再生能の低下をきたす機構を明らかにすべく，筋線維を単離・培養し，筋線維上における筋サテライト細胞の詳細な性状解析を行ったところ，*Piezo1*欠損細胞では①筋サテライト細胞活性化の進行，②筋サテライト細胞の増殖能の抑制 という一見相反する表現型が認められた．これは①では，細胞周期G0期からG1，S期の突入をPIEZO1が抑制することで，不要な活性化を抑制すること，また②では，筋サテライト細胞の細胞質分裂期（Cytokinesis）にPIEZO1が分裂溝付近に集積することで，細胞分裂の最終段階を厳密に制御し，筋サテライト細胞の適切な分裂・増殖をもたらすというPIEZO1の多機能性を示すものである（**図4**）．実際，PIEZO1を失った筋サテライト細胞では，細胞分裂異常時にみられるクロモソームブリッジの形成や分裂後の細胞核の形態異常が観察されており，細胞分裂時におけるPIEZO1の重要性を示している．さらにわれわれは，単離筋サテライト細胞を硬さの異なる培養ディッシュ（2 kPaと32 kPa）に播種し増殖させたところ，野生型マウス由来の細胞では基質の硬さに応じた増殖能変化がみられたのに対し，*Piezo1*欠損筋サテライト細胞では増殖能の変動が認められなかった．このことから，PIEZO1は筋サテライト細胞が周辺組織の硬さを感知するメカノセンサーとして機能することが示唆された（**図4**）[23]．

また，PIEZO1が制御する細胞内情報伝達経路として，低分子量Gタンパク質Rhoの活性化～ミオシン軽鎖のリン酸化の亢進を同定した．同経路はアクチン－ミオシン複合体（アクトミオシン）の再編成をもたらす．RhoA活性化剤下で*Piezo1*欠損筋サテライト細胞を培養したところ，*Piezo1*欠損に伴う前述の細胞レベルの表現型が回復したことから，PIEZO1の下流にRhoA-MLC経路が存在し，筋サテライト細胞の機能制御に重要であることを見出した（**図4**）．また興味深いことにMourkioti博士らは，2光子励起顕微鏡を使用した生体イメージングによって，筋サテライト細胞の静止期突起がPIEZO1依存的に形成されることを見出した[24]．本発見とわれわれの発見をあわせて，RhoA/ROCK/MLC経路による静止期突起の最上流因子として，PIEZO1チャネルをはじめとする機械受容イオンチャネルが機能することが示唆された．

おわりに

骨格筋およびそれに内在する筋サテライト細胞は物理的なストレスに晒されているが，機械受容機構の役割について長らく不明であった．われわれの研究により，筋サテライト細胞に発現する機械受容イオンチャネルPIEZO1が，筋サテライト細胞の適切な活性化・増殖を行ううえで重要な役割を果たすことを見出した．一方で身体活動時には筋サテライト細胞にも物理的な力はかかっているが，なぜ静止期を維持できるのか？また機械受容という観点からはPIEZO1に限らずさまざまなイオンチャネルが機械受容性を示すことが知られているが，他のイオンチャネルといかに機能的なすみわけを果たしているか？など依然未解明な部分が多い．今後の詳細な検討により機械受容機構の全容を明らかにすることで，筋サテライト細胞に依存する筋再生機構の解明とともにサルコペニアを含む筋疾患治療開発への発展が期待される．

文献

1） Fuchs E & Blau HM：Cell Stem Cell, 27：532-556, doi:10.1016/j.stem.2020.09.011（2020）
2）「メカノバイオロジー　細胞が力を感じ応答するしくみ」（曽我部正博／編），化学同人（2020）
3） Vining KH & Mooney DJ：Nat Rev Mol Cell Biol, 18：728-742, doi:10.1038/nrm.2017.108（2017）
4） Chakkalakal JV, et al：Nature, 490：355-360, doi:10.1038/nature11438（2012）
5） Sousa-Victor P, et al：Nature, 506：316-321, doi:10.1038/nature13013（2014）
6） García-Prat L, et al：Nature, 529：37-42, doi:10.1038/nature16187（2016）
7） Cosgrove BD, et al：Nat Med, 20：255-264, doi:10.1038/nm.3464（2014）
8） Brett JO, et al：Nat Metab, 2：307-317, doi:10.1038/s42255-020-0190-0（2020）
9） Guharay F & Sachs F：J Physiol, 352：685-701, doi:10.1113/jphysiol.1984.sp015317（1984）
10） Lacraz G, et al：PLoS One, 10：e0136217, doi:10.1371/journal.pone.0136217（2015）
11） Gilbert PM, et al：Science, 329：1078-1081, doi:10.1126/science.1191035（2010）
12） Silver JS, et al：Sci Adv, 7：, doi:10.1126/sciadv.abe4501（2021）
13） Coste B, et al：Science, 330：55-60, doi:10.1126/science.1193270（2010）
14） Xiao B：Nat Rev Mol Cell Biol, 25：886-903, doi:10.1038/s41580-024-00773-5（2024）
15） Tsuchiya M, et al：Nat Commun, 9：2049, doi:10.1038/s41467-018-04436-w（2018）
16） Kefauver JM, et al：Nature, 587：567-576, doi:10.1038/s41586-020-2933-1（2020）
17） Mauro A：J Biophys Biochem Cytol, 9：493-495, doi:10.1083/jcb.9.2.493（1961）
18） Seale P, et al：Cell, 102：777-786, doi:10.1016/s0092-8674(00)00066-0（2000）
19） Machado L, et al：Cell Rep, 21：1982-1993, doi:10.1016/j.celrep.2017.10.080（2017）
20） van Velthoven CTJ, et al：Cell Rep, 21：1994-2004, doi:10.1016/j.celrep.2017.10.037（2017）
21） van den Brink SC, et al：Nat Methods, 14：935-936, doi:10.1038/nmeth.4437（2017）

22） Kann AP, et al：Cell Stem Cell, 29：933-947.e6, doi:10.1016/j.stem.2022.04.016（2022）
23） Hirano K, et al：Life Sci Alliance, 6：e202201783, doi:10.26508/lsa.202201783（2022）
24） Ma N, et al：Sci Adv, 8：eabn0485, doi:10.1126/sciadv.abn0485（2022）

<筆頭著者プロフィール>
平野航太郎：2018年3月京都大学工学部工業化学科卒業，'23年3月京都大学大学院工学研究科修了〔博士（工学)〕，静岡県立大学薬学部統合生理学分野 助教（現職）．骨格筋を中心に組織再生・幹細胞生物学・イオンチャネルを専門にしている．趣味は作曲．

3. 間葉系間質細胞による骨格筋の健全性維持機構とその加齢変容

上住　円，上住聡芳

骨格筋の病態や生理を考える際に，実質細胞である筋線維やその幹細胞である筋サテライト細胞が当然ながら注目される．しかし，これらの細胞だけを見ていては本質を見誤る可能性もある．本稿でとり上げる間葉系間質細胞は，筋間質に存在する非筋細胞であり，文脈によっては線維芽細胞ともよばれ，どこにでもいる細胞として重要視されてこなかった．しかし最近，特に筋の老化においてはきわめて重要な存在となることが明らかとなった．さらには，不均一性を獲得することで新たな生体システムを構成している可能性も出てきた．本稿では，最新の知見を交えつつ，間葉系間質細胞の重要性，おもしろさを紹介する．

はじめに

骨格筋は収縮により力を生み出すことで運動や身体活動を可能にする，健康的な生活を送るうえで欠くことのできない臓器である．しかし，加齢に伴い筋量と筋力は低下しサルコペニアに陥る．わが国におけるサルコペニアの有病率は，75～79歳で男女ともに約2割，80歳以上になると男性では約3割，女性では約半数にのぼるとされており，サルコペニアの高齢者では死亡，要介護化のリスクがいずれも約2倍になることがわかっている[1]．サルコペニアでは，筋力低下が筋量低下に先行し[2]，筋力低下の方が筋量の減少より強く有害転帰に関連することから，筋力がより重要な指標とされている[3]．

筋力の根源は，筋線維内の筋原線維におけるアクチンフィラメントとミオシンフィラメント間の滑り込みにある．1分子のミオシンが発する力は3～4 pNであり[4]，筋の横断面において筋原線維の配置を眺めると，ミオシンフィラメントは40 nmの等間隔で規則正しく並んでおり，1つのミオシンフィラメントの周りに6つのアクチンフィラメントが正六角形の幾何学パターンを正確につくっている．アクチン－ミオシンの滑り込

［略語］
ECM：Extracellular matrix（細胞外基質）
MSCs：Mesenchymal stromal cells（間葉系間質細胞）
NMJ：Neuromuscular junction（神経筋接合部）
PDGFRα：Platelet-derived growth factor receptor α（血小板由来成長因子受容体α）
scRNA-seq：Single cell RNA-sequencing（単一細胞RNAシークエンス法）

Mechanisms for maintaining the skeletal muscle integrity by mesenchymal stromal cells and their age-related changes

Madoka Uezumi/Akiyoshi Uezumi：Division of Cell Heterogeneity, Medical Institute of Bioregulation, Kyushu University（九州大学生体防御医学研究所細胞不均一性学分野）

みから生じる力の総和が筋力となるため，生理的には，筋力は筋断面積，すなわち，筋量に比例する．しかし，サルコペニアではなぜか筋力が筋量より先に低下する．以下の研究は，このサルコペニアの特色を理解するうえで重要なヒントを与えてくれる．

若齢健常者と超高齢者，そして，車椅子などで2年間以上の不活動期間のある超高齢者の筋力を*in vivo*と*in vitro*において比較した研究で，*in vivo*で計測される筋力は老化や車椅子生活によって確かに低下するが，同一個人から得られる生検を用いて*in vitro*で計測される筋線維そのものの収縮力は，老化や不活動によっても低下しないことが示されている[5)]．つまり，筋線維そのものの質は老化しても保たれており，筋組織を構成する筋線維以外の要素に加齢性の筋力低下の原因があるとしている．

本稿では，サルコペニアの発症に寄与しうる筋組織中の筋線維以外の構成要素として，われわれが研究してきた筋間質の間葉系間質細胞についてとり上げ，最新の知見とともに紹介する．

1 間葉系間質細胞（MSCs）の発見
── 病態に寄与する細胞として

骨格筋は筋線維（骨格筋の実質細胞）が束をなした構造をしている．筋線維は発生過程で単核の筋芽細胞が融合することで形成される巨大な多核細胞である．筋線維は最終分化した細胞で分裂能をもたない．にもかかわらず骨格筋が優れた再生能力を持つのは筋サテライト細胞が幹細胞として機能しているからである．骨格筋は全身のなかで最も優れた再生システムを有する臓器の一つであるが，老化や筋疾患などの病的環境下では，骨格筋内に脂肪細胞が形成されたり（脂肪化），線維性の結合組織が肥厚したり（線維化）する場合がある．また，骨格筋内に異所性の骨が形成される（骨化）疾患もある．このような異所性の組織は収縮能がないため筋力低下につながるだけでなく，残存している筋線維にも悪影響を及ぼし，骨格筋組織の健全性が損なわれる．

脂肪化，線維化，骨化といった病態がどのようにして生じるのかは不明であったが，筋サテライト細胞が分化異常を起こし脂肪細胞や骨細胞へ分化してしまう説が提唱されていた．しかしわれわれは，骨格筋の間質に筋サテライト細胞とは異なり，PDGFRαを特異的に発現する間葉系間質細胞（MSCs）を発見し，本細胞が筋の脂肪化，線維化の起源となっていることを明らかにした[6) 7)]．また，その後の研究によって，MSCsが筋の骨化の起源にもなることが示された[8)]．MSCsは脂肪細胞や線維性細胞，骨細胞への分化能を有するが，筋系譜に分化することはない．一方，筋サテライト細胞が脂肪化，線維化，骨化に寄与することはなく，筋サテライト細胞はあくまで骨格筋系譜の幹細胞として機能することが確認された（**図1**）．

2 MSCsの生理的な役割

前述のように，MSCsは脂肪化や線維化，骨化といった骨格筋の病態に寄与する細胞として同定された．そのため，脂肪化，線維化，骨化を呈する筋疾患において，MSCsは理想的な治療標的となる．実際，MSCsの発見は，本細胞を対象とした筋疾患の病態研究，治療研究を世界的に加速させた．それに伴い，MSCsの病的な特性についての知見は蓄積していった．しかし，MSCsがそもそも何のために存在するのか，その生理的な意義は不明であった．以下に，われわれの研究を中心に明らかとなってきたMSCsの生理的な役割について解説する．

3 定常状態におけるMSCsの役割

われわれは，MSCsの特異的マーカーとしてPDGFRαを同定してきたが[6)]，PDGFRαプロモーターによってタモキシフェン依存性Creを発現するPdgfra-CreERマウスと，Creが発現すると細胞が死滅するR26-DTAマウスを交配することにより，MSCsを特異的に欠損するマウスを作製することで，その生理的重要性を調べた[9)]．本マウスでは，タモキシフェン投与によりMSCsが激減したが，重要なことに，それに伴って筋量・筋力も顕著に低下した．また，MSCsの一部が運動神経の軸索やNMJに近接して存在することを見出し，MSC欠損マウスで脱神経やシュワン細胞の変性が亢進することを明らかにした．驚くべきことに，MSCsの欠損を誘導後，3カ月程でほとんどのマウスが死亡

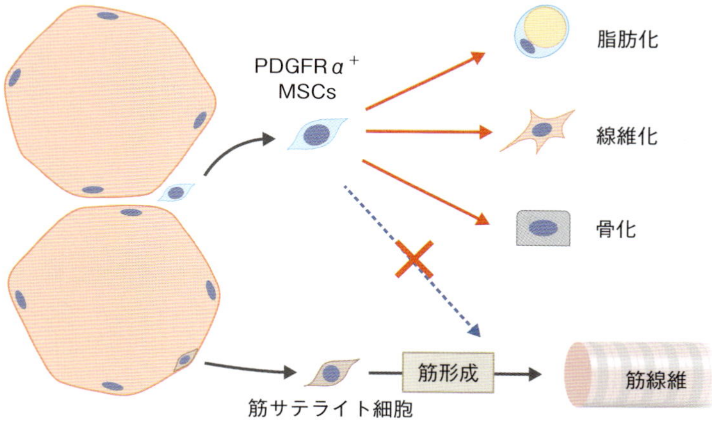

図1　筋の脂肪化，線維化，骨化の起源となるMSCs
MSCsは筋間質に存在しておりPDGFRαを特異的に発現する．筋線維の細胞膜と接し基底膜直下に位置する筋サテライト細胞とは異なる細胞である．MSCsは筋の脂肪化，線維化，骨化のもととなる細胞で筋分化能はない．一方，筋サテライト細胞は筋線維を生み出す幹細胞で脂肪化，線維化，骨化に寄与することはない．

した．これらのことから，MSCsは定常状態の筋の維持に必須の役割を果たしており，ひいては，個体の生存にも必要な細胞であることが明らかとなった．

MSC欠損マウスでは，全身のPDGFRα陽性細胞が欠損または減少すると考えられる．そこで筋組織のMSCsの重要性を確かめるため，われわれは，MSC欠損マウス骨格筋へのMSCsの移植を行った．その結果，移植筋特異的に筋量の回復がみられた．スタンフォード大学のグループも同様の方法でMSC欠損マウスを報告したが，彼らはタモキシフェンを前脛骨筋局所に作用させ，タモキシフェンを作用させた筋だけが萎縮することを示した[10]．これらから，筋組織に局在するMSCsの重要性が示された．

さらにわれわれは，MSC欠損マウスでみられた筋量・筋力の低下やNMJ，シュワン細胞の異常といった表現型が，サルコペニアに酷似していることに注目し，MSCsとサルコペニアの関係を追究した．MSC欠損マウス骨格筋で変動する遺伝子，および，老化マウス由来MSCsで変動する遺伝子の統合解析により，老化によってMSCsで発現が変動する機能的な筋維持遺伝子の同定を試みた．その結果，MSC特異的に発現し，老化によって顕著に発現低下するBmp3bを同定した．Bmp3b欠損マウスの表現型を精査したところ，MSC欠損マウスと比べ程度は弱いが筋量・筋力の低下やNMJ，シュワン細胞の異常といった表現型が確認され，MSCsによる筋維持機構の一部はBmp3bによって担われていると考えられた．さらに，老化マウスにBmp3bを投与したところ，非投与老化マウスと比べて筋量・筋力が増加した．これらのことから，MSC特異的に発現するBmp3bの発現低下はサルコペニア発症の一因になっていることが示された（**図2**）．

4 骨格筋の運動適応におけるMSCsの役割

骨格筋は運動によって量や機能が増強される可塑性の高い臓器である．前述のように，MSCsが筋の維持に重要な役割を果たしていることが明らかとなってきたため，運動による筋適応にもMSCsは機能していると考え，その可能性を追究した．運動による筋肥大モデルとして，マウス足底筋の代償性筋肥大[※1]モデルを採用した．代償性筋肥大モデルでは野生型マウスに顕著な筋肥大を誘導するが，MSC欠損マウスでは筋肥大が著しく阻害された．つまり，物理的負荷による筋肥大にMSCsが必要であることが明らかとなった．また，その機序として，物理的負荷に応答してMSCsでメカノセンサーYap/Tazが活性化し下流のThbs1の発現が誘導され，それが筋サテライト細胞に発現する受容体CD47を刺激し，筋サテライト細胞の増殖とそれに続く筋核の供給・筋肥大が促進されることを明らかにし

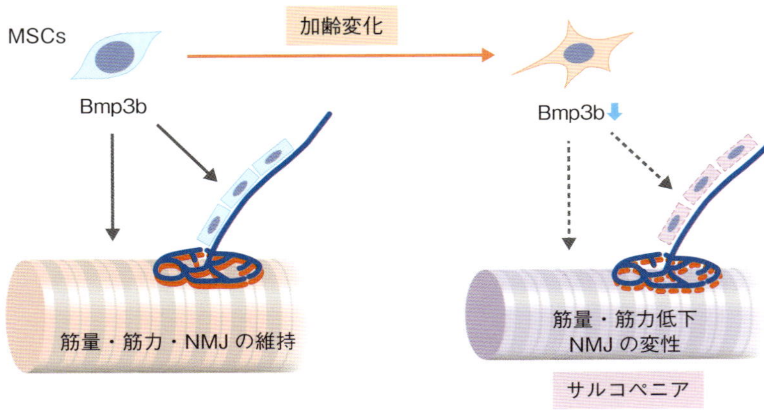

図2　MSCsの老化によるサルコペニア発症モデル
MSCsは筋量・筋力の維持，NMJの維持など，定常状態の筋の維持に必須の役割を果たす．MSC特異的に発現する増殖因子であるBmp3bはMSCsによる筋維持機構の一端を担っている．Bmp3bの発現低下を含むMSCsの加齢変化により，MSCsによる筋維持作用が減弱しサルコペニア発症に至る．（文献9をもとに作成）

た[11]．

最近，運動適応におけるMSCsの予想を超えた重要性が次々と明らかにされている．運動により筋線維内pHが低下することでTCAサイクルで産生されるコハク酸が選択的にプロトン化され，それが筋線維細胞膜に発現するMCT1により細胞外へ輸送される機序が示された．おもしろいことに，コハク酸の受容体SUCNR1はMSCsに選択的に発現しており，SUCNR1 KOマウスでは筋力の増強やECMのリモデリングなど運動適応が生じなかった[12]．このことから，運動によって筋線維から放出されるコハク酸は，主にMSCsへの作用を介して筋適応を誘導していると考えられる．

一方，MSCsが運動依存的な分泌性因子の重要な放出源であることも示されている．特定の細胞系譜に由来する分泌性因子を標識できるマウスを21系統用いて，1週間のトレッドミル運動後に血中レベルが変動する分泌性因子の由来が調べられた．その結果，運動に最も鋭敏に応答して分泌性因子を放出するのはMSCsであることが示されている[13]．また，骨格筋と脂肪組織のscRNA-seqの研究から，肥満や運動時に起こる臓器内および臓器間適応に，MSCsが中心となる細胞連関が寄与することが示されている[14]．このように，運動時のMSCsの重要性が明らかとなってきており（**図3**），今後，こうしたMSCsの生理的機能の追究が，運動による生体適応機構を解明するうえで必要になると考えられる．

※1　代償性筋肥大

骨格筋の両端は腱を介して関節をまたぐ形で骨につながっており，骨格筋は収縮することで関節を動かす．関節をある方向に動かす運動に通常は複数の筋がかかわっており，中心的に働く筋を主動筋，主動筋とともに働く筋を協働筋という．関節をある方向に動かす筋群のうち，主動筋や一部の協働筋の腱，または，筋そのものを切除すると，その動きを可能とするのは残った協働筋だけとなる．こうした状況下では，切除された筋が分担していた仕事が残った協働筋に集中し，大きな物理的負荷がかかるため，筋は著しく肥大する．このように，協調して働いていた筋を代償する形で起こる肥大を代償性筋肥大とよぶ．

5 MSCsの不均一性

MSCsの発見からその後の研究の進展を紹介してきたが，これまではMSCsは均一な細胞集団と考えられ，MSCsを一括りに捉えて研究が行われてきた．しかし最近，MSCsは性質の異なる亜集団からなる不均一な細胞集団であることが明らかとなってきた．骨格筋のMSCsに似たMSCsは全身のほぼすべての臓器にも存在する．よってMSCsには，臓器間不均一性と臓器内不均一性の2つの不均一性がある．以下で，このMSCsの不均一性に関する最新の知見を紹介する．

1）MSCsの臓器間不均一性

MSCsは骨格筋だけでなく全身のさまざまな臓器に

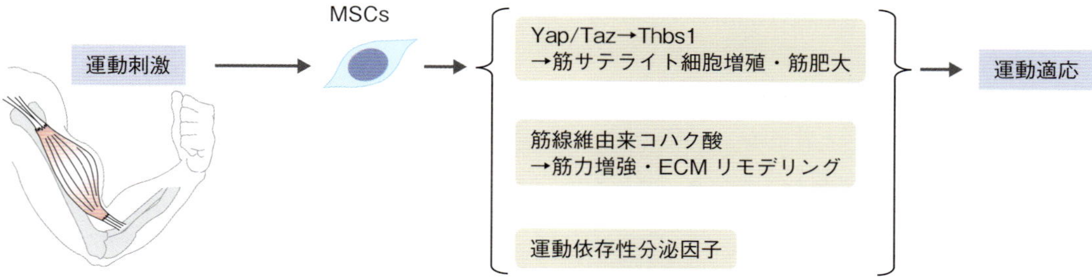

図3　筋の運動適応におけるMSCsの役割
MSCsは運動刺激（機械刺激や筋線維由来代謝物）を受けとり，分泌因子の発現やECMのリモデリングを行うことで，筋の運動適応を可能にする．このように，筋の運動適応において，MSCsが仲介する作用の重要性が明らかになってきている．

存在するが，MSCsの臓器間不均一性の機能的意義や，老化における役割はいまだ不明である．そこでわれわれは，種々のマウス臓器におけるMSCsの特性と加齢に伴う変化を調べた[15]．種々の臓器由来のMSCsを培養し，その分化能を比較解析したところ，TGF-β刺激による線維性細胞への分化はどの臓器のMSCsでも変化はなかったが，脂肪および骨分化能は由来する臓器によって大きく異なっていた．若齢マウス由来MSCsと比べ，老化マウス由来のいくつかの臓器のMSCsでは，自発的な脂肪分化や線維性細胞への分化が亢進しており，老化臓器における脂肪化や線維化亢進へのMSCsの質的変化の関与が示唆された．

種々の臓器由来MSCsのRNA-seqによる統合解析の結果，MSCsのトランスクリプトームに及ぼす影響としては，加齢よりも由来臓器の方がより大きな影響を与えていた．そこで，臓器老化に影響を及ぼすMSCsの変化を知るために，まず加齢による変化を解析し，次いで，臓器間の比較を行った．その結果，Keraが骨格筋のMSC特異的に発現し，加齢によって著しく発現低下することを見出した．Kera KOでは，筋量の減少や固有筋力※2の低下など，サルコペニアのいくつかの症状が再現された．Keraは筋周膜，筋上膜のMSCsに発現しており，Kera KOマウスではコラーゲン線維の配向に異常がみられた．Keraが力伝達に重要となる結合組織部位（筋周膜，筋上膜）に発現していること，Kera欠損により固有筋力低下が起こることをあわせると，Keraの発現低下を含むMSCsの加齢変化が結合組織特性の変容を導き，サルコペニアでみられる筋量非依存性の筋力低下につながると考えられる．また，本成果から，MSCsは臓器特異的な支持機能を有しており，これらの機能の低下が臓器の老化を引き起こす可能性が示唆される．

※2　固有筋力
組織レベルの筋力は，筋力を生み出す元となる筋原線維が多いほど大きくなるため，生理的には筋量に比例する．そこで，研究の目的によっては，筋力を筋量で標準化し，筋量に依存しない固有筋力として算出する．すなわち，固有筋力は，筋力を生理的筋断面積で除することで求められる．

2）MSCsの臓器内不均一性

MSCsの臓器内不均一性についても明らかになりつつある．ここでは，骨格筋内でのMSCsの不均一性について紹介する．正常マウス骨格筋のscRNA-seqによって，MSCsは2つの亜集団で構成されていることが示された．1つはDpp4発現によって特徴づけられ，もう1つはCxcl14発現によって特徴づけられる[16][17]．

Muhlらの研究によって，MSCsのより詳細な亜集団が明らかになった[18]．彼らは，Pdgfra，Pdgfrb，Cspg4，Acta2の発現に基づいてMSCsや血管壁細胞を含む間葉細胞を収集し，scRNA-seqを行った．この研究では10の亜集団が同定され，そのうちの1つはActa2とRgs5の特異的発現とPdgfra発現の欠如により，血管壁細胞集団として同定された．残りの9つの亜集団は，さまざまなレベルでPdgfraを発現しており，臓器内での分布が調べられ，4つの主要な解剖学的局在に分類された．すなわち，筋内膜細胞，筋周膜細胞，筋内膜と筋周膜の境界に位置する傍膜細胞，神経近傍細胞である．筋内膜細胞は，Pdgfraの強い発現が特徴である．筋周膜細胞は$Thbs1^+Thbs4^+Col11a1^+$Pdgfra^{low}で特徴づけられ，傍膜細胞はThbs1^{low}Thbs4^{+}Col11a1^{low}Pdgfra^{+}Postn^{+}で特徴づけられる．神経近傍細胞は運動神経軸索の近傍に局在し，Ngfrの特異的発現によって特徴づけられる．骨格筋内のMSC不均一性の機能的意義はまだ十分研究が進んでいないが，Dpp4^{+}亜集団について，SMNを発現することでNMJの形成と維持を担っていること[19]，CSF1を発現することで組織在住マクロファージを維持していること[20]を示す報告がある．しかし，Dpp4^{+}亜集団の骨格筋内における局在の詳細は記述されておらず，それゆえ，Muhlらが同定した亜集団との関連も不明である．

おわりに

MSC不均一性の機能的意義の一端が明らかになりつつある．このことから，MSCsの亜集団にはそれぞれ固有の役割があり，各亜集団の機能が統合されることで臓器，ひいては，個体維持が可能になるシステムが構成されていると考えられる．しかし，現時点ではMSC亜集団の特徴は報告によりまちまちで統一性がない．どこにいる細胞がどのような役割を果たしているのかを普遍的に記述することが重要である．そのためには，より決定的な亜集団マーカーを確立し，それに基づき各亜集団の組織内局在や機能を整理していくことが求められる．それによって，MSC不均一性システムが真に理解され，それは，臓器や個体維持の新たな概念の確立につながるだろう．

文献

1）Kitamura A, et al：J Cachexia Sarcopenia Muscle, 12：30-38, doi:10.1002/jcsm.12651（2021）
2）Delmonico MJ, et al：Am J Clin Nutr, 90：1579-1585, doi:10.3945/ajcn.2009.28047（2009）
3）Cruz-Jentoft AJ, et al：Age Ageing, 48：16-31, doi:10.1093/ageing/afy169（2019）
4）Finer JT, et al：Nature, 368：113-119, doi:10.1038/368113a0（1994）
5）Venturelli M, et al：Acta Physiol (Oxf), 215：58-71, doi:10.1111/apha.12524（2015）
6）Uezumi A, et al：Nat Cell Biol, 12：143-152, doi:10.1038/ncb2014（2010）
7）Uezumi A, et al：J Cell Sci, 124：3654-3664, doi:10.1242/jcs.086629（2011）
8）Wosczyna MN, et al：J Bone Miner Res, 27：1004-1017, doi:10.1002/jbmr.1562（2012）
9）Uezumi A, et al：J Clin Invest, 131：e139617, doi:10.1172/JCI139617（2021）
10）Wosczyna MN, et al：Cell Rep, 27：2029-2035.e5, doi:10.1016/j.celrep.2019.04.074（2019）
11）Kaneshige A, et al：Cell Stem Cell, 29：265-280.e6, doi:10.1016/j.stem.2021.11.003（2022）
12）Reddy A, et al：Cell, 183：62-75.e17, doi:10.1016/j.cell.2020.08.039（2020）
13）Wei W, et al：Cell Metab, 35：1261-1279.e11, doi:10.1016/j.cmet.2023.04.011（2023）
14）Yang J, et al：Cell Metab, 34：1578-1593.e6, doi:10.1016/j.cmet.2022.09.004（2022）
15）Kurosawa T, et al：Aging Cell, 23：e14299, doi:10.1111/acel.14299（2024）
16）Scott RW, et al：Cell Stem Cell, 25：797-813.e9, doi:10.1016/j.stem.2019.11.004（2019）
17）Oprescu SN, et al：iScience, 23：100993, doi:10.1016/j.isci.2020.100993（2020）
18）Muhl L, et al：Nat Commun, 11：3953, doi:10.1038/s41467-020-17740-1（2020）
19）Kim JH, et al：JCI Insight, 7：e158380, doi:10.1172/jci.insight. 158380（2022）
20）Babaeijandaghi F, et al：Nat Commun, 14：8273, doi:10.1038/s41467-023-43579-3（2023）

＜著者プロフィール＞
上住　円：九州大学生体防御医学研究所細胞不均一性学分野 助教．徳島大学卒．専門は骨格筋の再生や老化，NMJの老化．

上住聡芳：九州大学生体防御医学研究所細胞不均一性学分野 教授．東北大学卒．専門はMSCsのバイオロジー，特にMSCsの不均一性の機能的意義．

4. DNAメチル化による筋老化制御

大藪　葵，亀井康富

加齢による骨格筋量と機能の低下は「サルコペニア」とよばれ，要介護や寝たきり，医療費の増大につながる．一方，その発症メカニズムは完全には解明されていない．DNAメチル化などのエピゲノムは，臓器や組織の「アイデンティティ（独自性）」を決定する重要な役割を担っており，老化との関連が注目されている．われわれの研究から，老齢マウスの骨格筋においてDNAメチル化が蓄積していることが確認された．また，DNAメチル化の増加が骨格筋を加齢様変容させることが実験的に示され，DNAメチル化の増加がサルコペニアの一因であることが示唆される．本稿では，エピゲノムの視点から骨格筋老化のメカニズムについて最近の知見を含めて概説する．

はじめに

従来「自然現象として抗えないもの」と考えられていた老化の本質が，近年徐々に明らかになりつつある．これに伴い，老化に介入し，健康寿命を延伸させることをめざした研究が急速に発展している．一般的に，年齢を重ねるにつれて疾患の罹患リスクが増加することが知られている．また，高齢化に伴い，加齢に伴う骨格筋量と機能の低下である「サルコペニア」が引き起こす医学的および社会的負担が増大している．サル

［略語］

ALDH1L1：aldehyde dehydrogenase 1 family member 11
ChIP-seq：chromatin immunoprecipitation sequencing
Cre：Cre recombinase
Dnmt：DNA methyltransferase
Dnmt3a：DNA methyltransferase 3 alpha
DSB：DNA double-strand break
GSEA：gene set enrichment analysis
H3K27ac：histone H3 Lysine 27 acetylation
HSA：human skeletal α actin
ICE：inducible changes to the epigenome
KO：knockout
mCK：muscle creatine kinase
Myh7：myosin heavy chain 7
MyoAAV：myotropic adeno-associated virus
NAC：N-acetylcysteine
NOX：NADPH oxidase
PBAT：post-bisulfite adaptor tagging
ROS：reactive oxygen species
SASP：senescence-associated secretory phenotype
snATAC-seq：single-nucleus assay for transposase-accessible chromatin（ATAC）sequencing
Tg：transgenic

Regulation of muscle aging by DNA methylation

Mamoru Oyabu/Yasutomi Kamei：Laboratory of Molecular Nutrition, Graduate School of Life and Environmental Sciences, Kyoto Prefectural University（京都府立大学大学院生命環境科学研究科分子栄養学研究室）

コペニアは健康寿命の短縮や生存率の低下をもたらし，寝たきりや転倒，骨折，要介護状態のリスク因子となる．したがって，骨格筋量と機能を維持することは，健康寿命を延伸させるうえで重要である．近年の研究により，臓器や組織におけるエピゲノム情報の変化が老化の特徴であるだけでなく，老化を促進する原因となることが明らかになってきた[1]．本稿では，特にDNAメチル化を中心に，エピゲノムと骨格筋老化の関係についてわれわれの研究結果を含めて概説する．

1 エピゲノムによる骨格筋老化制御

1）『老化の情報理論』～エピゲノムが老化を制御する～

われわれの身体を構成する各臓器や組織は，DNAの塩基配列に変化がないまま，エピジェネティックな制御※1（DNAメチル化やヒストン修飾など）によって「アイデンティティ（独自性）」が決定されている．このエピゲノム情報は骨格筋にも特異的なパターンが存在し，他の臓器を構成する細胞へと変化しないよう保持されている．しかし，加齢に伴いこのようなエピゲノム情報が徐々に乱れることがわかっており，老化の一因と考えられるようになってきた．この「エピゲノム情報の乱れが老化を引き起こす」という概念は，『老化の情報理論』として知られ，老化とエピゲノムの関係が注目されている[2]．

2）二本鎖DNA切断と修復に伴うエピゲノム変化が骨格筋老化を引き起こす？

2023年，DNA二本鎖切断酵素（I-*Ppo* I という制限酵素）と体内のDNA修復システムを活用して，薬剤誘導的にエピゲノム撹乱が可能なマウス（ICEマウス：inducible changes to the epigenome）を用いた研究が発表された[1]．この研究では，DNA二本鎖切断（DSB）に伴うエピゲノムの変化が老化の原因となりうることが示唆された．ICEマウスでは，老齢マウスと同様に骨格筋の毛細血管密度が低下し，筋ミトコンドリアの形態が変化すること，また，骨格筋内のATP量が低下することが確認され，これに伴って持久運動機能の低下や筋萎縮が引き起こされていた．さらに，ICEマウスでは，骨格筋のDNAメチル化レベルを指標として算出した生物学的年齢※2が増加しており，エピジェネティックなレベルで老化が進行していることが示唆された．骨格筋におけるH3K27ac（活性型ヒストン修飾）のChIP-seq解析の結果，ICEマウスと老齢野生型マウスの骨格筋で増加していたH3K27acは，免疫細胞のエンハンサー部位で多く認められ，これに付随してICEマウスと老齢野生型マウスの骨格筋では免疫関連遺伝子群の発現が増加していることが示された．これらの免疫関連遺伝子群の発現増加は，老化した骨格筋で細胞老化や炎症シグナルが増加するという最近の知見と結びつく[3)～5]．

また，単一細胞や単一核レベルでの不均一性（heterogeneity）※3が増大することが，老化した骨格筋の特徴であることも報告されている．特に，snATAC-seq解析から，老化した骨格筋では，TypeⅡb線維（速筋線維），筋サテライト細胞（筋幹細胞），間葉系前駆細胞，脂肪細胞においてクロマチンアクセシビリティ（エピゲノム情報の一つであるクロマチンの凝集パターン）の不均一性※4が増大していることが認められている[3]．これらのことから，エピゲノムの変化が骨格筋老化の

※1　エピジェネティックな制御

エピジェネティックな制御は，DNAの塩基配列を変えずに遺伝子の発現を調節するしくみのことである．DNAメチル化やヒストン修飾，クロマチン構造の変化，非コードRNAによる制御などがエピジェネティックな制御に含まれる．エピゲノムは，可逆的な調節が可能なため，治療法のターゲットとしても期待されている．

※2　生物学的年齢

「生物学的年齢」とは，誕生からの年数で決まる「暦年齢」とは異なり，身体を構成する臓器や組織の状態に基づいた年齢を指す．この年齢は，DNAメチル化などの分子的指標を用いて算出することが可能である．生物学的年齢は，個人の健康状態や臓器・組織レベルでの老化の進行具合を反映しており，より正確に生理的な年齢を評価するための重要な指標とされている．

※3　単一細胞や単一核レベルでの不均一性（heterogeneity）

単一細胞や単一核レベルでの不均一性の増大は，細胞集団内での遺伝子発現やエピジェネティックな状態のばらつきが生じることを指している．これによって，同じ集団内の細胞でも個々の機能や性質が異なるようになると考えられている．

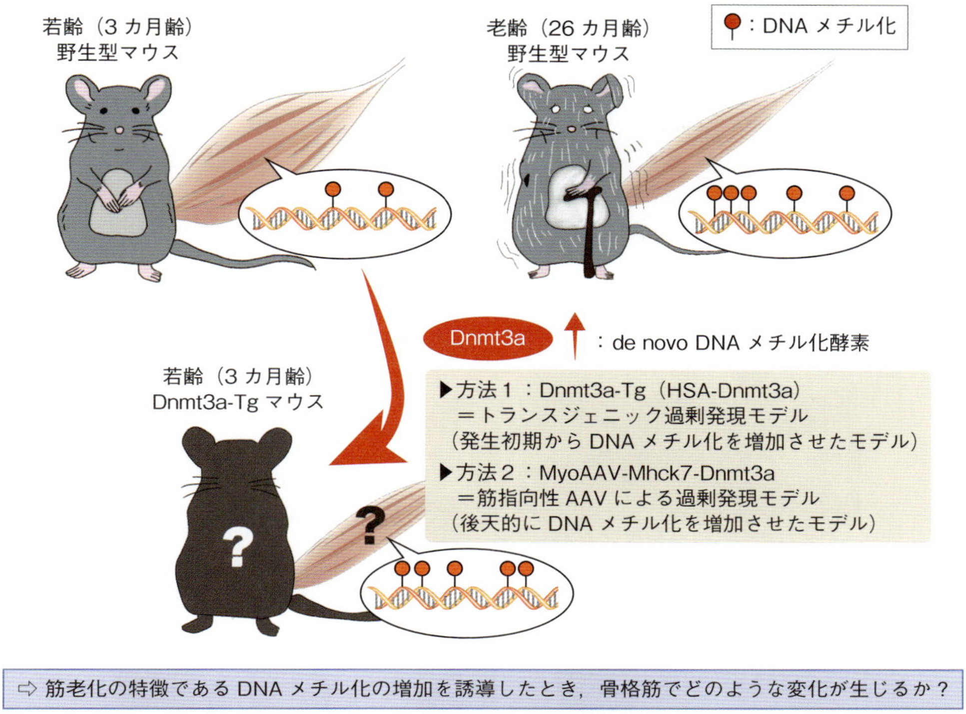

図1　老齢マウスの骨格筋におけるDNAメチル化の増加と筋特異的なDnmt3a過剰発現マウスの作製
若齢マウス（3カ月齢）と老齢マウス（26カ月齢）の骨格筋における網羅的なDNAメチル化解析（DNAメチローム解析）を行った結果，老齢マウスの骨格筋では，若齢マウスと比べて，DNAメチル化が増加していた．そこで，われわれは筋老化の特徴であるDNAメチル化の蓄積が骨格筋の恒常性や骨格筋老化に及ぼす影響を調べるために，骨格筋特異的なDnmt3a過剰発現マウス（Dnmt3a-Tgマウス）を作製した．また，成体マウス骨格筋における後天的なDNAメチル化の増加が骨格筋に及ぼす影響を調べるために，筋指向性の高いMyoAAVを用いて筋特異的なDnmt3a過剰発現マウスを作製した[8]．

病態と関連することが示唆されてきた．しかしながら，骨格筋老化の根本的な原因については未解明な部分が多いままである．

> **※4　クロマチンアクセシビリティの不均一性**
>
> クロマチンアクセシビリティの不均一性とは，細胞ごとにクロマチンの緩み具合やパターンが異なることを意味する．クロマチンがどれだけ凝縮しているかは，特定の遺伝子が転写できるかどうかを左右する重要な要因であり，弛緩した領域では遺伝子発現が活発になる．老化が進むにつれて，クロマチンのアクセス可能な領域が変化し，その結果として遺伝子発現の一貫性が失われていく．

2 骨格筋老化制御におけるDNAメチル化の役割

1）DNAメチル化の蓄積が骨格筋老化を引き起こす？

ヒトを対象にした研究から，高齢者の骨格筋では若齢者の骨格筋と比べてDNAメチル化が増加することが報告された[6]．われわれは，モデル動物であるマウスにおいても同様に，加齢とともに骨格筋のDNAメチル化が増加するかをDNAメチローム解析（PBAT法）[7]によって評価した．その結果，ヒトで報告されている現象と一致し，老齢マウス（26カ月齢）の骨格筋では，若齢マウス（3カ月齢）の骨格筋よりもDNAメチル化が有意に増加していることが明らかになった（**図1**）[8]．前述のとおり，DNAメチル化などのエピゲノム変化と老化との間には密接な関係があることが報告さ

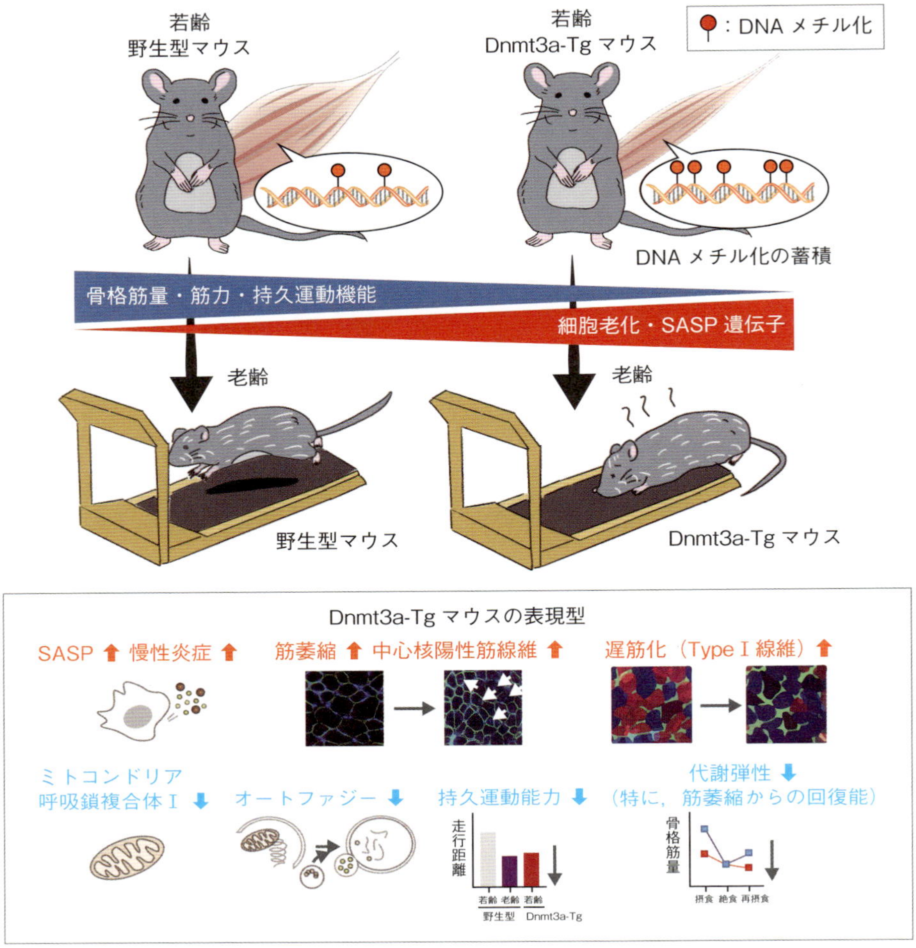

図2　骨格筋におけるDNAメチル化の増加は骨格筋を加齢様変容させた

骨格筋特異的なDnmt3a過剰発現マウス（Dnmt3a-Tgマウス）では，骨格筋におけるDNAメチル化が増加し，顕著な筋萎縮と持久運動能力の低下が観察された．さらに，①SASP因子（炎症性サイトカインやケモカインなどの分泌因子）や炎症関連遺伝子の発現増加，②中心核陽性筋線維数の増加（筋恒常性破綻の特徴），③遅筋線維（Type I線維）の増加，④ミトコンドリア呼吸鎖複合体Iの発現低下，⑤オートファジー機能不全，⑥持久運動能力の低下，⑦代謝弾性（特に，筋萎縮からの回復能）の低下など，さまざまな加齢様の変化が認められた[8]．

れているが，DNAメチル化の増加が老化の原因になるのかは依然として不明であった．DNAメチル化はDNAメチル化酵素（Dnmt）によって制御されている．Dnmtは，DNA複製後のメチル化パターンの維持に関与する維持型DNAメチル化酵素（Dnmt1）と，新しくメチル化されていないDNAにメチル基を付加する*de novo* DNAメチル化酵素（Dnmt3aおよびDnmt3b）の2つに分類される．骨格筋では，Dnmt3aの発現が高いことから，われわれは骨格筋特異的なプロモーター（ヒトα-アクチンプロモーター）を用いてDnmt3aを骨格筋特異的に過剰発現させたマウス（Dnmt3a-Tgマウス）を新たに作出した（**図1**）．そして，このDnmt3a-Tgマウスモデルを用いて，DNAメチル化の蓄積というエピゲノム情報の破綻が，骨格筋の機能や骨格筋老化に及ぼす影響を明らかにしようと考えた．DNAメチローム解析およびトランスクリプトーム解析の結果，Dnmt3a-Tgマウスでは，DNAメチル化の増加とともに速筋優位な筋萎縮（サルコペニアの特徴）が生じ，骨格筋老化の特徴であるMyh7陽性（Type I）筋線維の増加，中心核陽性筋線維数の増加（筋恒常性破綻の特徴），オートファジー機能やミトコンドリアタンパク質発現の低下など，老化に似た分子変化が観察された（**図2**）．さらに，アメリカのメイヨークリニックのグループによるトランスクリプトーム解析をもとにした老化細胞特有の遺伝子セット（SenMayo）[9] を用いた解析（GSEA）により，Dnmt3a-Tgマウスの骨格筋では老化細胞に特有な遺伝子群が強く発現増加していることが判明した．そこで，われわれは，DNAメチル化の蓄積と老化の関係をさらに調べるために，Dnmt3a-Tgマウスを老化させる実験を行った．その結果，筋重量測定および運動機能解析から，Dnmt3a-Tgマウスでは加齢に伴う骨格筋量と機能の低下が加速することが判明した．また，トランスクリプトーム解析から，SASP（senescence-associated secretory phenotype；細胞老化関連分泌形質）因子（炎症性サイトカインやケモカインなどの分泌因子）や細胞老化に関連する遺伝子群の発現が，DNAメチル化の蓄積と老化によって相乗的に増強されることが明らかとなった（**図2**）．すなわち，炎症老化（inflammaging）様の骨格筋変化[10] が，DNAメチル化の蓄積と老化によって相乗的に促進されることが示唆された．

2023年，外部環境変化に応答する生体適応として「代謝弾性（metabolic elasticity）」が定義され，加齢に伴う臓器・組織の代謝弾性の低下が老化の特徴であることが示唆された[11]．例えば，老化した脂肪組織の場合，加齢とともに絶食しても萎縮しにくく，再摂食しても肥大しにくくなる，言い換えると，加齢とともに組織・臓器レベルで外部環境の変化に不応答になる．今回われわれは骨格筋の代謝弾性を評価するため，絶食と再摂食による筋重量の変動を調べたところ，Dnmt3a-Tgマウスでは絶食・再摂食後の筋萎縮からの回復能が低下していることが明らかになった．これらの結果から，DNAメチル化の蓄積は，老化した骨格筋の特徴である代謝弾性の低下を引き起こしている可能性が浮かび上がった．

しかしながら，これらの知見は，発生初期からDNAメチル化を増加させたことで筋形成そのものに影響を与えた可能性を排除できなかったため，骨格筋の加齢様変容とDNAメチル化の増加の因果関係を明確にするさらなる解析が必要であった．この課題に対応するため，われわれは，最新の研究で開発された筋指向性の高いAAVカプシドバリアント（MyoAAV）[12] を用いることで，成体マウスに後天的にDNAメチル化酵素（Dnmt3a）を過剰発現させる新たなマウスモデルを作出した．その結果，MyoAAVを用いてDnmt3aを過剰発現させたマウスの骨格筋は，Dnmt3a-Tgモデルと同様に，骨格筋量と筋断面積の低下，中心核陽性筋線維数の増加，さらには細胞老化や炎症関連遺伝子群の発現増加を示したことから，DNAメチル化と骨格筋老化の関係が一層明確になった[8]．一方で，「なぜDNAメチル化の蓄積が骨格筋の加齢様変容を引き起こすのか」という根本的な疑問に関してはいまだ解明されておらず，今後の研究でその解答を追求し，骨格筋老化の本質に迫りたいと考えている．

2）DNAメチル化の低下も骨格筋の機能低下につながる？

骨格筋におけるDnmt3aの過剰発現がDNAメチル化を増加させ，骨格筋の機能低下につながったことから，われわれは次に，Dnmt3a欠損マウス（Dnmt3a-KOマウス）における表現型変化に着目した．これまでに，筋特異的なプロモーター（筋クレアチンキナーゼ）を用いて筋特異的にDnmt3aを欠損させたマウス（Dnmt3a$^{flox/flox}$;mCK-Cre Tg：Dnmt3a-KOマウス）に関する論文が2報報告されているものの，筋機能に関する表現型については一致した見解が得られていなかった[13][14]．一方では，Dnmt3a-KOマウスで持久運動機能に変化がみられなかった結果が報告され[13]，他方では，Dnmt3a-KOマウスにおいて持久運動機能の低下が観察されたという結果も報告されていた[14]．後者のDnmt3a-KOマウスにおける運動機能の低下の要因として，Dnmt3aの発現低下に伴うALDH1L1という酵素の発現増加が，$NADP^+$からのNADPHの産生を促進し，これがNADPHオキシダーゼ（NOX）によって産生される活性酸素種（ROS）蓄積を引き起こし，結果的に筋機能障害をもたらすことが示唆された．実際に，Dnmt3a-KOマウスにおける持久運動機能の低下は，*in vivo*でのALDH1L1のノックダウンあるいは抗酸化物質であるN-アセチルシステイン（NAC）の腹腔内投与によって軽減することが報告されている[14]．

前述のようにDnmt3a-KOマウスにおける表現型に関しては一致した見解が得られていなかったことから，われわれは，異なる筋特異的プロモーター（ヒトα-

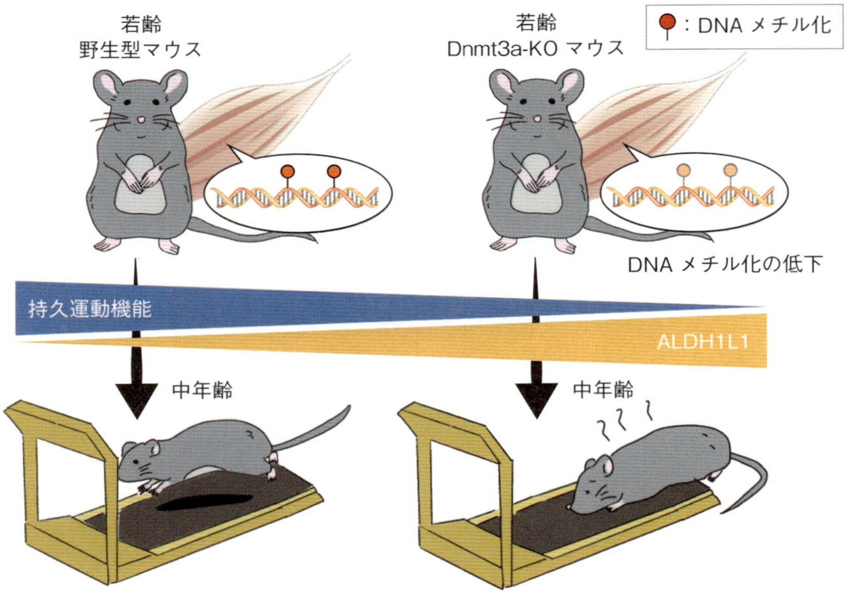

図3　骨格筋におけるDNAメチル化の低下は骨格筋機能障害を誘発した
筋特異的なDnmt3a欠損マウス（Dnmt3a-KOマウス）は，骨格筋におけるDNAメチル化が低下し，中年齢（10カ月齢）において持久運動能力の低下を示した．また，Dnmt3a-KOマウスの骨格筋では，活性酸素種（ROS）の増加を引き起こすALDH1L1[14] という酵素の発現増加が認められた[8]．

アクチンプロモーター）を用いて作製したDnmt3aを筋特異的に欠損させたマウス（Dnmt3a$^{flox/flox}$;HSA-Cre Tg：Dnmt3a-KOマウス[15]）の筋機能の解析を実施した．このDnmt3a-KOマウスでは，筋萎縮の表現型（骨格筋量の低下や炎症・細胞老化関連遺伝子の発現増加など）はみられなかった．一方，Dnmt3a-KOマウスでは骨格筋におけるDNAメチル化が有意に低下し，中年齢（10カ月齢）の雄性Dnmt3a-KOマウスにおいて持久運動機能の低下が観察された（**図3**）[8]．さらに，Dnmt3a-KOマウスの骨格筋では，ROS産生の原因となるALDH1L1の発現が顕著に増加していた．これらの結果から，われわれはDnmt3aの欠損によるDNAメチル化の低下も骨格筋の機能低下につながること，すなわち，DNAメチル化が増加しても低下しても筋機能に影響を与えると結論づけた．

3 運動による骨格筋エピゲノム変化

ヒト骨格筋サンプル（3,176検体）を用いた大規模なメタ解析から，運動によってDNAメチロームやトランスクリプトームが若い状態にリセットされる（DNAメチル化レベルが低メチル化にシフトする）ことが明らかにされている[16]．運動には，レジスタンス運動と持久的運動，またその組合わせなど，さまざまな種類が存在している．これらの異なる運動方法において，骨格筋のDNAメチロームが若年齢に似た状態，あるいは健康な状態にシフトすることが実験動物やヒトを対象にした研究から報告されている[17]～[19]．われわれは，前述のDnmt3a-Tgマウスに4.5カ月間のラダー・クライミング（金網登り運動）によるレジスタンス運動（筋肉トレーニング）を実施すると，骨格筋内の炎症関連遺伝子の発現増加が減弱することを認めている[8]．このことは，運動によって，DNAメチル化の蓄積に伴う骨格筋内炎症が軽減される可能性を示唆している．今後，DNAメチル化を中心としたエピゲノムに焦点を当てることで，骨格筋量と機能の維持・増進をめざした研究がさらに発展し，最終的にはヒトの健康寿命の延伸に貢献することが期待される．

おわりに

近年，エピゲノム変化，特にDNAメチル化の変化は，骨格筋の老化と密接に関与していることが明らかになってきた．実際に老齢マウスの骨格筋では，DNAメチル化の増加が観察され，DNAメチル化の蓄積が骨格筋老化の一因となっている可能性が示唆される．運動を行うことによって，老化した骨格筋のDNAメチル化状態が若年齢に似た状態に近づくことが報告されてきた点は，運動による健康寿命延伸効果の一部を説明しうるものであり興味深い．今後，なぜDNAメチル化の蓄積が骨格筋を加齢様変容させるのか，どのゲノム領域におけるDNAメチル化の変化が骨格筋の機能低下につながるのか，さらには，加齢性のDNAメチル化変化のみを抑えた際に骨格筋でどのような変化が生じるのかなどを明らかにすることで，加齢に伴う骨格筋のエピゲノム変化の本質を解き明かし，骨格筋老化およびサルコペニアの病態理解につなげたい．

文献

1） Yang J, et al：Cell, 186：305-326.e27, doi:10.1016/j.cell.2022.12.027（2023）
2）「Lifespan：Why We Age―and Why We Don't Have To」（Sinclair DA, LaPlante MD），Atria Books（2019）
3） Lai Y, et al：Nature, 629：154-164, doi:10.1038/s41586-024-07348-6（2024）
4） Zhang X, et al：Nat Aging, 2：601-615, doi:10.1038/s43587-022-00250-8（2022）
5） Kedlian VR, et al：Nat Aging, 4：727-744, doi:10.1038/s43587-024-00613-3（2024）
6） Zykovich A, et al：Aging Cell, 13：360-366, doi:10.1111/acel.12180（2014）
7） Miura F, et al：Nucleic Acids Res, 40：e136, doi:10.1093/nar/gks454（2012）
8） Oyabu M, et al：Dnmt3a overexpression disrupts skeletal muscle homeostasis, promotes aging-like phenotype, and reduces metabolic elasticity. iScience, in press（2025）
9） Saul D, et al：Nat Commun, 13：4827, doi:10.1038/s41467-022-32552-1（2022）
10） Moiseeva V, et al：Nature, 613：169-178, doi:10.1038/s41586-022-05535-x（2023）
11） Zhou Q, et al：Cell Metab, 35：1661-1671.e6, doi:10.1016/j.cmet.2023.08.001（2023）
12） Tabebordbar M, et al：Cell, 184：4919-4938.e22, doi:10.1016/j.cell.2021.08.028（2021）
13） Small L, et al：PLoS Genet, 17：e1009325, doi:10.1371/journal.pgen.1009325（2021）
14） Damal Villivalam S, et al：EMBO J, 40：e106491, doi:10.15252/embj.2020106491（2021）
15） Hatazawa Y, et al：FASEB J, 32：1452-1467, doi:10.1096/fj.201700573R（2018）
16） Voisin S, et al：Aging Cell, 23：e13859, doi:10.1111/acel.13859（2024）
17） Murach KA, et al：Aging Cell, 21：e13527, doi:10.1111/acel.13527（2022）
18） Gorski PP, et al：FASEB J, 37：e22720, doi:10.1096/fj.202201510RR（2023）
19） Ruple BA, et al：FASEB J, 35：e21864, doi:10.1096/fj.202100873RR（2021）

＜筆頭著者プロフィール＞
大藪　葵：2020年京都府立大学生命環境科学部農学生命科学科卒業，'22年京都府立大学大学院生命環境科学研究科博士後期課程進学，'22年日本学術振興会特別研究員DC1，現在に至る．＜研究テーマと抱負＞加齢やがんなどの疾患に伴う骨格筋の萎縮・肥大の分子機構と治療標的分子の同定（本稿との関連として，DNAメチル化に着目した骨格筋老化制御機構の解析）．＜趣味＞ランニング．

5. 骨格筋の萎縮を司るDll4-Notch2軸

小野悠介，藤巻　慎

世界中で高齢化が進み，加齢性筋脆弱症（サルコペニア※1）が深刻な社会問題となっている．最近，われわれは個々の筋線維を隈なく取り囲む毛細血管が筋萎縮を引き起こす鍵を握っていることを見出した．そのしくみは，不活動あるいは糖尿病の状態下では，血管内皮細胞から可溶型Dll4が放出され，それが筋線維のNotch2受容体を活性化することで筋萎縮が誘導されるというものである．「Dll4-Notch2軸」は筋萎縮を誘導する重要な分子機序であり，加齢や慢性疾患に伴うサルコペニアやフレイルに対する有望な予防治療標的になると考えられる．

はじめに

骨格筋は，レジスタンストレーニング等により負荷をかけると肥大し，長期入院やギプス固定等の生活によって低活動状態が続くと萎縮する[1]．また，糖尿病やがん，心不全，腎不全などの慢性疾患等によっても筋量は減少する．近年，わが国をはじめ，世界的に高齢化が進行しており，それにともない増加する加齢性筋脆弱症（サルコペニア※1）が深刻な社会問題となってきた．健康長寿社会を実現するためには，筋萎縮を予防し，生涯にわたって骨格筋を健常に維持することが重要である．本稿では，最近われわれが筋萎縮の上流メカニズムとして発見したDll4-Notch2軸について，その成果と創薬の可能性を概説する．

1 Notch受容体は多核筋線維に発現するか？

Notchシグナルはリガンドを発現するシグナル送信細胞が，シグナル受信細胞に接触することで活性化される，進化的に保存された接触依存的な細胞間情報伝達の1つである（**図1**）．Notchシグナルは，胚発生や成体の組織修復等において，組織幹細胞を含むさまざまな細胞種の増殖，分化，細胞死等を制御している．

[略語]
ADAM：a disintegrin and metalloproteinase
Dll：delta-like
Fbxo：F-box protein
FoxO：forkhead box O
Jag：Jagged
MuRF1：muscle RING finger 1
MUSA1：muscle ubiquitin ligase of the SCF complex in atrophy-1
NICD：Notch intracellular domain
Pax：paired box protein

The vascular Dll4-muscular Notch2 axis: an emergence mechanism controlling muscle atrophy
Yusuke Ono[1) 2)] /Shin Fujimaki[1)] ：Department of Muscle Development and Regeneration, Institute of Molecular Embryology and Genetics, Kumamoto University[1)] /Muscle Biology Laboratory, Tokyo Metropolitan Institute for Geriatrics and Gerontology[2)]（熊本大学発生医学研究所筋発生再生分野[1)] /東京都健康長寿医療センター研究所筋老化制御研究室[2)]）

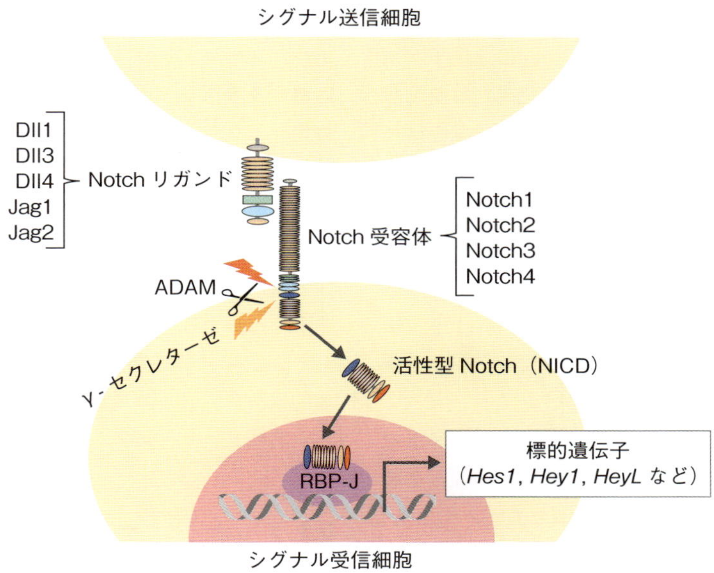

図1　Notchシグナル
Notchシグナルは，一回膜貫通型タンパク質のリガンドと受容体の接触による細胞間シグナルの1つで，さまざまな細胞種の増殖や分化などの運命決定に重要な機能を担う．リガンドを発現する細胞（signal sending cell）が受容体を発現する細胞（signal receiving cell）に直接接触すると，受容体の細胞内ドメインが切り出され，核内に移行することで標的遺伝子を活性化する．

哺乳類ではNotch受容体は4種類（Notch1～4），リガンドは5種類（Jag1，Jag2，Dll1，Dll3，Dll4）存在する[2]．Notch受容体にリガンドが結合すると，ADAMプロテアーゼにより細胞外ドメインが切断され，続いてγ-セクレターゼによりNotch細胞内ドメイン（NICD）が切断されて活性化される．切断されたNICDは核内移行後，転写因子であるRBP-Jに結合し，*Hes1*，*Hey1*，*HeyL*などの標的遺伝子発現を誘導する．

成熟骨格筋は比較的安定した組織であるため，骨格筋幹細胞であるサテライト細胞※2は通常，休止期の状態で存在する．しかし，筋損傷刺激が入るとすみやかに活性化し，増殖をくり返す．その後，ほとんどの細胞は筋分化へ運命付けられ，互いにあるいは既存の筋線維へ融合することで最終分化を遂げる．一方，組織幹細胞として幹細胞プールを維持するために，活性化したサテライト細胞の一部は自己複製により再び休止期の状態に戻る[3]．近年，サテライト細胞におけるNotchシグナルの重要性はマウス個体レベルで明らかにされている[4)～9]．われわれはサテライト細胞特異的にNotch1およびNotch2遺伝子を二重欠損させたマウスを解析したところ，サテライト細胞は休止期状態を維持できずに幹細胞プールを枯渇させること，増殖能が低下し自己複製することなく筋分化を遂げることを見出した．単独欠損ではこれらの表現型は減弱することから，Notch1とNotch2は協調的に働き，サテライト細胞の休止期や未分化状態の維持に重要な機能を担うことが示唆された[9]．

われわれはこのサテライト細胞の一連の解析過程で，

※1　サルコペニア

加齢以外に原因のない筋量・筋力低下を一次性のサルコペニア，不活動，低栄養，疾患等による筋量・筋力低下を二次性のサルコペニアと分類される．介助の必要のない自立した生活を送るために，サルコペニア発症の予防改善策を見出すことは喫緊の課題である．

※2　サテライト細胞

骨格筋の組織幹細胞．骨格筋は筋線維の束で構成されており，サテライト細胞は筋線維と基底膜の間に位置している．サテライト細胞は強力な筋再生能をもつため，筋疾患治療への応用が期待されている．一方で，その機能や数の低下はさまざまな筋脆弱症に関連すると考えられている．

未分化状態のみにならず多核筋管を誘導する分化培地の条件下においてもNotch1およびNotch2遺伝子が検出されることを観察していた．より分化成熟した筋線維としてマウス骨格筋から単離した単一筋線維を調べたところ，両遺伝子の発現を確認することができた．ただし，分化培地下においても筋管の間を埋めるように未分化サテライト細胞が一部混在すること，単離単一筋線維にも少数ではあるが休止期のサテライト細胞が付着していることから，筋管や筋線維にNotch遺伝子が発現することを証明するには未分化サテライト細胞を完全に除去して解析する必要があった．そこで，ジフテリア毒素によりPax7陽性の未分化サテライト細胞のみを除去した培養筋管および単離単一筋線維を解析したところ，Notch1遺伝子は激減したが，Notch2遺伝子は全く影響を受けずに維持されていた．筋線維におけるNotch2遺伝子の発現は，後に行った筋組織の単一核RNA-seq解析※3により強力に裏付けされた[10]．

2 Notch2は不活動および糖尿病による筋萎縮に必須

なぜ，分裂能を失い最終分化を遂げた多核筋線維にNotch2は発現するのだろうか．Notchシグナルは幹細胞の細胞動態や運命決定を時空間的に制御することが主要な機能であるとわれわれは認識していたため，この先入観を否定する観察所見に興味を掻き立てられた．そこでまず，筋線維に対して人為的にNotch2を活性化させたマウスの表現型を調べた[10]．筋特異的に活性型Notch2を恒常的に発現するトランスジェニックマウスを解析した結果，筋量および筋力が著しく減弱していた．このことから，筋線維に発現するNotch2は活性化すると筋萎縮を誘導すると予想した．そこで筋特異的Notch2欠損マウスを作出し，Notch2の生理的役割を探った．Notch2欠損マウスは野生型マウスと比較しても異常なく成長し，筋量や筋力に差はみられなかったため，筋萎縮を誘導するモデルを用いて介入試験を実施した．筋萎縮の誘導には，後肢懸垂による不活動モデル，ストレプトゾトシン（STZ）投与より高血糖を誘導する糖尿病モデルを用いた．驚くことに，Notch2欠損マウスはこの2つの筋萎縮モデルに対して強力な萎縮抵抗性を示した．電子顕微鏡による微細構造解析では，糖尿病の状況下で野生型マウスには筋ミトコンドリア形態や筋収縮の最小単位であるサルコメア構造に異常が認められるものの，Notch2欠損マウスではそのような異常は全くみられなかった．これらの結果から，Notch2は後肢懸垂（機械的脱負荷）と高血糖（代謝的過負荷）により誘導される筋萎縮に必須であることが判明した[10]（**図2**）．

> **※3　単一核RNA-seq解析**
> 単一の核から転写産物（RNA）を網羅的に検出して解析を行う手法．細胞集団を分類し，各細胞種の特徴的な遺伝子発現を解析できる．

3 ノンカノニカルNotchシグナルによる筋萎縮

Notchシグナルは，活性化したNICDが核内移行し，転写因子であるRBP-Jと相互作用し，*Hes1*等の標的遺伝子を誘導する[2]．この一連のNotchシグナル伝達経路をカノニカルシグナル伝達とよぶ．筋特異的RBP-JまたはHes1欠損マウスは不活動および糖尿病性の筋萎縮に対して抵抗性を示さなかったことから[10]，Notch2が介在する筋萎縮はRBP-J非依存的であり，カノニカルシグナル伝達は関与していないと考えられる．トランスクリプトーム解析の結果，野生型マウスの骨格筋では不活動と糖尿病モデルにおいて多くの遺伝子が有意に変動しているのに対し，Notch2欠損マウスではほとんど変化がなかった．野生型マウスにおいて萎縮刺激により最も変動した経路はFoxOシグナルであった．FoxOシグナルは筋萎縮を誘導する中心経路であり[1]，筋特異的にFoxO1を活性化させると筋萎縮が誘導され[11]，筋特異的FoxO1/3/4三重欠損マウスは不活動，糖尿病，加齢による筋萎縮に抵抗性を獲得する[12)～15]．

われわれは，FoxO標的遺伝子や筋萎縮誘導遺伝子である*MuRF1*，*Atrogin1*，*Fbxo31*，*MUSA1*の発現は不活動や糖尿病状態下の野生型の筋組織では上昇するがNotch2欠損筋では変化しないことを確認した．初代培養系を用いた検討では，FoxO1の恒常的な活性化は筋管の萎縮を呈すが，この萎縮はNotch2の不活性化では抑制できなかった．一方，活性型Notch2誘導性の筋管萎縮はFoxO1ノックダウンにより阻害することがで

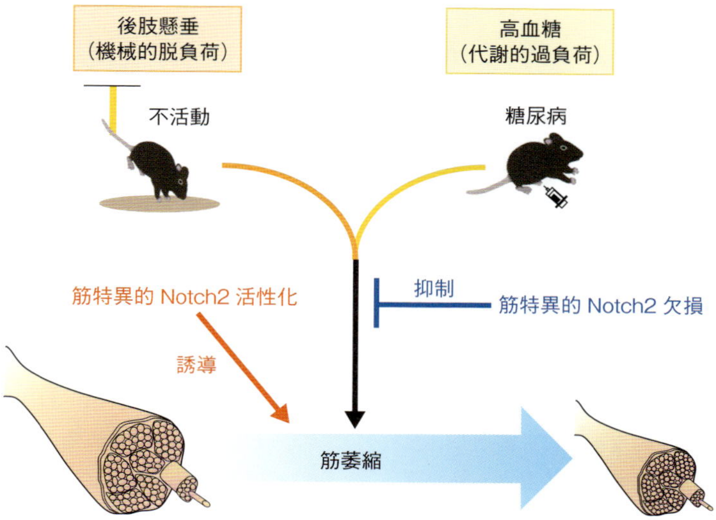

図2　Notch2は不活動および糖尿病による筋萎縮の誘導に必須である
筋特異的に活性型Notch2（N2ICD）を発現させたマウスは筋量が低下する．逆に，筋特異的Notch2欠損マウスは不活動や糖尿病による筋萎縮に抵抗性を獲得する．すなわち，Notch2は，後肢懸垂による機械的脱負荷と高血糖による代謝的過負荷という異なる要因により誘発される筋萎縮の共通のメカニズムになる[10]．

きた．したがって，Notch2はFoxOシグナルを介して萎縮を誘導すると考えられる[10]．筋肥大シグナル経路の中心を担うAktのリン酸化は，FoxOの核内移行を阻害し筋萎縮を抑制することが知られている[16]．不活動や糖尿病の状況下において，野生型筋のAktのリン酸化レベルは低下していたが，Notch2欠損筋では一定レベルで維持されていた．生化学解析によりNotch2とFoxOあるいはAktとの直接的な相互作用は否定された．これらの結果を統合すると，Notch2は，RBPJ非依存性のノンカノニカル経路で，少なくとも間接的なAktリン酸化抑制とFoxOシグナル活性化を介して筋量を負に調節していると考えられる[10]．しかし，Notch2の筋細胞内シグナル経路の詳細については不明であり，さらなる解析が必要である．

4 血管内皮細胞由来Dll4は筋萎縮の上流シグナル

筋線維のNotch2受容体はどのように活性化されるのだろうか．われわれは次にNotchリガンドについて調べた．Dll3は筋組織に発現していないため解析から除外し，Dll1，Dll4，Jag1，Jag2の4種類のNotchリガンド組換えタンパク質を培養皿におのおの固相化し，マウス長趾伸筋から単離した単一筋線維を培養皿に撒きリガンドで刺激した[10]．その結果，Dll4で刺激した単一筋線維のみが萎縮を呈し，他のリガンドによる変化はみられなかった．Dll4で刺激した単一筋線維は，FoxO標的遺伝子や筋萎縮誘導因子を発現増加したことから，*in vivo*筋萎縮モデルで得られた所見と一致した．また，γ-セクレターゼ阻害剤で処理した筋線維あるいはNotch2欠損筋線維は，Dll4刺激に対して完全な萎縮抵抗性を示すことから，Dll4による筋萎縮はNotch2の活性化を介すことがわかった．さらに，野生型マウスにγ-セクレターゼ阻害剤を投与すると不活動や糖尿病による筋萎縮を減弱できることを確認した．

次に筋組織においてDll4を発現する細胞集団の同定にとり組んだ．単一細胞RNA-seq解析を行った先行研究では，筋組織内でDll4を高発現する細胞種は血管内皮細胞であることが報告されている[17]．一方，Dll4発現は分化した筋管や筋線維においても認められる[18)～20]．われわれも独自にDll4遺伝子発現を調べたところ，単一核RNA-seq解析では筋組織の血管内皮細胞のみに検出されること，定量PCR解析から内皮細胞は単一筋線維に比べて60倍以上高発現することを確認した．さらに，免疫組織学解析により筋萎縮が生じる条件下では内皮細胞のDll4発現増加が認められた[10]．以上の所見から，筋組織内のDll4の主な供給源は血管内皮細胞であると考え，さらに解析を進めた．

Notchシグナルは細胞間接触によるリガンドと受容体の直接結合が重要である．しかし，糖尿病の筋組織において想像していた血管内皮細胞と筋線維が直接接触する電子顕微鏡像は得られなかった．さらなる免疫電子顕微鏡解析の結果，Dll4タンパク質は血管内皮細胞と筋線維の間質に多く蓄積しており，主にコラーゲンなどの細胞外マトリクスと結合していることがわかった[10]．この観察所見から，内皮細胞は可溶型Dll4を放出することで細胞間接触を介さずに遠隔から筋線維に発現するNotch2を活性化させるのではないかと仮説を立てた．これを検証するために，筋組織から単離した血管内皮細胞の培養上清を回収し，濃縮後にDll4タンパク質の検出を行った．糖尿病状態の高血糖を模倣した高グルコースで培養した内皮細胞の上清は，低グルコース培地に比べて，より多くのDll4タンパク質を含んでいた．この結果は近年報告されたSTZ誘発性糖尿病マウスにおいて網膜血管内皮細胞が可溶型Dll4を放出することと一致する[21]．先行研究から，血管内皮細胞に発現する別のNotchリガンドであるJag1はADAM17によって細胞外ドメインが切断され可溶型として放出されることが示されていることから[22]，可溶型Dll4の生成についても同様のメカニズムが存在する可能性がある．

続いてわれわれは内皮細胞由来のDll4が実際に筋萎縮を誘導するかを検証するために，マウス骨格筋から単離した初代培養血管内皮細胞と単一筋線維の非接触型の共培養系を確立した．内皮細胞と共培養すると単一筋線維は顕著に萎縮することがわかった．この共培養によって誘導される萎縮は，筋線維のNotch2欠損，内皮細胞のDll4ノックダウン，あるいはDll4中和抗体によって完全に抑制できた．これらの結果から，内皮細胞はDll4を放出し，細胞間接触なしに筋線維のNotch2を活性化させ，筋萎縮を誘導するという機序が明らかになった[10]．また，ヒト筋細胞株およびヒト臍帯静脈内皮細胞株（HUVEC）の非接触型培養によっても同様の現象が観察されることから，内皮由来のDll4による筋萎縮はヒトでも適用可能なメカニズムになると考えられる．

5 筋脆弱症の予防治療法開発に向けて

われわれは，血管内皮細胞由来のDll4が筋脆弱症の創薬標的になりうるのかを評価したところ，Dll4中和抗体の投与によって不活動や糖尿病による筋力・筋量の低下を効果的に予防できることを確認した．また，FoxO標的遺伝子および筋萎縮誘導遺伝子の発現もDll4中和抗体により抑制されていた．可溶型Dll4-fc組換えタンパク質（rDll4-fc）は固層化せずに可溶型で使用すると内因性のDll4の働きを競合阻害することが知られているが，rDll4-fc投与によっても糖尿病性筋萎縮を減弱できた．さらに，内皮細胞特異的Dll4欠損マウスを調べたところ，不活動および糖尿病性の筋萎縮に対して抵抗性を獲得していた[10]．

これら一連の解析からDll4-Notch2軸が筋萎縮誘導に重要であることがマウス個体レベルで明らかになったが，筋肥大についてはどうだろうか．われわれは筋力トレーニングを模倣した筋肥大誘導モデルとして，協働筋腱切除による代償性筋肥大モデル[23]を用いて検討した．筋特異的Notch2欠損あるいは内皮特異的Dll4欠損，γ-セクレターゼ阻害剤またはDll4中和抗体のすべての条件で代償性筋肥大が促進された．以上のことから，Dll4-Notch2軸は，筋萎縮を誘導するのみならず，筋肥大に対して抑制的に機能することが示唆された[10]（**図3**）．

おわりに

本稿では，血管から放出される可溶型Dll4は，細胞間接触なしに多核筋線維のNotch2受容体を活性化し，不活動と糖尿病という異なる要因により誘発される筋萎縮の共通した上流メカニズムになるというわれわれの最近の知見を紹介した．このDll4-Notch2軸がサルコペニアに対して創薬標的になりうるのかは今後検証していく．一方，内皮細胞に発現するDll4は血管形成に重要であることから[24][25]，膜貫通型と可溶型のDll4の機能や作用機序の違いを明確にするとともに，Dll4阻害による全身的影響については丁寧に解析していく必要があると考えている（**図4**）．

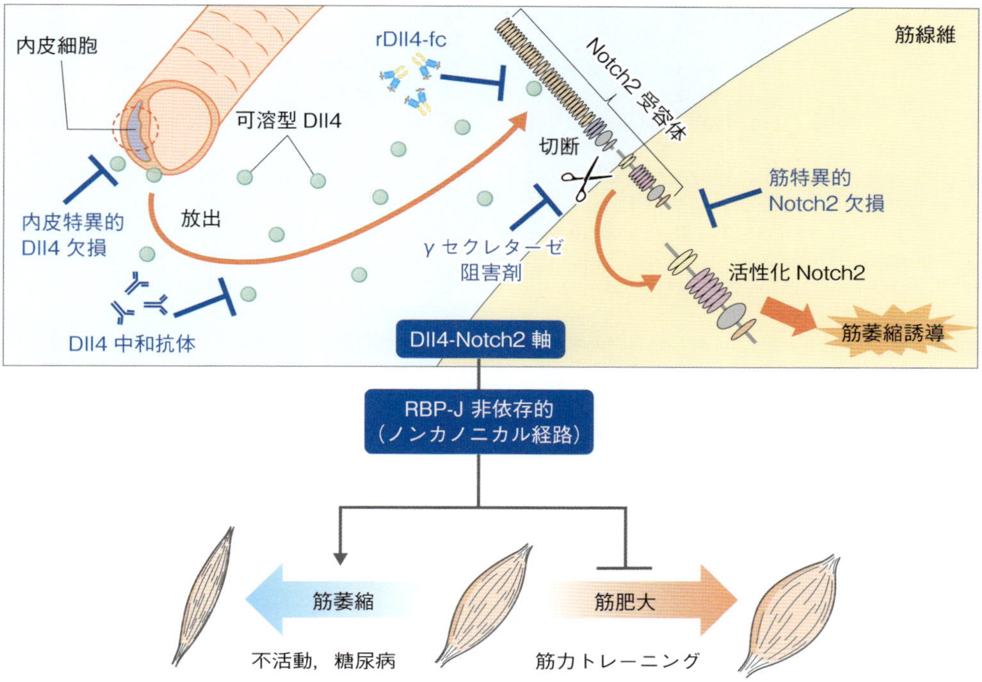

図3　Dll4-Notch軸は不活動および糖尿病における筋萎縮に重要である
血管内皮細胞から放出される可溶型のDll4は，細胞間接触を介さずに筋線維に発現するNotch2受容体を活性化する．γ-セクレターゼにより切り出されたNotch2細胞内ドメインは，RBPJ非依存的なノンカノニカル経路で筋萎縮を誘導し，筋肥大に対しては負に調節する[10]．

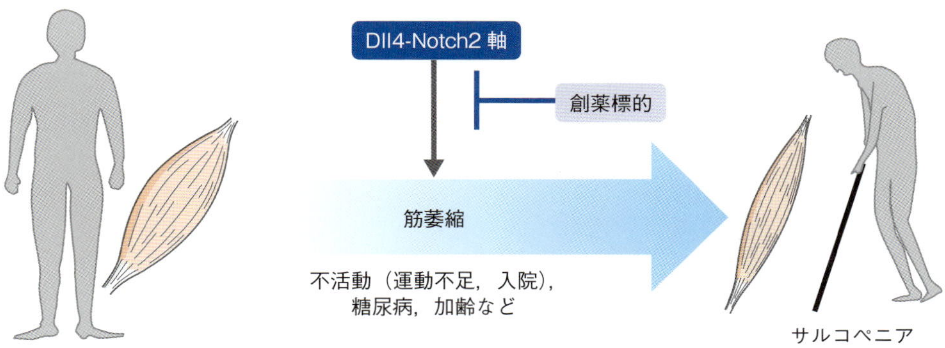

図4　展望：Dll4-Notch2軸を標的にしたサルコペニアの予防治療戦略
Dll4-Notch2軸は不活動や糖尿病性の筋萎縮に加え，サルコペニアに対しても予防治療標的になりうるのか，多臓器連関やDll4阻害による全身的影響を含め検証する必要がある．

文献

1）Milan G, et al：Nat Commun, 6：6670, doi:10.1038/ncomms7670（2015）
2）Mašek J & Andersson ER：Development, 144：1743-1763, doi:10.1242/dev.148007（2017）
3）Relaix F & Zammit PS：Development, 139：2845-2856, doi:10.1242/dev.069088（2012）
4）Bjornson CR, et al：Stem Cells, 30：232-242, doi:10.1002/stem.773（2012）
5）Fukada S, et al：Development, 138：4609-4619, doi:10.1242/dev.067165（2011）

6) Mourikis P, et al：Stem Cells, 30：243-252, doi:10.1002/stem.775（2012）
7) Kitamoto T & Hanaoka K：Stem Cells, 28：2205-2216, doi:10.1002/stem.547（2010）
8) Ono Y, et al：J Cell Sci, 122：4427-4438, doi:10.1242/jcs.049742（2009）
9) Fujimaki S, et al：Stem Cells, 36：278-285, doi:10.1002/stem.2743（2018）
10) Fujimaki S, et al：Nat Metab, 4：180-189, doi:10.1038/s42255-022-00533-9（2022）
11) Kamei Y, et al：J Biol Chem, 279：41114-41123, doi:10.1074/jbc.M400674200（2004）
12) Penniman CM, et al：J Cachexia Sarcopenia Muscle, 14：243-259, doi:10.1002/jcsm.13124（2023）
13) O'Neill BT, et al：J Clin Invest, 126：3433-3446, doi:10.1172/JCI86522（2016）
14) O'Neill BT, et al：Diabetes, 68：556-570, doi:10.2337/db18-0416（2019）
15) Brocca L, et al：J Physiol, 595：1143-1158, doi:10.1113/JP273097（2017）
16) Stitt TN, et al：Mol Cell, 14：395-403, doi:10.1016/s1097-2765(04)00211-4（2004）
17) Verma M, et al：Cell Stem Cell, 23：530-543.e9, doi:10.1016/j.stem.2018.09.007（2018）
18) Eliazer S, et al：Elife, 11：e68180, doi:10.7554/eLife.68180（2022）
19) Low S, et al：Stem Cells, 36：458-466, doi:10.1002/stem.2757（2018）
20) Yang S, et al：J Cachexia Sarcopenia Muscle, 15：1869-1882, doi:10.1002/jcsm.13538（2024）
21) Miloudi K, et al：Proc Natl Acad Sci U S A, 116：4538-4547, doi:10.1073/pnas.1814711116（2019）
22) Lu J, et al：Cancer Cell, 23：171-185, doi:10.1016/j.ccr.2012.12.021（2013）
23) Fujimaki S & Ono Y：Methods Mol Biol, 2640：207-215, doi:10.1007/978-1-0716-3036-5_15（2023）
24) Benedito R, et al：Cell, 137：1124-1135, doi:10.1016/j.cell.2009.03.025（2009）
25) Gale NW, et al：Proc Natl Acad Sci U S A, 101：15949-15954, doi:10.1073/pnas.0407290101（2004）

＜筆頭著者プロフィール＞

小野悠介：2002年山梨大学教育人間科学部卒業，'07年東北大学医学系研究科博士課程修了，'07年から'12年までロンドン大学キングスカレッジ，国立精神・神経医療研究センター，モナッシュ大学豪州再生医療研究所にてポスドク．'12年長崎大学・テニュアトラック助教としてラボをスタート．'22年から現在，熊本大学発生医学研究所 教授，'23年からは東京都健康長寿医療センター研究所 研究部長を兼任．次世代を担う大学院生・ポスドクのご参加をお待ちしています．

6. 骨格筋の性差

諸橋憲一郎，今井祐記，馬場　崇

われわれの身体を構築するほぼすべての細胞は性を有し，それらの性は遺伝的制御と内分泌制御によってつくり出される．後者の制御は性ホルモンとその受容体が担う．骨格筋を構築する細胞も同様である．筋線維の遺伝子発現解析から，エネルギー産生の代謝系に性差が存在することが示された．この性差の一部は内分泌制御によるが，骨格筋のサイズの性差に関する情報を得ることができなかった．一方，齧歯類の副腎皮質は性差を示し，糖質コルチコイド産生はメスの方が多い．この副腎皮質の性差を考慮した研究から，副腎皮質を介した骨格筋のサイズに関する新たな性差構築メカニズムが提唱された．

はじめに

オスの骨格筋はメスより大きく，強い力を発揮するという点で明瞭な性差を有する．このような性差以外にもオスの骨格筋が解糖系を，メスの骨格筋が酸素を消費するエネルギー産生系（酸化的経路）をより好んで使っていることや，メスの骨格筋の方が疲労に対する高い抵抗性を有するなどの特徴をもつ．これらの性差の存在は以前から知られており，生理学，生化学，形態学的手法によって解析されてきた．そして，近年では性ホルモン受容体遺伝子欠損（KO）マウスを用いた解析が威力を発揮している．

われわれの身体は多様な細胞で構築されており，これらのほぼすべての細胞が性を有している．そして，この細胞の性が組織や臓器，器官の性をつくり出し，ひいては個体の性をつくり出す．したがって，個体，臓器，器官，組織の性を議論するにあたっては，それらを構築する細胞の性の情報が不可欠である．骨格筋は数百の核を有する細胞（筋線維）や骨格筋幹細胞であるサテライト細胞，間質に存在する間葉系前駆細胞などの集合体である．つまり，骨格筋の性を議論するにあたってはこれらの細胞それぞれを雌雄で比較しな

［略語］
AR：androgen receptor
ERα：estrogen receptor α
ERβ：estrogen receptor β
F-2,6-BP：fructose-2,6-bisphosphate
F-6-P：fructose-6-phophate
MYLK4：myosin light chain kinase 4
PDC：pyruvate dehydrogenase complex
PDK4：pyruvate dehydrogenase kinase 4
PFK：phosphofructokinase
PFKFB3：6-phosphofructo-2-kinase/fructose-2,6-bisphosphatase 3

Sex differences of skeletal muscles
Ken-ichirou Morohashi[1] /Yuuki Imai[2] /Takashi Baba[3]：Department of Internal Medicine, Kurume University[1] /Proteo-Science Center, Ehime University[2] /Department of Molecular Biology, Graduate School of Medical Sciences, Kyushu University[3]（久留米大学医学部[1]／愛媛大学プロテオサイエンスセンター[2]／九州大学大学院医学研究科[3]）

ければならない．しかしながら複雑なことに，筋線維には速筋線維と遅筋線維があり，さらに速筋線維には数種類の異なるタイプの線維が存在する．しかも，一つの骨格筋は複数種類の筋線維からなり，たとえ速筋であっても遅筋線維が含まれているし，遅筋も同様に速筋線維を含んでいる．また骨格筋の性差を問う場合，同じ骨格筋であってもそれぞれの筋線維の割合が雌雄で異なるという複雑さまで加わってくる．本稿では遺伝子発現から見た骨格筋の性差と新たな性差構築メカニズムについて議論したい．

1 筋線維の種類と性差

骨格筋の構造的な性差は主に筋重量と筋線維の断面積の差によって議論される．この構造上の性差は骨格筋の種類によって異なるものの，おおむねオスの骨格筋はメスの骨格筋より重く，筋線維の断面積も大きい[1]．

成獣マウスの骨格筋は主に速筋線維のタイプⅡBとⅡX，遅筋線維のタイプⅠ，ならびに中間型のタイプⅡAの4種類によって構築されている．速筋線維と遅筋線維ではサイズや生化学的性質が異なる．例えば，タイプⅡBとタイプⅠの筋線維を比較すると，断面積ではタイプⅡBの方が大きい．また，エネルギー産生には前者が酸素を消費しない解糖系を，後者が酸素を消費するTCAサイクルと酸化的リン酸化（酸化的経路）をより選択的に用いる[2]．骨格筋を構成するこれらの筋線維の割合は雌雄で異なり，オスが解糖系を，メスが酸化的経路を好む筋線維の割合が多い．実際に骨格筋のエネルギー産生を比較すると，オスが解糖系を，メスが酸化的経路をより選択的に使う傾向にあることが知られており，この性差はオスでは速筋線維が，メスでは遅筋線維の割合が多いためと考えられてきた．

骨格筋は力を発揮するという重要な機能をもつ．力を発揮するにあたって，骨格筋は収縮と弛緩をくり返すが，この機能にも性差が存在する．例えば，収縮の速度はオスの方が速く，疲労に対する耐性はメスの方が優れている[3) 4]．一方で，筋線維ごとに収縮速度が計測された結果，タイプⅡB，ⅡX，ⅡA，Ⅰの順に速いことが示されている．これらの結果からは，オスの骨格筋では速筋タイプの筋線維の割合が多いことが，オスの骨格筋の収縮速度を速くすると考えられてきた．

2 骨格筋に対する性ホルモンの作用

性差は遺伝的制御と内分泌制御のもとに成立する．骨格筋の性もこの制御を受けている．内分泌制御については，古くより性腺摘出や性ホルモン投与実験などによって解析されてきた．そして，近年では性ホルモン受容体のKOマウスの解析をもとに，さらに詳細な研究が展開されている．しかしながら，それらの解析から得られた結果は必ずしも一致しているわけではなく，いまだ議論の余地を残している．これまでの男性ホルモンとその受容体の研究については酒井と今井の[5]，また女性ホルモンとその受容体については榻らのまとまった総説[6]があるので，それらを参照いただくとして，本稿では主に骨格筋量と代謝に対する性ホルモンの作用について簡単に触れる．

1）男性ホルモンと骨格筋

男性ホルモンが骨格筋量を増加させることは精巣の摘出，男性ホルモン投与などの多数の実験によって示されてきた．またドーピングの効果もこの男性ホルモンの作用を支持する．この作用が男性ホルモン受容体（AR）を介したものであるかについては，さまざまな種類のARKOマウスを用いた研究が行われた結果，全身性のARKOでも，筋線維特異的ARKOでも骨格筋の減少を認める結果と認めない結果の両方が報告されている．男性ホルモンと骨格筋が発揮する力の関係については，ARKOによる速筋の筋力低下と遅筋の疲労抵抗性の増加が報告されている[7]．これらの研究のなかで速筋線維特異的ARKOの報告が興味深いので触れておきたい[8]．

このマウスでは生後13週齢では骨格筋重量の減少を認めないが，12カ月齢では骨格筋重量の減少が確認された．また，発揮する力や疲労耐性の低下は骨格筋の減少より早い時期に観察されている．一方で，ARの骨格筋における直接的作用を念頭に，ARの標的遺伝子を対象とした解析が進められた．ミオシン軽鎖キナーゼファミリーメンバー4（*Mylk4*）遺伝子が筋線維におけるARの標的遺伝子であることから，この遺伝子のKOマウスを作出したところ，筋力低下が認められた．したがって，男性ホルモンと受容体が直接*Mylk4*遺伝子の発現を通じ，筋力を向上させていると考えられる[9]．さらに，間質に存在する間葉系前駆細胞特異的ARKOマウスの解析では，骨格筋重量と筋線維の断面積の低下を認めた．この研究では，男性ホルモンは間葉系前駆細胞のARを介して*Igf1*遺伝子の発現量を上昇させ，IGF1が骨格筋線維を刺激することで筋重量を増加させていることが示された[10]．

2）女性ホルモンと骨格筋

同年齢の男性に比べ閉経後の女性では骨格筋量と筋力の低下が著しい．これらの症状は女性ホルモンの補充によって軽減することから，女性ホルモンにも骨格筋量と筋力の維持の効果があると考えられている．エストロゲン投与などの動物実験では，遅筋の疲労の軽減や持久力の強化などの効果が認められている[11]．女性ホルモン受容体ERαとERβのKOマウスの解析も進められてきた．**第3章-4**で述べられているように，女性ホルモンはミトコンドリアや脂肪代謝の活性化を通じ，エネルギー産生を向上させることで，骨格筋の疲労耐性を上昇させると考えられる．実際に骨格筋特異的ERα KOマウスではミトコンドリアの機能障害と早期の疲労が認められること[12]，逆に活性化型のERαのトランスジェニックマウスでは持久力と脂肪酸代謝関連遺伝子の発現上昇が示されている[13]．また，筋再生に対するエストロゲンの影響も以前から議論されてきた．筋再生では女性ホルモンシグナルが重要な機能を発揮することがKOマウスの解析から明らかになっている．興味深いことにERβを介した筋再生はメスのみで機能するようである[14]．

3 タイプⅡB筋線維における遺伝子発現の性差

1）オスの特徴

これまでにさまざまな骨格筋のトランスクリプトームが取得され，速筋と遅筋の間で遺伝子発現が異なっていることが明らかになっている．性差についての報告は少ないものの，遺伝子発現は雌雄で異なることが示されている[15][16]．例えば，オスでは解糖系，メスでは脂肪酸酸化などの酸化的経路に関与する遺伝子の発現が高いことが報告されている．この結果は骨格筋のエネルギー代謝の性差と一致するが，骨格筋を丸ごと使っているため，この性差が筋線維の割合の違いによるのか，筋線維がもつかもしれない性差によるのかは不明であった．

そこでChristiantoらはタイプⅡBの筋線維のトランスクリプトームを取得した．その結果，タイプⅡB筋線維の遺伝子発現は雌雄で異なることが明らかになった[17]．以前からポリアミン合成系遺伝子の発現がオスで高いことが知られていたが，タイプⅡB筋線維の遺伝子発現でも同様であった．Christiantoらの研究では発現に性差を示す遺伝子をもとにエネルギー産生の性差を明らかにしている．**図1**に示すように，PFKFB3は解糖系の中間産物であるF-6-PからF-2,6-BPへの転換を触媒する．F-2,6-BPは解糖系の律速酵素であるPFKの活性化を通じ，解糖系を強力に活性化する．つまり，オスのタイプⅡB筋線維で*Pfkfb3*遺伝子の発現が高いことが，オスでの高い解糖活性を誘導すると考えられた．実際に，オスのタイプⅡB筋線維の解糖活性はメスに比べ2倍ほど高く，またオスの*Pfkfb3*遺伝子の発現をメスレベルまでノックダウンすると，解糖活性もメスレベルに低下した．興味深いことに，*Pfkfb3*遺伝子の発現は精巣摘出で低下するにもかかわらず，男性ホルモン処理による上昇は検出できなかった．一方で，*Pfkfb3*遺伝子の発現は低酸素刺激[18]や女性ホルモン[19]で活性化されるとの報告もあり，その制御は複雑である．

2）メスの特徴

メスでは脂肪酸代謝を調節する*Pdk4*遺伝子が高い発現を示した．**図1**に示すように，解糖系の産物であるピルビン酸はPDCによってアセチル-CoAへと変換される．そして，PDCの活性はPDK4によるリン酸化によって抑制される．したがって，PDK4の活性が高い場合には解糖系からのアセチル-CoAの供給が抑制され，同時に脂肪酸からの流入が増加することで，解糖系から脂肪酸酸化へとエネルギー代謝の転換を行う．*Pdk4*遺伝子の発現は女性ホルモンによって上昇した．同様にこの女性ホルモンによる誘導は肝臓でも確認されており，骨格筋に限らず，多くの細胞種における脂肪酸の消費が女性ホルモン刺激によって上昇すると推測される．女性ホルモン処理したメスのタイプⅡB筋線維で*Pdk4*遺伝子をノックダウンすると，脂肪酸酸化活性は女性ホルモンが低値のメスやオスのレベルに

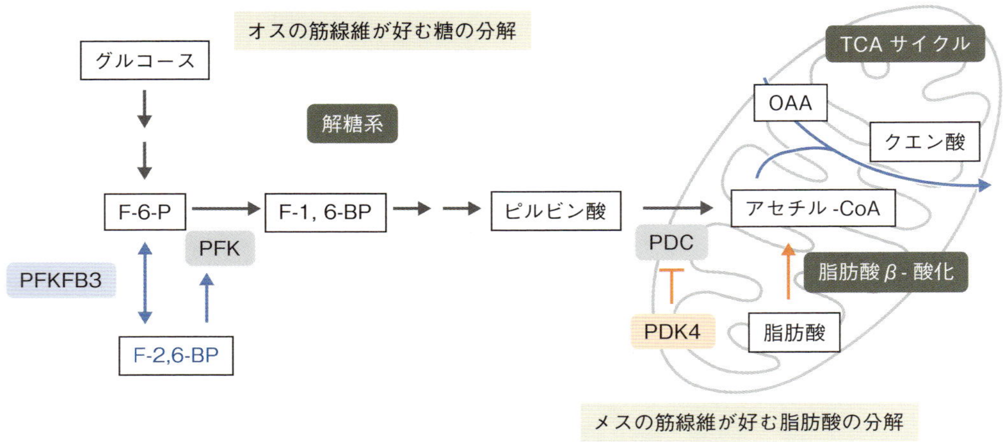

図1　オスが好む解糖系とメスが好む脂肪酸の酸化
左）解糖系はグルコースを出発物質とする多段階の酵素反応である．解糖系の中間産物であるF-6-PはPFKによってF-1,6-BPへと変換され，その後の反応に利用される．PFKは解糖系の律速酵素の一つで，ATPやクエン酸による抑制，AMPやADPによる活性化などのアロステリック制御を受ける．PFKFB3によってF-6-Pから産生されるF-2,6-BPは前述の制御下であっても，解糖を強く活性化する．**右**）解糖系の産物であるピルビン酸はミトコンドリアにとり込まれた後に，PDCによってアセチル-CoAへと変換されTCAサイクルにとり込まれる．PDCはPDK4によってリン酸化されることでその活性が抑制される．したがって，PDK4の活性化は解糖系からのアセチル-CoAの供給を抑制し，脂肪酸からのアセチル-CoAの供給を増加させる．

低下した．

前述の成果によると，同じタイプⅡBの筋線維でも雌雄間でその性質は異なっており，このことがエネルギー産生における骨格筋の性差の少なくとも一部を説明すると考えられる．当初，この研究は骨格筋サイズの性差構築メカニズムの解明をめざしたものであったが，残念ながらこの点に関する情報は得られなかった．

4 新たな性差構築メカニズム

細胞の性は主に性ステロイドによって直接的な制御を受けると考えられてきた（**図2**）．しかしながら，以前からこれとは別のメカニズムが知られていた．一つは脳下垂体による肝細胞の性差制御である．脳下垂体（成長ホルモン産生細胞）からの成長ホルモンの分泌パターンには性差があって，齧歯類ではこのパターンを雌雄で逆転させると肝臓の性特異的遺伝子発現が逆転する[20]．また男性の赤血球数は女性より多いが，この性差は腎臓でのエリスロポエチン産生がオスで高いことによるとされている．これは男性ホルモンがエリスロポエチン遺伝子の発現を増加させるためと考えられている[21]．このように，性ホルモン受容体による直接的な制御だけでなく，他の細胞を介する間接的な制御メカニズムの存在が知られていた．

これらの制御系に加え，高橋らは新たに糖質コルチコイドによる性差構築を明らかにした[22]．糖質コルチコイド受容体（GR）は筋線維を含む多くの細胞で発現するため，このホルモンはさまざまな細胞に影響を与える．骨格筋においてGRのKOが行われた結果，KOマウスの骨格筋が増大することが示された[23][24]．GRのKOによって糖質コルチコイドによる異化作用が抑制され，骨格筋の増大につながったと考えられる．この結果に加え，以前より齧歯類ではメスの副腎（皮質）がオスより大きく，血中の糖質コルチコイド量も多いこと，そしてこの性差は男性ホルモンによる副腎皮質の抑制によってつくり出されることが明らかになっていた[25]．したがって，齧歯類ではメスで大きい副腎皮質がメスの糖質コルチコイド量を増加させ，その結果メスの骨格筋がオスより小型化すると推測された．そこで，副腎皮質が縮小するAd4BP遺伝子のヘテロ欠損マウスが解析された．このマウスでは副腎の縮小と同時に，糖質コルチコイドの血中濃度も低下しており，

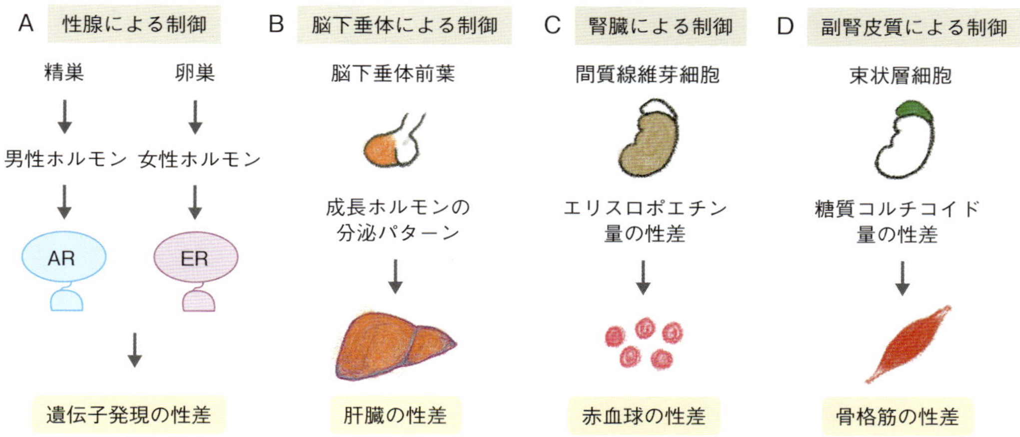

図2　多様な性差構築メカニズム

これまでに明らかになっている性差構築メカニズムをまとめる．A）**性腺による制御**：性腺からは男性ホルモンと女性ホルモンが分泌される．これらの性ホルモンは種々の細胞で発現する受容体（AR，ERα，ERβ）に結合し，遺伝子発現を制御することで性差を誘導する．B）**脳下垂体による制御**：脳下垂体前葉から分泌される成長ホルモンの分泌パターンには性差が認められ，この分泌パターンによって肝臓の性差が調節される．C）**腎臓による制御**：腎臓の間質線維芽細胞からエリスロポエチンが分泌される．分泌量はオスの方が多い．エリスロポエチンの影響がオスで強く現れることで赤血球数もオスの方が多い．D）**副腎皮質による制御**：副腎皮質束状層はメスの方が大きく，活発に働いている．そのため糖質コルチコイドもメスで多く分泌される．その結果，糖質コルチコイドによる異化作用がメスで強く現れ，骨格筋サイズが減少する．B）C）D）の制御機構の上位には性ホルモンが位置すると考えられる．B）では視床下部で発現する成長ホルモン分泌刺激ホルモンの産生が，C）ではエリスロポエチンの産生が性ホルモンによって制御されるとの報告がある．D）の副腎皮質束状層の性差は主に男性ホルモンによる抑制がつくり出す．

実際に骨格筋サイズが増大していた．つまり，副腎皮質の性差が骨格筋の性差を誘導するという新たな性差構築メカニズムが明らかになった（**図2**）．

先にも述べたように，GRは多くの細胞種で発現しているため，異化作用を通じた性差の誘導は骨格筋に限られた現象ではない．実際に，GRKOの表現型の違いが肝臓[26]と心筋[27]でも認められており，精巣－副腎系による性差誘導は広範に及ぶ可能性がある．ここで示された結果の興味深い点は，ARが発現していない細胞でもGRさえ発現していれば，あたかも男性ホルモンによって性差が誘導されているような現象が誘起されることである．実際にGRはさまざまな細胞種で発現しており，副腎皮質を介した制御系は，性ステロイドの直接的制御とともに主要な性差構築メカニズムと考えられる．

おわりに

近年，世界的に種々の学術機関が性差を対象とした研究の実施に向けた施策を打ち出したり，学術雑誌も両性を対象とした研究を推奨するようになってきた．このような流れを受けて，ここ数年“sexual dimorphism”や“gender difference”などの語句を含むタイトルが付された論文が増加している．最近ではこのような変化を背景に，欧米を中心に性差研究が力強く推進されている．翻ってわが国の現状はどうかというと，そぞろ寂しいばかりである．

筆頭著者は骨格筋研究では新参者なので，この原稿を引き受けるにあたっては躊躇するところもあったが，性研究の面白さを伝えたいと思ってお引き受けしたしだいであった．オスとメスが異なることは誰もが同意するところであろうが，この「異なる」の程度がはなはだしく，じつは雌雄は別の生き物であるくらいの認識が必要なのである．われわれはヒトを理解するため，マウスを理解するため，メダカを理解するためにさまざまな研究を行っているが，そのためにはヒトの男性と女性を，マウスのオスとメスを，メダカのオスとメスを理解しなければならない．それほどに雌雄は異なっており，その差は多彩で興味深い．性差研究はまだ未開の地として残っている．

文献

1） Schiaffino S & Reggiani C：Physiol Rev, 91：1447-1531, doi:10.1152/physrev.00031.2010（2011）
2） Rosa-Caldwell ME & Greene NP：Biol Sex Differ, 10：43, doi:10.1186/s13293-019-0257-3（2019）
3） Wüst RC, et al：Exp Physiol, 93：843-850, doi:10.1113/expphysiol.2007.041764（2008）
4） Haizlip KM, et al：Physiology (Bethesda), 30：30-39, doi:10.1152/physiol.00024.2014（2015）
5） Sakai H & Imai Y：Endocr J, 71：437-445, doi:10.1507/endocrj.EJ23-0691（2024）
6） Yoh K, et al：Int J Mol Sci, 24：1853, doi:10.3390/ijms24031853（2023）
7） Venken K, et al：J Bone Miner Res, 21：576-585, doi:10.1359/jbmr.060103（2006）
8） Hosoi T, et al：Proc Natl Acad Sci U S A, 120：e2218032120, doi:10.1073/pnas.2218032120（2023）
9） Sakakibara I, et al：iScience, 24：102303, doi:10.1016/j.isci.2021.102303（2021）
10） Sakai H, et al：Proc Natl Acad Sci U S A, 121：e2407768121, doi:10.1073/pnas.2407768121（2024）
11） Nagai S, et al：Biochem Biophys Res Commun, 480：758-764, doi:10.1016/j.bbrc.2016.10.129（2016）
12） Ribas V, et al：Sci Transl Med, 8：334ra54, doi:10.1126/scitranslmed.aad3815（2016）
13） Yoh K, et al：Biochem Biophys Res Commun, 628：11-17, doi:10.1016/j.bbrc.2022.08.064（2022）
14） Seko D, et al：Stem Cell Reports, 15：577-586, doi:10.1016/j.stemcr.2020.07.017（2020）
15） Yoshioka M, et al：J Mol Endocrinol, 36：274-259, doi:10.1677/jme.1.01964（2006）
16） Welle S, et al：PLoS One, 3：e1385, doi:10.1371/journal.pone.0001385（2008）
17） Christianto A, et al：Commun Biol, 4：1264, doi:10.1038/s42003-021-02790-y（2021）
18） Minchenko A, et al：J Biol Chem, 277：6183-6187, doi:10.1074/jbc.M110978200（2002）
19） Imbert-Fernandez Y, et al：J Biol Chem, 289：9440-9448, doi:10.1074/jbc.M113.529990（2014）
20） Mode A & Gustafsson JA：Drug Metab Rev, 38：197-207, doi:10.1080/03602530600570057（2006）
21） McManus JF, et al：Eur J Haematol, 105：247-254, doi:10.1111/ejh.13431（2020）
22） Takahashi F, et al：Cell Rep, 43：113715, doi:10.1016/j.celrep.2024.113715（2024）
23） MacLean HE, et al：FASEB J, 22：2676-2689, doi:10.1096/fj.08-105726（2008）
24） Shimizu N, et al：Nat Commun, 6：6693, doi:10.1038/ncomms7693（2015）
25） KITAY JI：Endocrinology, 73：253-260, doi:10.1210/endo-73-2-253（1963）
26） Quinn MA & Cidlowski JA：FASEB J, 30：971-982, doi:10.1096/fj.15-278309（2016）
27） Cruz-Topete D, et al：J Am Heart Assoc, 8：e011012, doi:10.1161/JAHA.118.011012（2019）

＜筆頭著者プロフィール＞
諸橋憲一郎：九州大学理学研究科で大村恒雄教授の指導のもと，1986年に理学博士を取得．その後，理学部生物学科助手，医学系研究科助手を経て，'96年より基礎生物学研究所教授．2007年より九州大学医学研究院教授．'23年に退職し，現在は久留米大学医学部客員教授．長く，性腺を対象とする性研究に携わってきたが，還暦を迎える頃に一念発起し，骨格筋と副腎皮質の性差研究を開始した．この研究を推進してくれたスタッフや大学院生に感謝したい．

Overview

マウスやショウジョウバエモデルから宇宙環境まで，多様な視点で骨格筋老化に迫る

高橋　智

骨格筋の老化は，加齢に伴い筋力や筋量が減少する現象であり，サルコペニアとよばれる状態として知られている．この現象は，高齢者の生活の質や自立性に大きく影響し，さまざまな疾患リスクを高める要因ともなる．特に，超高齢社会に突入したわが国においては，サルコペニア対策は重要な公衆衛生課題の一つとなっており，その予防や治療に向けた研究の必要性がますます高まっている．本章では，骨格筋老化に関連する多様なモデルを用いて，そのメカニズムや関連する要因について専門家が解説する．

まず，第3章-1ではマウスモデルに焦点を当て，加齢による筋肉の変化を理解するための基本的な研究手法や研究動向を紹介する．特に，自然老化マウスモデルを用いることで，加齢による筋量の減少や機能低下のプロセスを詳細に把握することが可能となる．次に第3章-2では，がんカヘキシアにおける骨格筋の変化と，モデル生物であるショウジョウバエを用いた研究をとり上げる．カヘキシアは，がん患者にみられる深刻な筋肉減少の一例であり，そのメカニズム解明は，カヘキシアだけでなく，サルコペニアやその他の筋萎縮にも応用できる可能性がある．また，骨格筋はほぼすべての多細胞生物の体を支え，動きを生み出す共通の構造である．さらに骨格筋はさまざまな環境変化に柔軟に適応する可塑性をもつが，その機構や方法は多彩であることから，多様な生物種を用いた骨格筋研究には哺乳類を使った研究だけでは見えてこない新たな発見の可能性を秘めている．

また，第3章-3で取り上げる神経筋接合部（NMJ）の老化に伴う筋肉への影響についても重要な視点である．NMJは筋肉の動作に欠かせない構造であり，その劣化は筋力の低下を引き起こすため，老化による筋機能低下の一因となる．そしてさらに第3章-4では，筋ミトコンドリアと骨格筋老化との関連性についても議論する．骨格筋ミトコンドリアは筋肉のエネルギー供給を担う重要な器官であり，その機能障害は骨格筋代謝のみならず，全身性の代謝障害，そして肥満や糖尿病などの疾患リスクを上昇させ，老化による筋肉の機能低下を加速させていく．加えて第3章-5では，宇宙空間での筋適応について，特に筋線維タイプと老化の関係についても言及する．宇宙では微小重力により筋萎縮と筋線維タイプ変化が誘発されることが知られており，地上では見つけることが難しいユニークな発見が期待でき，異なった視点から骨格筋の抗老化戦略を見出すことができる．また第3章-6では，ビタミンDとサルコペニアの関連性についても触れる．ビタミンDは筋肉の健康に不可欠な栄養素であり，その欠乏が筋老化を促進する可能性が示唆されている．最後の第3章-7では，中枢（視床下部）と骨格筋の機能連関に注目し，骨格筋の運動機能やサルコペニアに及ぼす影響について議論する．本章では，これら多様なモデルを通じて，骨格筋老化とサルコペニアの複雑なメカニズムに迫り，今後の予防・治療法の開発に向けた新たな知見を提供する．

1. サルコペニア・フレイル研究に用いられる動物モデル

小木曽 昇，棟居佳子

筋骨格系の老化は，骨や筋肉の機能低下に伴い，サルコペニアやフレイル等の症状を引き起こす．根底となる成因や分子メカニズムを解明し，効果的な治療法を開発することは，高齢者（あるいは患者）の生活の質を向上するためにきわめて重要である．実験用マウスは遺伝学的および生理学的にヒトに類似しており，繁殖しやすく，遺伝子組換え動物の作製が容易で，平均寿命が３年程度であり，さらには遺伝子データベースが整備されている等の理由から，老化・老年病研究に最も広く使用される実験動物である．特に遺伝子組換えマウスは，遺伝子発現を組織特異的あるいは時期特異的に制御することも可能であり，サルコペニアやフレイルの成因解明の基礎研究においても画期的なツールとして活用されている．本稿では，サルコペニア・フレイル研究に使用されるモデル動物や，自然老化マウスの特性を概説し，今後の筋骨格系老化研究の発展につながる情報を提供したい．

はじめに

筋骨格系の老化は，骨，筋肉，腱，靱帯，関節と軟骨，結合組織などに現れる加齢に伴う機能低下を指す[1]．これらの進行はフレイル，骨粗鬆症，サルコペニアなどの症状を引き起こすことが多く，身体能力の低下やストレス要因の感受性が高まり，高齢者の健康に悪影響を及ぼす．フレイル，骨粗鬆症，サルコペニアの発症には密接に絡み合った関係があり，これらが組み合わさることで生じる身体機能低下が，最終的に要介護者の増加や高齢者の生活の質の低下につながっている[2]．筋骨格系疾患の基礎となるメカニズムを究明し，予防法・治療法を開発することは，つらい骨格筋疾患の症状の緩和だけでなく，高齢者の健康的な生活および生活の質の向上に重要である．

老化・老年病研究に最も広く使用される実験動物はマウスである．その理由として，遺伝学的および生理学的にヒトに類似していること，繁殖が容易であること，遺伝子組換え動物の作製がしやすいこと，平均寿命が3年程度であること，遺伝子データベースが整備されていること等があげられる[3) 4)]．遺伝子組換えマウスは，標的遺伝子の組織特異的あるいは時期特異的

[略語]
SAM：Senescence-Accelerated Mouse
SPF：Specific Pathogen Free

Animal models used in sarcopenia and frailty research
Noboru Ogiso[1) 2)] /Yoshiko Munesue[1)] ：Laboratory of Experimental Animals, Center for Core Facility Administration, Research Institute, National Center for Geriatrics and Gerontology[1)] /Department of Medical Sciences, Major of Medical Laboratory Sciences, Faculty of Health and Medical Sciences, Aichi Shukutoku University[2)] （国立長寿医療研究センター研究所研究推進基盤センター実験動物管理室[1)] ／愛知淑徳大学健康医療科学部医療貢献学科臨床検査学専攻[2)]）

な発現制御も可能であり，サルコペニアやフレイルのメカニズム解明の基礎研究には画期的なツールとして研究に活用されている．遺伝子組換え技術の発展により多くのマウス系統が作製され，病因解明に向けて研究が進められている．一方，マウスは飼育環境や系統により生理生体学的な表現型が異なるため，研究目的に応じてこれらの点を考慮する必要がある[5]．本稿では，サルコペニア・フレイル研究に使用されるマウスモデルや自然老化マウスの特性を概説し，今後の骨格筋研究の発展につながる情報を提供する．

1 マウスの遺伝的背景と実験で見落としがちな再現性にかかわる因子

実験動物でよく用いられるマウス系統についてはゲノムが定義されており，「マウスゲノム情報学（mouse genome informatics：MGI）」，「マウス・フェノーム・データベース（The Mouse Phenome Database：MPD）」などのデータベースでさまざまなマウスの系統の標準的なデータがまとめられている[6)～8)]．実験に汎用されるマウスは，C57BL/6（B6）マウスである．B6マウスのバックグラウンドは，ジャクソン研究所由来の「J」（B6J）およびNIH由来の「N」（B6N）があり，20を超える亜系統※が世界各地で育成されている．これらB6マウス亜系統間の行動形質，脳神経学的形質，心血管形質，代謝形質等の表現型や遺伝的な違いについては，目加田らが総説している[5]．亜系統に特異的な，特定の対立遺伝子変異体に起因する表現型もあることから，研究の目的によっては亜系統の選択が実験結果に影響する可能性がある．具体的には，①B6JマウスにおけるCdh23変異の対立遺伝子変異体は，難聴の発症を遅らせることがあること[9]，②B6JマウスでみられるNNT（Nicotinamide Nucleotide Transhydrogenase）遺伝子の変異がブドウ糖負荷試験に影響すること[10,11]，③インスリン／インスリン様成長因子（IGF）シグナル伝達の1つであるIGF-1（insulin-like growth factor1）レベルの亜系統間における違いが，寿命や腎機能の変化，免疫細胞，歩行，および心機能などの代謝や加齢と関連性があることなどがあげられる[12]．

※　**マウス亜系統**

遺伝的に均一なマウス系統（近交系）からわかれて特定の遺伝的特徴や表現型をもつようになったコロニーを指す．異なる研究用途や実験条件に応じて，同じ系統でも異なる亜系統が利用されることがある．亜系統は，長期間にわたって異なる研究施設や繁殖計画で飼育されるなかで，わずかな遺伝的変化が蓄積することで形成されることが多い．例えば，C57BL/6マウス以外に免疫学研究で使用されるBALB/cJとBALB/cByJ，てんかんや聴覚研究で使用されるDBA/2JとDBA/2Nがある．

さらに，マウスの生物学的因子（遺伝学的素因，SPF飼育などの特殊な微生物学的素因）や環境的因子（物理的因子，化学的因子，社会的因子），特に飼育環境〔単飼育，複数飼育，ファイティング（喧嘩），過度のバーバリング（毛刈り行動），実験者のハンドリング，あるいは環境エンリッチメント（動物福祉の観点での飼育環境の工夫）の使用〕は，加齢に伴うサルコペニアやフレイルの発症時期や症状，寿命等の表現型に影響しうると考えられる．これらの因子を検討し，マウスの飼育環境を最適に保つことは，実験動物福祉的な配慮としてはもとより，実験データのばらつきの回避，動物実験の再現性の確保にもつながる（**図1**）[13]．

2 サルコペニア・フレイル研究に用いるマウスモデル動物

筋骨格系研究におけるマウスモデルにはさまざまな遺伝子組換え動物やミュータント（突然変異），近交系，自然老化マウス等があり，それぞれのモデルには以下のような特性があり，研究目的に応じて選択される（**表**）．

1）老化促進モデル（SAM）マウス[14,15]

このモデルは，KR/Jマウスの選択的な近親交配によって開発され，短命で早い老化を示すSAMPと老化が中程度で典型的な寿命を示すSAMRに分類され，加齢に伴う筋骨格系の変化の研究に利用される．SAMP8マウスは筋力や持久力が早期に低下し，骨密度の減少や認知機能障害も観察されるなど，サルコペニアやフレイルの症状が早期に現れるため，これらの疾患の進行を短期間で評価できるモデルとして有用である．

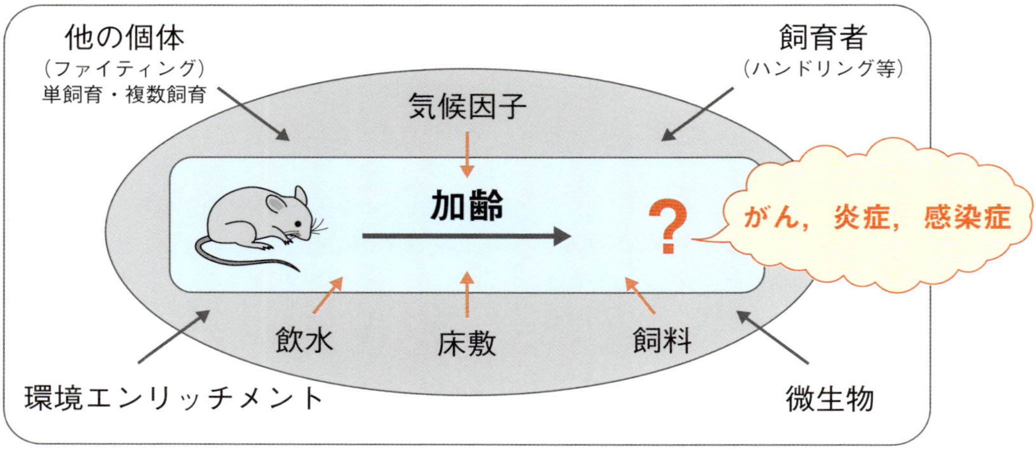

図1　マウスの生物学および環境学的な要因による実験データのばらつきや再現性にかかわる因子
マウスの生物学的（遺伝学，微生物学）因子と環境学的（物理的，化学的）な因子により，サルコペニアやフレイル等の発症時期や症状の進行が異なることが考えられる．

表　サルコペニア・フレイルの研究で用いられる主なマウスモデル

	SAMP8	Zmpste24 $^{-/-}$	Ercc1 $^{-/\Delta}$	PolgA
寿命		～30週齢	～約20週齢	～約48週齢
メカニズム		Laminin A欠損	DNA損傷修復	ミトコンドリア機能障害
フレイルと関係する表現型	• 脊柱後弯症 • アルビノ • 体重減少 • 体重スコア減少	• 体重減少 • 脱毛 • 脱毛脊柱後弯症	• 体調状態不良 • 歩行障害 • 脊柱後弯症 • 難聴	• フレイル指数（FI） • 難聴 • 脊柱後弯症 • 体重減少 • 脱毛症
サルコペニア	• 運動活動量低下 • 筋力低下 • 筋肉量減少 • 筋線維サイズ減少 • 疲労度上昇	• 運動活動量低下 • 筋力低下 • 筋ジストロフィー • 筋線維異常 • 筋核（myonuclei）数の増加	• 運動活動量低下 • 筋力低下 • 筋肉量減少 • 筋ジストロフィー	• 運動活動量低下 • 筋力低下 • 筋肉量減少
その他特徴	• 筋萎縮が遅い	• 選択的な筋力の低下	• 生殖能力の低下	• 生殖能力の低下

自然老化マウス（老化促進モデル）や遺伝子組換えモデルマウスは，サルコペニア・フレイルの症状発症時期や進行が異なることや系統の特性があるため，研究目的に応じて選択する必要がある．

2）遺伝子組換えマウス

ⅰ）Zmpste24ノックアウトマウス（DNA修復障害モデル）[16)～18)]

核膜タンパク質の異常により老化促進を示すモデルで，筋骨格系の脆弱性や早期老化が特徴である．このモデルは筋細胞の脆弱性や構造異常を伴う筋肉や骨の衰えを再現し，フレイルや筋肉減少症の進行メカニズムの解明，特にプロジェリア症候群の研究に役立つ．

ⅱ）ERCC1ノックアウトマウス（ラミノパシー関連モデル）[19) 20)]

このマウスはDNA修復の欠陥によって老化促進を示すモデルで，筋肉や骨の早期劣化が観察される．骨格筋の減少，筋力低下，骨密度低下といった典型的なフレイルの症状がみられるため，加齢関連の筋骨格系の変性を理解するために有用である．また，DNA修復と加齢の関係が明らかにできれば，老化に伴う筋骨格系疾患の新たな治療標的の発見にもつながるだろう．

その他に，IL-10[21)] およびSod1ノックアウトマウ

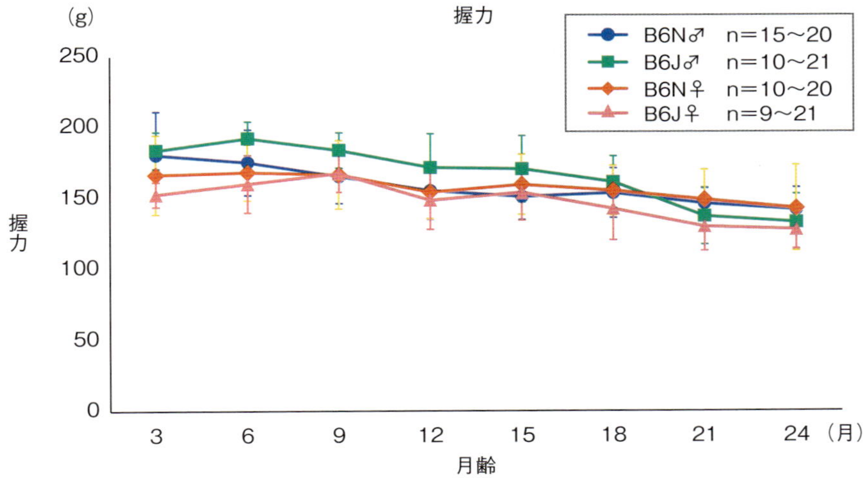

図2　自然老化マウスを用いた握力試験による加齢変化
B6亜系統マウスでは，6カ月齢頃から前肢の筋力の低下が徐々に観察されたが，加齢による顕著な変化は認められなかった．

ス[22]は，主に筋力低下と筋肉量の減少の両方を示すため，サルコペニアに焦点を当てた研究で広く利用されている．IGF-1，PI3K，Akt1ノックアウトマウス，TNF-α過剰発現マウスは，サルコペニアの発症に関与する経路の研究において特に有用である[23]．また，Cre-loxPシステムを利用したMCK-Cre[24]，HAS-Cre（ACTA1-Cre）[25]，Myl1-Cre[26]，ACTA1-Cre[27]，Pax7-Cre^{tml}マウス[28]が知られている．これらのモデルは，特定の遺伝子とシグナル伝達経路を標的とすることにより，加齢に伴う筋肉の喪失を予測する分子メカニズムに関する研究に有用である．

3）ミュータントマウス

ⅰ）mdxマウス（筋ジストロフィーモデル）[29]

デュシェンヌ型筋ジストロフィー（DMD）をモデル化したmdxマウスは，筋細胞膜を安定させるジストロフィンが欠損しており，筋損傷や筋力低下が観察される．mdxマウスは通常，若年性筋萎縮や筋肉の脆弱性を研究するために使用されるが，老齢個体においてはフレイルの進行に類似した筋力低下や耐久力低下がみられるため，フレイルの一部の側面を評価するためにも利用されている．

ⅱ）PolgAマウス

ミトコンドリアDNA（mtDNA）ポリメラーゼ（PolgA）に変異をもつマウスで，体性幹細胞の機能障害によるゲノムDNA修復欠損がさまざまな早老症表現型を示す．このマウスは，約48週間程度の比較的短い寿命に加え，後弯症，脱毛症，聴覚障害，加齢による体重減少など，老化のいくつかの特徴を示す[30]．また注目すべき点として，40週齢の時点で，白髪の毛皮，毛皮の波立ち，腹部の膨張，後弯症など，老化に関連する特性の有病率が高いこと，フレイルの症状が進行していることなどがあげられる[31]．

4）自然老化マウス

サルコペニア・フレイルに関連するマウスモデルを前述のとおり紹介したが，自然老化マウスを使用することも多い．国立長寿医療研究センターでは，実験動物福祉（2Rs：Refinement，Reduction）に配慮した飼育管理（長期飼育に適切な環境コントロール）を行っており，B6亜系統（C57BL/6NCrSlc，C57BL/6J）を加齢育成する「エイジングファーム」を維持している．マウスの社会性を考慮しつつ，適切なハンドリングや環境エンリッチメント（目的に応じたエンリットメントの選択と使用期間の設定，床敷の材質や形状，固さなど）の整備等により，長期間の飼育環境を適切にコントロールすることで，およそ2年間をかけて良質な自然老化マウスを作製している．また，研究目的に応じて単飼育または複数飼育をすることで，サルコペニア・フレイルの自然発症や症状進行等のコントロール

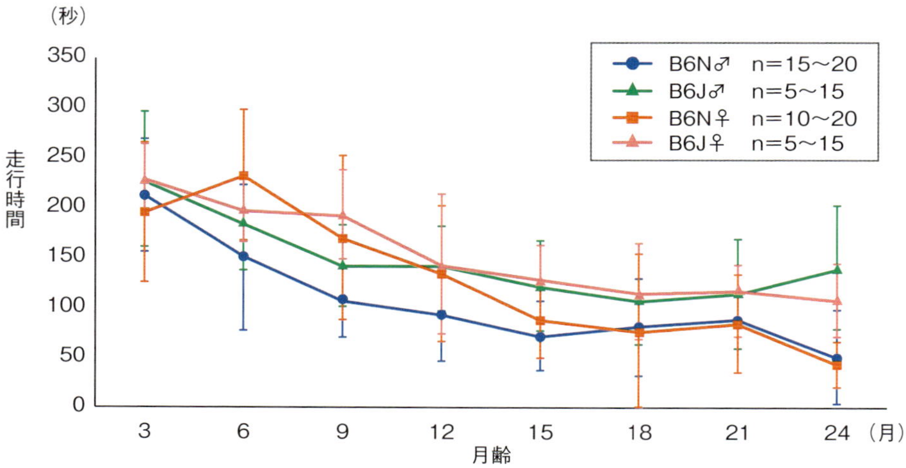

図3 自然老化マウスを用いたロータロッド試験による加齢変化
B6亜系統マウス（雌雄含め）3カ月齢頃から徐々に減少し，筋力の低下が認められた．B6Nマウスは体重による影響も示唆された．

をすることも可能であると考えられている[13]．

自然老化マウスを用いて，サルコペニアの診断基準となる握力（前肢）試験※2およびロータロッド試験※3による運動機能の加齢変化を調べると，握力試験では6カ月齢頃より徐々に握力低下が認められたものの，年齢，亜系統間，雌雄間で有意な変化はみられなかった（**図2**）．一方，ロータロッド試験では3カ月齢頃から徐々に筋力の低下が認められた（**図3**）．特にB6Nマウスの雄では，加齢に伴う体重の増加がロータロッド試験の走行時間に影響することが示唆された．また，自然老化マウスの記憶や学習の評価としてノベルオブジェクト探索試験※4を実施し，若月齢と高月齢で比較した結果，高月齢マウスの認知機能の低下が認められた（**図4**）．さらに，運動量や多動性，不安関連行動の評価に用いるオープンフィールド試験においても高月齢マウスの行動量の低下が観察されており，フレイルと認知機能を評価するためのモデル動物としても自然老化マウスは有用と考えられる．

※2 握力（前肢）試験

握力試験は，筋力の評価を行う試験である．試験装置の小さなグリップにマウスを掴まらせ，しっぽを手で後方に引っ張り，グリップを離すまでに加わった握力の最大値を測定する．各マウスは，くり返し試験が可能なため，握力試験は病気の進行や介入の長期的効果を測定するのに最適な試験である．筋ジストロフィーやパーキンソン病，多発性筋炎などの研究でも使用されている．

※3 ロータロッド試験

ロータロッド試験は，協調運動と平衡性，運動学習を評価する試験である．マウスは最低速度で回転するロッドのうえに置かれ，回転速度は徐々に速くなる．マウスがバランスを崩してロッドから落下すると，ロッドは自動的に停止し，落下までの時間と落下時のロッドの速度が記録される．

おわりに

本稿ではサルコペニア・フレイル研究に用いるマウスモデル動物について紹介した．実験用マウスは，老化・老年病に限らず，疾患のメカニズムや病因解明，治療効果を評価するのに適切なツールである．特に遺

※4 ノベルオブジェクト探索試験

ノベルオブジェクト探索試験は，マウスの学習記憶のさまざまな側面を評価するための試験で，物体認識テストともよばれている．記憶増強化合物の有効性，ある種の他の化合物の記憶への（ネガティブ）効果，遺伝学または年齢の記憶への影響などを試験するために使用されている．マウスは2つ以上のオブジェクトがある環境におかれ，これらをしばらく探索する．次に，オブジェクトの1つが別の新奇オブジェクトに置き換えられると，記憶が正常に機能している場合，新奇オブジェクトを探索する方が，馴染みのあるオブジェクトを探索するよりも多くの時間を費やす．しかし，すべてのオブジェクトの探索時間が同じであれば，これは記憶不足と解釈することができる．

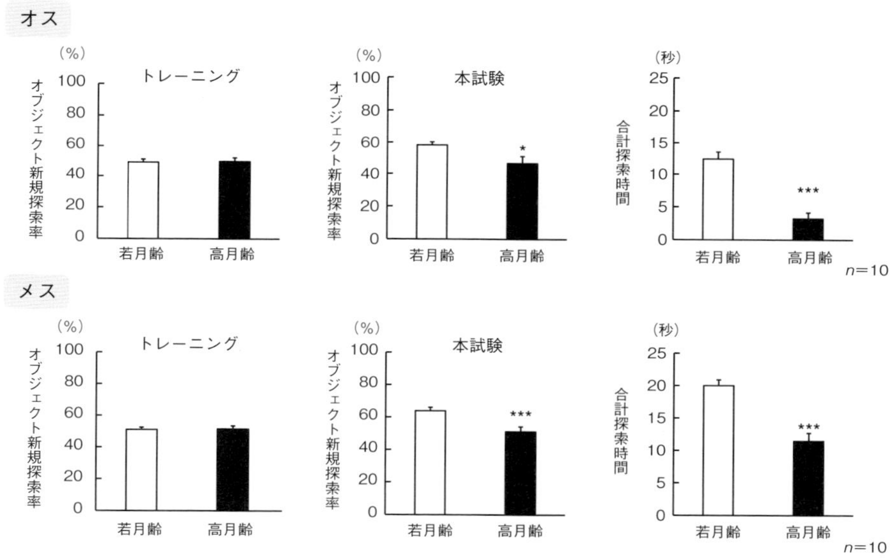

図4　B6Jマウスを用いたノベルオブジェクト探索試験による若月齢と高月齢の比較
B6Jマウス雌雄ともに老齢マウスの認知機能の低下が認められた．（藤田医科大学・毛利彰宏教授より資料提供）

伝子組換えマウスは，研究に強力なツールとしてさらに多くの系統あるいはラインが作製されることが期待される．他方，遺伝子組換え動物は，組織特異的な発現・制御や時期特異的な制御を主とした限局した部位（遺伝子，タンパク質，組織，臓器等）を究明することが多く，加齢を考慮した長期飼育（1年以上）に適さない系統も少なからずあることから，自然老化マウスを用いた生理・生体学的機能の加齢性変化に関する研究も進める必要がある．また，マウスは社会性があること，飼育環境の要因により疾患の発症や症状等の表現型が変化する可能性もあることを考慮する必要がある．今後，これらの研究ツールを最大限に利用して，骨格筋研究の病因解明や治療につながることが期待される．

文献

1）Roberts S, et al：Acta Orthop, 87：15-25, doi:10.1080/17453674.2016.1244750（2016）
2）Fulop T, et al：Biogerontology, 11：547-563, doi:10.1007/s10522-010-9287-2（2010）
3）Fontana L & Klein S：JAMA, 297：986-994, doi:10.1001/jama.297.9.986（2007）
4）World Health Organization. Health Topics. Aging and health-factsheets. https://www.who.int/news-room/fact-sheets/detail/ageing-and-health（2024年12月閲覧）
5）Mekada K & Yoshiki A：Exp Anim, 70：145-160, doi:10.1538/expanim.20-0158（2021）
6）Eppig JT, et al：Mamm Genome, 26：272-284, doi:10.1007/s00335-015-9589-4（2015）
7）Bogue MA, et al：J Gerontol A Biol Sci Med Sci, 71：170-177, doi:10.1093/gerona/glu223（2016）
8）Mouse Phenome Database at The Jackson Laboratory https://phenome.jax.org/
9）Henry KR & Chole RA：Audiology, 19：369-383, doi:10.3109/00206098009070071（1980）
10）Freeman HC, et al：Diabetes, 55：2153-2156, doi:10.2337/db06-0358（2006）
11）Toye AA, et al：Diabetologia, 48：675-686, doi:10.1007/s00125-005-1680-z（2005）
12）Newgard CB & Pessin JE：J Gerontol A Biol Sci Med Sci, 69 Suppl 1：S21-S27, doi:10.1093/gerona/glu058（2014）
13）Garzón J & Del Río J：Eur J Pharmacol, 74：287-294, doi:10.1016/0014-2999(81)90047-9（1981）
14）Takeda T, et al：Exp Gerontol, 32：105-109, doi:10.1016/s0531-5565(96)00036-8（1997）
15）Takeda T：Neurobiol Aging, 20：105-110, doi:10.1016/s0197-4580(99)00008-1（1999）
16）Bergo MO, et al：Proc Natl Acad Sci U S A, 99：13049-13054, doi:10.1073/pnas.192460799（2002）
17）Denecke J, et al：Hum Mutat, 27：524-531, doi:10.1002/humu.20315（2006）
18）Wang Y, et al ： Proc Natl Acad Sci U S A, 119 ：e2118695119, doi:10. 1073/pnas.2118695119（2022）
19）Weeda G, et al：Curr Biol, 7：427-439, doi:10.1016/s0960-9822(06)00190-4（1997）

20） Eriksson M, et al：Nature, 423：293-298, doi:10.1038/nature01629（2003）
21） Walston J, et al：J Gerontol A Biol Sci Med Sci, 63：391-398, doi:10.1093/gerona/63.4.391（2008）
22） Deepa SS, et al：Geroscience, 39：187-198, doi:10.1007/s11357-017-9975-9（2017）
23） Baek SJ, et al：J Endocrinol Invest, 37：247-260, doi:10.1007/s40618-013-0011-3（2014）
24） Brüning JC, et al：Mol Cell, 2：559-569, doi:10.1016/s1097-2765(00)80155-0（1998）
25） Miniou P, et al：Nucleic Acids Res, 27：e27, doi:10.1093/nar/27.19.e27（1999）
26） Bothe GW, et al：Genesis, 26：165-166（2000）
27） Rao P & Monks DA：Dev Neurobiol, 69：401-406, doi:10.1002/dneu.20714（2009）
28） Bosnakovski D, et al ： Stem Cells, 26 ： 3194-3204, doi:10.1634/stemcells.2007-1017（2008）
29） Sicinski P, et al：Science, 244：1578-1580, doi:10.1126/science.2662404（1989）
30） Kujoth GC, et al：Cancer Res, 66：7386-7389, doi:10.1158/0008-5472.CAN-05-4670（2006）
31） Scheuren AC, et al：J Cachexia Sarcopenia Muscle, 11：1121-1140, doi:10.1002/jcsm.12588（2020）

<筆頭著者プロフィール>

小木曽 昇：1986年藤田保健衛生大学衛生学部卒業，'86～88年，国立福井医科大学（現国立大学法人福井大学）医学部付属病院検査部，'88～2004年，岡崎国立共同研究機構（現 自然科学研究機構）生理学研究所，'00年，藤田保健衛生大学大学院医学研究科（笠原正男教授）で博士号（医学）の学位取得，'04～11年，国立大学法人名古屋大学大学院医学系研究科附属医学教育研究支援センター，'11～24年，国立研究開発法人国立長寿医療研究センター研究所実験動物管理室室長．'24年から研究員として，動物倫理や愛護の観点から老化・老年病モデル動物の適正な飼育管理の標準化をめざし，加齢に伴う生理・生体変化とそこからつながる加齢および老年疾患のメカニズムを個体から臓器，細胞，遺伝子レベルで解き明かし治療法・予防法の開発につなげるべく研究を進めている．

2. Fly High ——ショウジョウバエが切り開くサルコペニア研究

岡田守弘

筋肉の消耗は老化における普遍的な特徴であり，昆虫から哺乳類に至るまで広範な生物に観察される．これまでの多様なモデル生物の活用により，高齢動物の筋肉量と機能を改善する分子機構が明らかにされ，サルコペニア研究の分野は著しく進展してきた．しかし，その発症と進行は多因子が複雑に絡み合っており，病態の原因となる分子機構には依然として多くの不明点が残されている．本稿では，個体レベルの解析に適したショウジョウバエを用いることで，サルコペニアの基本的なメカニズムに対する理解がどのように深まるか，その可能性について論じる．

はじめに

加齢に伴う筋肉量の減少と機能低下は，広範な生物種において普遍的に観察される生理学的現象である．これまでのサルコペニア研究は，主にマウスやラットなどの齧歯類を用いて行われており，筋肉の解剖学的，形態学的，機能的特性に関する詳細な情報が蓄積されてきた．近年では，その知見が分子レベルにまで拡張され，さらなるカタログ化が進行している．齧歯類モデルはヒトとの相同性の観点から多くの利点を有する．しかし，高齢化に時間を要し，その飼育にはコストと手間が伴うため，サルコペニアの基礎研究の進展に制約を与えていることは否めない．一方で，筋肉の構造と基本的な発生メカニズムは進化的に高度に保存されているため，無脊椎動物モデル生物（ショウジョウバエ，線虫など）を用いることにより，ヒトのサルコペニア研究における基本原理に関する重要な洞察を迅速に得ることができる可能性が高まる．私はショウジョウバエをモデル生物として用いて分子機構をシンプルに理解することで，ヒトを含む生物に共通する原理の発見にとり組んでいる．本稿では，がん悪液質におけるサルコペニア研究を中心に紹介し，“虫”をサルコペニア研究に用いる“無視”できない理由，魅力，および今後の展望を解説する．

1 ショウジョウバエをサルコペニアのモデルとして用いる利点

サルコメアの構造と機能は昆虫からヒトまで高度に保存されている．ヒトにおいて異なる形態や収縮特性をもつ筋肉が存在するように，ショウジョウバエ成虫も152の筋肉群を備え，飛行や歩行などの複雑な行動を実現している．成虫の骨格筋は大きく2つに分類される（**図1**）．一つは，主に胸部に位置し飛行運動を担

Drosophila as a novel model for sarcopenia
Morihiro Okada：Prefectural University of Hiroshima, Department of Life Science, Faculty of Bioresource Sciences（県立広島大学生物資源科学部生命環境学科生命科学コース）

A 脊椎動物

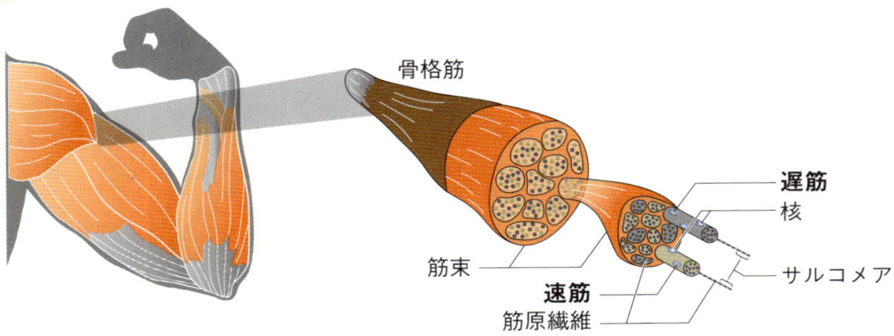

B ショウジョウバエ

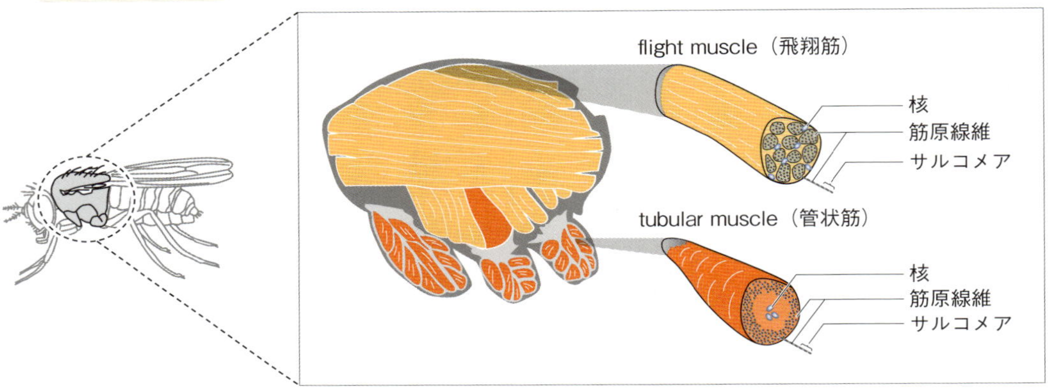

図1　ヒトとショウジョウバエの筋肉の比較
A）ヒトの骨格筋構造の模式図．ヒトを含む脊椎動物の速筋線維と遅筋線維は筋束内で束ねられ，筋肉を形成する．B）ショウジョウバエの骨格筋構造の模式図．ショウジョウバエの骨格筋は大きく2つに分類される．胸部に位置し飛行運動を担うflight muscle（飛翔筋）と腹部に存在し歩行や体の支持を担うtubular muscle（管状筋）である．脊椎動物でみられる多くの構造が進化的に保存されているが，筋肉には成体幹細胞〔衛星（サテライト）細胞〕が存在しないため，ショウジョウバエモデルを用いて得られた知見の解釈には慎重さが求められる．

う flight muscle（飛翔筋），もう一つは脚や腹部に存在し歩行や体の支持を担う tubular muscle（管状筋）である．この2つの筋肉はミトコンドリア含有量やミオシンアイソフォームの構成に違いがあり，哺乳類における速筋線維と遅筋線維の違いと類似している[1]．特に飛翔生物であるショウジョウバエではflight muscleが発達しており，体重の約70％を占める．また，F-アクチンに選択的に結合するため，哺乳類の筋肉を標識するときと同様に，ファロイジンを用いることで筋肉組織を視覚化することができる．

ショウジョウバエをサルコペニアのモデルとして用いる利点は主に4点あげられる．第1に，飼育が容易であり，加齢に伴う筋機能の低下が短期間（25℃で飼育した場合，寿命は約2カ月）内で観察可能であることから，研究の時間的・経済的コストの制限から解放される点である．

第2に，ショウジョウバエの洗練された「遺伝学的手法」を活用できる点である．サルコペニアの発症は複雑な多因子の関与が示唆されるが，きわめて限定的，かつ複数の組織・細胞で独立に特異的な遺伝学的操作を行うことで，候補因子の絞り込みを大規模・迅速に行うことができる．これにより，先入観にとらわれない新たな知見を得ることができるため，脊椎動物モデルでの検証と組合わせることで新規治療法の開発に貢献できる可能性がある．

第3に，生理状態を反映した筋肉の機能解析を行うことができる点があげられる．運動は加齢性疾患に対する効果的な治療法として注目されているが，実験用の小さなケージに収容される制約があるため，ライフサイクルを通して運動がサルコペニアに与える因果関係を齧歯類モデルで検証するには多くの制約が存在する．一方，体長2 mmのショウジョウバエは十分な空間が確保された飼育容器で飼育することができるため，自然に近い行動を維持しつつ，飛翔能力を指標とした筋肉機能の簡易な測定が可能である[2]．

第4に，ショウジョウバエの筋肉には成体幹細胞〔衛星（サテライト）細胞〕が存在しない点があげられる．この特徴は哺乳類の筋肉との大きな違いであり，ショウジョウバエモデルを用いて得られた知見の解釈には慎重さが求められる．しかし，成体幹細胞がないことで筋肉の再生が生じず，哺乳類における筋肉の再生の影響を排除した加齢に伴う筋肉量の減少と機能低下のメカニズムを解析する優れたモデルとなる．特に，筋肉量の減少と機能低下が不可逆的に起こるため，筋肉の消耗の要因を明確に特定しやすく，衛星細胞の多くを喪失した高齢者への治療開発にも有用なモデルとなりうる．

2 ショウジョウバエを用いたサルコペニア研究の進展

ショウジョウバエの老化研究は，1913年にRoscoe R Hyde博士が発表した報告が先駆けになる[3]．Hyde博士は，2つの近交系を交配させることで寿命の延長を観察し，この発見以降，ショウジョウバエは老化研究のモデル生物として広く利用されるようになった．しかし，サルコペニアに関する研究がはじめて行われるまでには，老化研究がはじまってから50年以上の時間が経過した．筆者が知る限りでは，1970年にMiquel Jamie博士のグループが発表した筋肉構造の超微細構造に関する報告が，ショウジョウバエにおけるサルコペニア研究の先駆けであると考えられる[4]．著者らは，1日齢と86日齢の野生型ショウジョウバエの筋肉の構造を電子顕微鏡で比較し，老化した個体の筋線維ではミトコンドリアの変性などの異常が観察されることを確認した．

ショウジョウバエにおけるサルコペニア研究の重要なマイルストーンは，2010年にFabio Demontis博士とNorbert Perrimon博士が発表した研究成果である．著者らは，「ショウジョウバエの筋肉におけるFOXO/4E-BPシグナル伝達が，老化した個体の全身のタンパク質恒常性を制御する」という重要な発見を報告した．この研究では，筋肉における転写因子FOXOとその標的である翻訳抑制因子4E-BPが，個体レベルでのタンパク質恒常性の維持に寄与していることが示された．また，筋肉におけるFOXO/4E-BPシグナル伝達の活性化は，オートファジー/リソソーム系の活性を維持し，筋肉の老化の遅延と寿命の延長に寄与することが明らかとなった[5]．

ショウジョウバエを用いた老化研究においては，腸組織に焦点を当てた研究がさかんに行われている一方で，筋肉組織に着目した老化研究は圧倒的に少ない．この背景には，腸の老化が寿命に与える影響が明確である点があげられる．さらに，腸幹細胞では細胞増殖とアポトーシスが活発に進行するため多様な分子マーカーが同定され，腸の各細胞にきわめて特異的な遺伝学的ツール（豊富なGAL4ライン）が研究の進展を後押ししている現状がある．対照的に，筋肉に着目した研究は，その科学的な重要性にもかかわらず，十分に進んでいない現状がある．

3 ショウジョウバエを用いたがん悪液質研究

近年，ショウジョウバエを用いたサルコペニア研究は，がん悪液質※1モデルの文脈において再び注目を集め，研究の活発化が進んでいる．がん悪液質のモデル生物としてショウジョウバエが用いられるようになったのは比較的最近のことであり，その先駆けとなったのが2017年に同時発表されたNorbert Perrimon博士（ハーバード大学）およびDavid Bilder博士（カリフォルニア大学バークレー校）の2つのグループからの研究である[6][7]．ショウジョウバエにがんを誘導すると，ヒトのがん悪液質患者と同様に全身の筋肉量や脂肪量の減少，さらに高血糖などの代謝異常が観察される．

※1　がん悪液質

筋肉や脂肪が著しく消耗する全身性の代謝異常を示す病態で，多くの進行がん患者に認められる．通常の栄養サポートで完全に改善することは困難である．

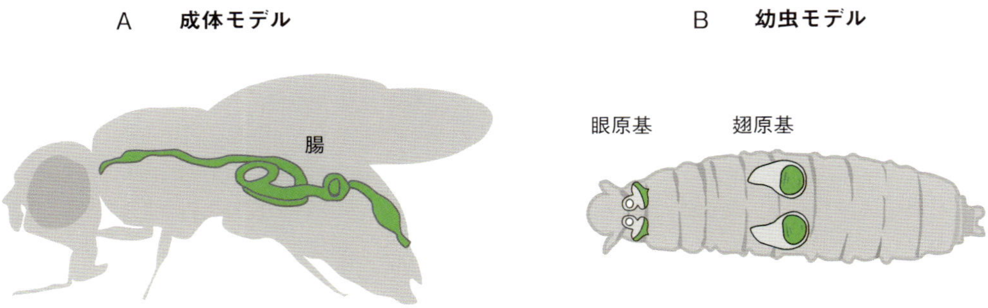

図2　ショウジョウバエを用いたがん悪液質モデル
A）成体モデルでは，主に成体の腸組織において遺伝学的にがんを誘導する手法が用いられる．古典的な方法として，成体の腹部にがん細胞を移植するモデルがあるが，熟練の手技が必要である点と再現性の問題から最近ではあまり用いられていない．B）幼虫モデルでは，主に細胞増殖が活発である眼や翅の成虫原基に遺伝学的にがんを誘導する手法が用いられる．幼虫モデルは遺伝子操作が容易であり，かつその解析が迅速に行えるという利点がある．

近年，Wei Song博士（武漢大学）率いる研究グループがこの分野で精力的に研究を進めており，いわゆるハイインパクトジャーナルに相次いで論文を発表し，ショウジョウバエがん悪液質モデルの認知度向上に貢献している[8) 9)]．

がん悪液質モデルには大きく分けて，成体に遺伝学的にがんを誘導する「成体モデル」と幼虫にがんを誘導する「幼虫モデル」の2種類に大別される（**図2**）．成体モデルでは，主に成体の腸組織において，哺乳類YAPやTAZのホモログである転写因子Yorkieの活性型を過剰発現させ，がんを誘導する手法が用いられる．このモデルでは筋肉量の減少とミトコンドリアの機能不全が認められるが，こうした筋線維の劣化は，脂質分解の増加とグルコース利用の低下に伴うエネルギー代謝の変化によって引き起こされると考えられている[10)]．これまでに，インスリン様成長因子結合タンパク質IGFBPオーソログImpL2[6) 7)]，PDGF/VEGFオーソログPvf1[11)]，IL-6オーソログUpd3[12)]といったがん分泌因子が同定され，これらが遺伝学的解析を通じて筋線維の劣化の原因となっていることが明らかとなった（**表**）．興味深いことに，Wei Song博士のグループは，がんが誘導された腸組織では腸内フローラが乱れていることに着目し，担がん個体の腸内細菌を除去し無菌条件下にすると，がん自体の増殖には影響がないにもかかわらず，筋肉のミトコンドリアの機能不全の改善と生存率の一部回復が認められることを報告した[8)]．

一方，幼虫モデルは遺伝子操作が容易であり，その解析も迅速に行えるため，がん悪液質を誘導する因子を新規に同定するための大規模解析を効果的に実施できる．このモデルでは，変異型がん原遺伝子（Rasなど）を過剰発現させ，同時に細胞極性因子（Scribなど）を抑制することによって，眼や翅の成虫原基[※2]に遺伝学的にがんを誘導する手法が用いられる．これまでの研究でTNF-αオーソログEiger[13)]，FGFオーソログBnl[14)]，MMP[15)]などのがん分泌因子が同定され，筋肉の変性への関与が明らかになった（**表**）．特に注目すべきは，平林 享博士（インペリアル・カレッジ・ロンドン）のグループによる報告である[14)]．この研究では，がん悪液質の進行に伴い，筋肉の分解により体液中のアミノ酸プロリン濃度が上昇することが示された．さらに，プロリンはがん細胞のSLC36ファミリーに属するアミノ酸トランスポーターを介して，がん細胞の過剰な増殖を促進する栄養源として利用されることが明らかになった．

われわれは主に幼虫モデルを用いて研究を行っている．その際，局所的に強いがんを誘導すると，幼虫の成長遅延やがんの転移による全身への影響が生じるため，結果の解釈が複雑になる．そこで，あえて変異型

> **※2　成虫原基**
> 昆虫が幼虫期から成虫期へと変態する際に成虫器官（翅，眼，脚など）へと分化する細胞集団．幼虫期から存在する各原基は，急激な細胞増殖と分化を経て，特定の成虫器官へと成長する．

表　がん悪液質モデルで同定された分泌因子と作用する臓器

がんモデル	がん分泌因子	ヒトオーソログ	作用する臓器
成体モデル 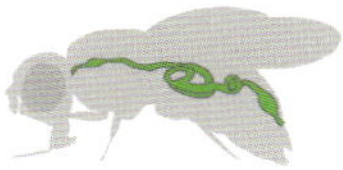	ImpL2	インスリン様成長因子結合タンパク質（IGFBP）	筋肉，肝臓，卵巣
	Pvf1	血小板由来成長因子（PDGF）/血管内皮細胞増殖因子（VEGF）	筋肉，肝臓
	Upd3	インターロイキン-6（IL-6）	筋肉
幼虫モデル 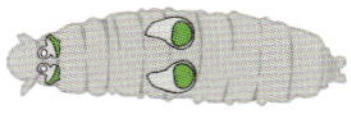	Bnl	線維芽細胞増殖因子（FGF）	筋肉
	MMP1	MMPs	筋肉，肝臓
	NetrinB	ネトリン-1	肝臓，筋肉（？）

これまで，ショウジョウバエ成体モデルと幼虫モデルを用いて複数のがん分泌因子が同定され，その多くは筋肉の変性への関与が明らかになった．

Ras遺伝子のみを幼虫の成虫眼原基異所的に発現させることで，前がん状態を誘導したモデルを採用している．このモデルを用いることで，がん細胞から分泌される「ネトリン（Netrin）」を新たに同定し，全身の代謝異常を改善することに成功した[16) 17)]．なお，このモデルでは，筋線維の劣化が顕著ではないため，がん細胞から分泌されるネトリンが筋肉の機能に及ぼす影響についてはいまだに明らかではない．現在，私たちは新たな成体モデルを構築し，この点について検証を進めている．

おわりに

ショウジョウバエを用いたサルコペニア研究は，がん悪液質研究の進展に伴い，分野として発展している．しかし，ショウジョウバエがもつモデル生物としての潜在能力は，まだ十分に活用されていないのが現状である．今後は，成虫ハエの単一細胞アトラス[18)]などの最新のデータベースを活用し，すでに同定された多くのがん悪液質因子の相互作用を探究することで，個体レベルでのがん悪液質の全貌を明らかにできると考える．そして，がん悪液質研究の発展は，サルコペニア研究にも新たな突破口と展開をもたらすと考える．今後も，がん悪液質の研究を進めるなかで，小さなハエが提供するサルコペニアの全容解明への重要な手がかりを引き続き探求していきたい．

文献

1）Nikonova E, et al：Semin Cell Dev Biol, 104：65-80, doi:10.1016/j.semcdb.2020.02.003（2020）
2）Gargano JW, et al：Exp Gerontol, 40：386-395, doi:10.1016/j.exger.2005.02.005（2005）
3）Hyde RR, et al：Indiana Sci Rep, 23：113-123（1913）
4）Takahashi A, et al：J Gerontol, 25：222-228, doi:10.1093/geronj/25.3.222（1970）
5）Demontis F & Perrimon N：Cell, 143：813-825, doi:10.1016/j.cell.2010.10.007（2010）
6）Kwon Y, et al：Dev Cell, 33：36-46, doi:10.1016/j.devcel.2015.02.012（2015）
7）Figueroa-Clarevega A & Bilder D：Dev Cell, 33：47-55, doi:10.1016/j.devcel.2015.03.001（2015）
8）Chen Y, et al：Immunity, 55：1594-1608.e6, doi:10.1016/j.immuni.2022.07.022（2022）
9）Xu W, et al：Nature, 624：425-432, doi:10.1038/s41586-023-06833-8（2023）
10）Saavedra P, et al：Nat Commun, 14：4943, doi:10.1038/s41467-023-40595-1（2023）
11）Song W, et al：Dev Cell, 48：277-286.e6, doi:10.1016/j.devcel.2018.12.003（2019）
12）Ding G, et al：Cell Rep, 36：109553, doi:10.1016/j.celrep.2021.109553（2021）
13）Hodgson JA, et al：Int J Mol Sci, 22：8317, doi:10.3390/ijms22158317（2021）
14）Newton H, et al：Nat Commun, 11：4653, doi:10.1038/s41467-020-18502-9（2020）
15）Lodge W, et al：Dev Cell, 56：2664-2680.e6, doi:10.1016/j.devcel.2021.08.008（2021）
16）Okada M, et al：EMBO J, 42：e111383, doi:10.15252/embj.2022111383（2023）
17）岡田守弘：実験医学, 42：522-527, doi:10.18958/7427-00001-0001353-00（2024）
18）Li H, et al：Science, 375：eabk2432, doi:10.1126/science.abk2432（2022）

<著者プロフィール>
岡田守弘：県立広島大学生物資源科学部，准教授．吉里勝利博士の指導のもと研究を開始し，2012年，広島大学理学研究科生物科学専攻修了（矢尾板芳郎博士），博士（理学）．米国NICHD/NIH研究員（Yun-Bo Shi博士），理化学研究所研究員（Yoo Sa Kan博士）を経て，'24年4月より現職．広島県庄原市の豊かすぎる自然に囲まれながら，研究室のセットアップに悪戦苦闘中．趣味：卓球（日本式ペンに極薄ラバー1枚のみを貼る超前陣変則速攻型）

3. 神経筋接合部の加齢変容とサルコペニアに対する新たな治療戦略

山内（井上）茜，山梨裕司

神経筋接合部（neuromuscular junction：NMJ）は骨格筋収縮の運動神経支配に必須，つまり呼吸を含めた個体の運動機能に必須のシナプスである．事実，その機能不全は筋力低下や筋萎縮を伴う筋無力症を引き起こす．ここ数十年の研究成果により，ヒトや齧歯類NMJの加齢に伴う形態・機能変化に関する知見が蓄積され，NMJの機能障害が加齢に伴う運動機能低下の一因として認められるようになった．本稿ではNMJの基本的な構造と形成・維持機構，加齢に伴うそれらの変容，ならびにNMJを標的とする加齢性の筋力低下やサルコペニアに対する新たな治療戦略の概要を紹介する．

はじめに

加齢に伴う運動機能の低下は，高齢者の生活の質の低下に直結する．加齢性の運動機能障害には，神経系と骨格筋系の加齢変容の関与が知られており，骨格筋量と筋力の病的な低下を特徴とするサルコペニアが高齢化社会の課題として注目されている．サルコペニアの発症には多様な因子の複雑な関与が想定されているが，骨格筋収縮の制御に必須のコリン作動性シナプスである神経筋接合部（neuromuscular junction：NMJ）の機能障害がその一因となることが認められている．

[略語]
ACh： acetylcholine
AChR： acetylcholine receptor
MuSK： muscle specific kinase
NMJ： neuromuscular junction

本稿ではヒトや齧歯類における研究から得られた加齢に伴うNMJの形態・機能変化やその分子機構に関する知見を紹介し，加齢性の運動機能障害に対するNMJ標的治療法開発の現状と課題について概説する．

1 NMJとは

神経筋接合部（neuromuscular junction：NMJ）は運動神経の軸索末端と骨格筋の主な構成要素である筋線維を結ぶ化学シナプスである（**図1A**）．一般に，哺乳類のNMJは各筋線維の中央部に1つだけ形成され，運動神経軸索末端の前シナプス部位から放出されるアセチルコリン（acetylcholine：ACh）を介した神経筋伝達により骨格筋収縮を制御し，呼吸を含めた運動機能に必須の役割を担っている．筋線維の細胞膜上に形成される後シナプス部位は，アセチルコリン受容体

Age-related alteration of neuromuscular junction (NMJ) and development of NMJ-targeted therapeutics for sarcopenia

Akane Inoue-Yamauchi/Yuji Yamanashi：Division of Genetics, Department of Cancer Biology, The Institute of Medical Science, The University of Tokyo（東京大学医科学研究所癌・細胞増殖部門腫瘍抑制分野）

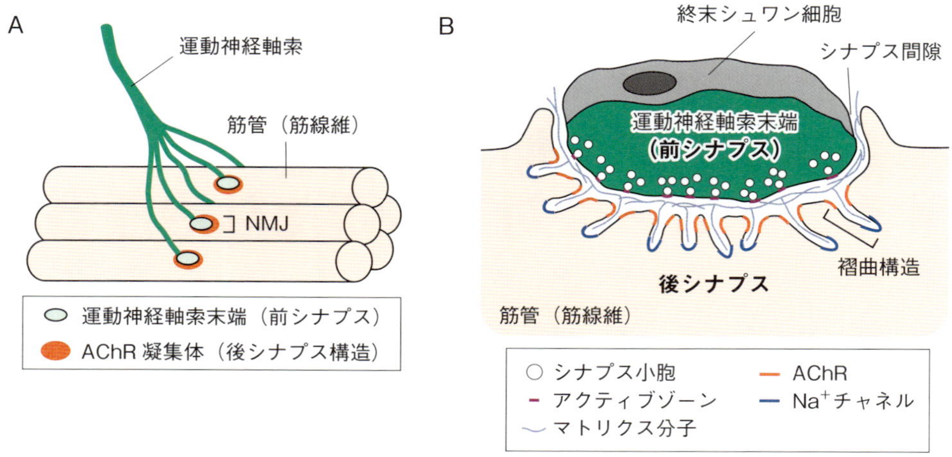

図1　NMJの概念図と微細構造の模式図

A）NMJの概念図．NMJは運動神経軸索末端（前シナプス）と筋管（筋線維）を結ぶコリン作動性のシナプスであり，筋管細胞膜上の後シナプス部位にはアセチルコリン受容体（AChR）が高度に凝集している．原則として，NMJは多核細胞である筋管の中央部に一つ形成される．**B**）NMJ微細構造の模式図．哺乳動物のNMJでは，終末シュワン細胞（tSC：terminal Schwann cell）に覆われた運動神経軸索末端（前シナプス）のアクティブゾーンから，シナプス小胞に蓄積されたアセチルコリン（ACh）がシナプス間隙に放出され，筋管側の後シナプス部位（後シナプス）に凝集するニコチン性のACh受容体（AChR）に結合することで筋収縮を誘導する．シナプス間隙にはラミニンなどのマトリクス分子やAChを分解するAChエステラーゼが局在している．後シナプス部位の筋管細胞膜は褶曲構造（junctional fold）を形成しており，アクティブゾーンに近接する当該褶曲構造の辺縁部（細胞膜側）にはAChRが，褶曲構造の底部（細胞質側）には電位依存性のNa^+チャネル（Nav1.4）が局在している．

（acetylcholine receptor：AChR）が高度に凝集しており，効率的な神経筋伝達を可能にしている．マウスNMJはその形成過程において劇的な形態変化を遂げる．すなわち形成初期（胎生中期～生後2週間）のAChR凝集体は楕円構造を呈し，複数の運動神経軸索が単一の後シナプス部位に入力するが，その後数週間でプレッツェル型の分岐構造をもつAChR凝集体へと変化を遂げ，単一の運動神経支配を受ける（**図2A**）．成熟したNMJでは髄鞘を形成しない，軸索末端局在型の終末シュワン細胞（terminal Schwann cell：tSC）が運動神経軸索末端を被覆し，後シナプス部位では筋細胞膜による褶曲構造（junctional folds）が形成される（**図1B**）．

2 加齢に伴うNMJの形態変化

1）齧歯類NMJの加齢変容

マウスやラットをはじめとする齧歯類を用いた多くの研究により，NMJの各構成要素の加齢に伴う形態変化が明らかにされてきた．前述のとおり胎生期のNMJ形成過程を経てプレッツェル型へと成熟したAChR凝集を特徴とする後シナプス部位は，加齢に伴い断片化し島状構造をとるようになる（**図2A**）[1, 2]．しかしながらAChR凝集体の断片化はNMJにおける神経筋伝達障害には直接関与せず，AChR凝集体の形態学的なリモデリングそれ自体は，その機能的特性の正確な予測因子ではないことが示されている[3, 4]．他方，前シナプスの運動神経においてもさまざまな加齢性の変化が観察され，運動神経の軸索直径の減少，軸索末端の後シナプス部位からの出芽（sprouting），軸索末端や軸索における小疱形成（blebbing）[1, 2]が知られている（**図2B～D**）．また，1つの後シナプス部位への複数の運動神経入力，あるいは運動神経軸索末端の後シナプスからの脱離（脱神経）も認知されている（**図2E～G**）[1, 2]．NMJの脱神経は必然的にNMJ機能の喪失と筋力低下をもたらすことから，加齢に伴う運動機能障害の一因と考えられる．また，電子顕微鏡を用いた解析から，シナプス間隙へのtSC突起の侵入やシナプス間隙の拡張，junctional foldの変性も報告されている[5]．

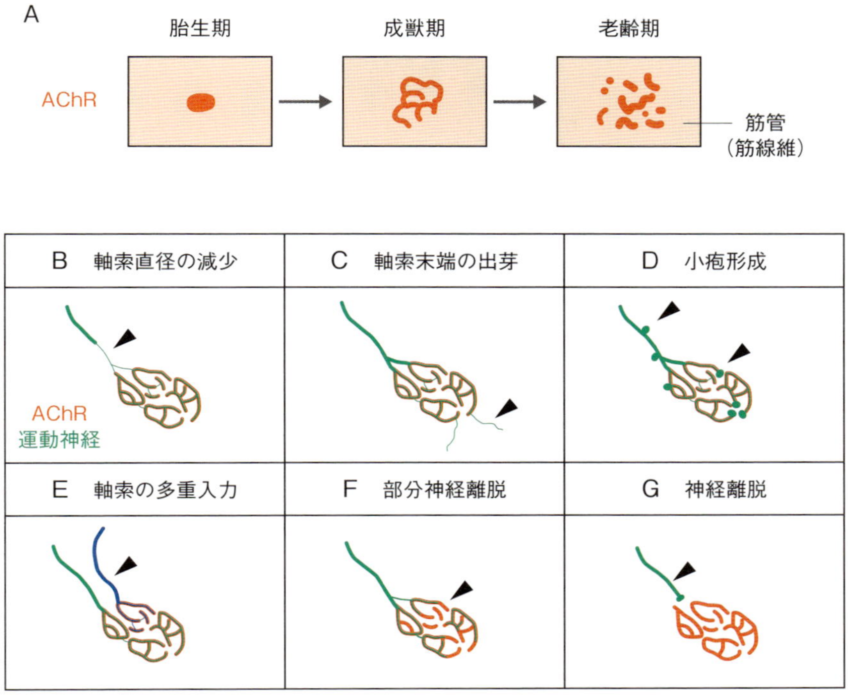

図2　マウスNMJ加齢変容の模式図
A）NMJ後シナプス構造の形成と加齢変容．胎生期に形成されたAChR凝集を特徴とする後シナプス構造は生後1カ月のうちに楕円構造からプレッツェル型の分岐構造へと変容し（成獣期），筋細胞膜の後シナプス部位には褶曲構造（**図1B**）が形成される．加齢に伴い後シナプス構造は断片化し島状構造をとるようになる（老齢期）．**B〜G**）NMJ前シナプス構造の加齢変容．後シナプス構造に入力する神経軸索の直径の減少（**B**），神経軸索末端の出芽（sprouting）（**C**），軸索末端やNMJ近傍の軸索への小疱形成（blebbing）（**D**），1つの後シナプス構造への複数の運動神経入力（**E**），軸索末端による後シナプス構造の被覆率の低下（**F**），軸索末端の脱離（**G**）．**B〜G**の各前シナプス加齢変容部位を矢尻で示した．（文献2をもとに作成）

2）ヒトNMJの加齢変容

加齢性の形態変化に関する研究が進み多くの知見が蓄積されている齧歯類のNMJに対し，ヒトNMJに関する研究は限られており，不明な点が多い．これまでにヒト死後筋組織においてNMJ加齢変容に関する研究が実施された結果，老齢齧歯類のNMJと同様の後シナプス部位の断片化やjunctional foldの変性，AChRの凝集密度の減少などが報告された[6)〜8)]．しかしながら，Jonesらは切断手術後の下肢検体を用いた筋生検を実施し，後シナプス部位の断片化を含めた加齢性変化が成人寿命（平均年齢67歳，範囲34〜92歳）を通して認められないことを報告した[9)]．ただし，解析された組織は末梢血管疾患や糖尿病患者由来であり，上記死後剖検に対する死因等の影響と同じく，各病態の影響を吟味する必要がある．事実，高齢者群に認められるはずの筋線維や運動神経軸索の萎縮も検出されていない．他方，電気生理学的手法を用いた運動単位[※]

> **※　運動単位**
>
> motor unit：MU．1つの運動ニューロンとそれに支配される骨格筋線維群からなる機能的単位のこと．運動単位数を電気生理学的手法を用いて推定する方法を運動単位数推定（motor unit number estimation：MUNE）とよぶ．MUNEにはさまざまな手法が存在するが，その基本原理は，対象となる筋を支配する運動神経を最大上刺激した際に得られる複合筋活動電位（compound muscle action potentials：CMAP）を，単一運動単位の筋活動電位（single motor unit potential：SMUP）の平均値で除するものである．MUNEによりALSや加齢による運動単位数の減少を捉えることができる．なお，筋断面積を単一の運動単位が支配する筋線維数の指標となる筋内活動電位（intramuscular motor unit potential：iMUP）の平均値で除することで運動単位数を推定するiMUNE（intra-muscular MUNE）とよばれる方法も報告されており，当該法によりサルコペニア患者の運動単位数減少が示されている[21)]．

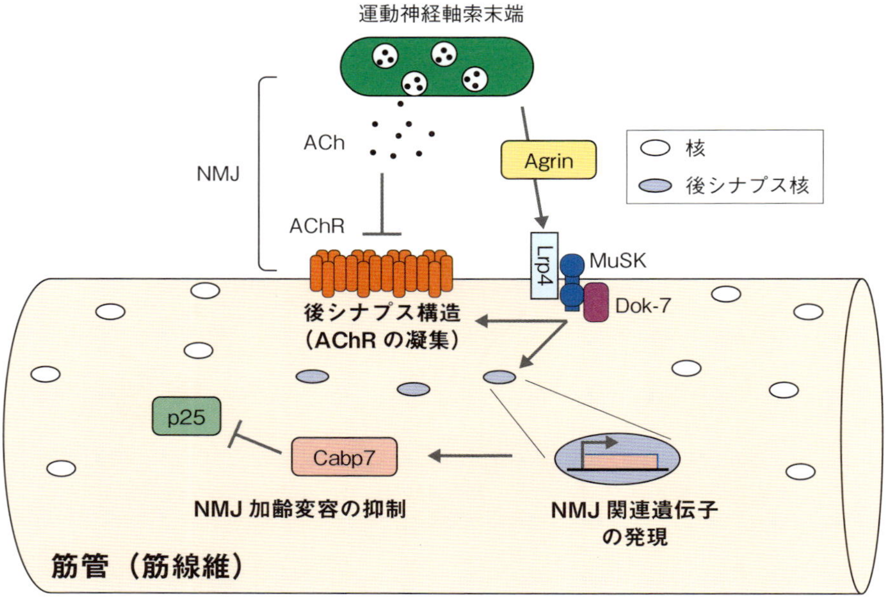

図3　NMJ形成・維持の分子機構とNMJ関連遺伝子の後シナプス核特異的な発現制御の模式図
AChR凝集を含む後シナプス構造が筋自律的，かつMuSK/Dok-7/Lrp4依存的に筋管中央部に誘導され，その後，同中央部へ運動神経軸索が進展し，NMJが形成される．この際，神経筋伝達物質であるAChはAChR凝集を負に制御するため，後シナプス構造の維持には神経由来のAgrinによるLrp4を介したMuSKのさらなる活性化が必要となる．また，NMJの後シナプス近傍には，AChRの各サブユニット遺伝子やMuSK，Lrp4をコードする遺伝子などのNMJの形成・維持・機能に重要なNMJ関連遺伝子の発現を特異的に担う後シナプス核が存在している．われわれは後シナプス核特異的に発現するCabp7遺伝子を同定し，Cabp7がAChR脱凝集シグナルCdk5の活性化サブユニットp25の発現レベルを低下させ，NMJ加齢変容を抑制することを明らかにした．

数の推定および筋線維型の研究により，加齢に伴うヒトNMJの神経脱離が示唆されている[10) 11)]．

3 NMJ機能の加齢変容

NMJ機能（神経筋伝達）の加齢変容においても，主に齧歯類における解析が進められてきた．その多くは神経筋標本を用いた細胞内記録法によりNMJ機能を直接的に評価したものであるが，加齢に伴いNMJの神経筋伝達効率が低下するという明確な結果は報告されていない[4)]．一方で，単一筋線維からの活動電位発生を記録する単線維筋電図を用いた解析により加齢齧歯類における神経筋伝達障害が報告されている[12)]．中～高頻度の電気刺激を与えた10歳～90歳の被験者を対象とした単線維筋電図解析においても，加齢に伴う神経筋伝達効率の低下傾向が報告されている[13)]．

4 NMJ形成・維持機構と加齢変容

NMJの形成・維持は骨格筋特異的な受容体型チロシンキナーゼMuSK（muscle-specific kinase）により厳密に制御されている．われわれは筋自律的なMuSK活性化因子として細胞内タンパク質Dok-7を同定し，Dok-7によるMuSK活性化が，運動神経軸索の進展が不十分な胎生期での筋自律的なAChR凝集等の後シナプス分化とそれに続くNMJの形成・維持に必須であることを明らかにした（**図3**）[14)]．他方，NMJ形成時のAChによるCdk5，Nestinを介したAChR凝集の離散シグナルに抗いNMJを維持するためには，Dok-7によるMuSKの活性化に加え，運動神経由来の分泌タンパク質AgrinによるMuSK共受容体Lrp4を介したMuSKのさらなる活性化が必要となると考えられている（**図3**）[15) 16)]．興味深いことに，加齢マウス（24カ月齢）の骨格筋におけるLrp4タンパク質発現レベルの低下やMuSK活性化レベルの低下が報告されている[17]．前述のとおり，Lrp4はAgrinによるMuSK活性化に必須であることから，Lrp4レベルの減少によるMuSKシグナルの減弱は加齢に伴うNMJ変容の分子機構の要素と考えられる．MuSKシグナルは筋管細胞の後シナプス部位近傍の核（後シナプス核）に特異的な，NMJ関連遺伝子の発現制御に必須である（**図3**）．われわれは後シナプス核特異的に発現するカルシウム結合タンパク質をコードするCabp7遺伝子の筋特異的欠損が，脱神経を含めたNMJ加齢変容を加速させ運動機能の低下を引き起こすことを見出し，その異常はACh依存的なAChR脱凝集に機能するCDK5に対する阻害ペプチドの強制発現により回復することを明らかにした（**図3**）[18]．他方，加齢に伴うオートファジーの減衰が齧歯類やヒトの筋肉において示されており，筋特異的なATG7欠損により筋肉でのオートファジーを抑制した加齢マウスでは，MuSKの筋細胞内への移行，後シナプス部位の断片化や脱神経の亢進，筋力低下が報告されている[19]．加齢マウスの筋肉での発現低下を示す核膜の裏打ちタンパク質laminA/Cの筋特異的な欠損は，AChR凝集に必須のrapsynの発現低下を介して脱神経等のNMJ加齢変容や神経筋伝達障害を促進させる[20]．前述の通り，加齢性のNMJ変容や運動機能低下を呈するモデルマウスを用いた解析により，NMJ加齢変容の分子機構に関する知見が蓄積されつつある．しかしながら，NMJの加齢変容がサルコペニア等の加齢性の筋力低下，運動機能障害を惹起する病態分子機構は依然として不明のままである．

5 NMJを標的とするサルコペニア治療

前述のとおり，加齢に伴う神経脱離はヒトと齧歯類共通の加齢現象として認知されている．加えて，近年の研究からNMJの脱神経の増加がサルコペニア患者の筋力低下に寄与することが示唆されており[21]，加齢に伴う運動機能障害に対する治療標的としてのNMJが注目されている．そこで主要なNMJ標的技術の開発について，加齢マウスに対する治療効果を中心にその現状を概説する．

1）DOK7遺伝子治療

既述のとおり，われわれはNMJ形成に必須のMuSK活性化因子としてDok-7を同定し，骨格筋特異的にDok-7を強制発現するDok-7トランスジェニックマウスにおけるMuSK活性化の亢進と前シナプス領域を含めたNMJの拡張を実証した[14, 22]．この知見を基礎に，アデノ随伴ウイルス（adeno-associated virus：AAV）を用いてヒトDOK7遺伝子を発現するAAV-D7を作出し，その投与による全身性のMuSK活性化とNMJ拡張（増強）に成功した．そこでNMJの脱神経を含むNMJ形成不全が，NMJ異常を原因とする筋無力症だけでなく，筋ジストロフィー（MD），筋萎縮性側索硬化症（ALS）や加齢性の筋力低下にも指摘されていることをふまえ，AAV-D7投与によるNMJ形成シグナルの増強が，NMJ形成不全に起因する筋力低下を改善する可能性を着想した．実際に，DOK7型筋無力症や，ある種のMD，ALSのモデルマウスに対するAAV-D7の発症後の投与（腹腔投与または静脈投与）が，NMJの拡張と運動機能改善，生存期間の延長をもたらすことを発見した[23, 24]．さらに，加齢性のNMJ形成不全（脱神経）を呈する老齢（24カ月齢）マウスにAAV-D7を投与することで（静脈投与），NMJ再生（運動神経再結合）効果や運動機能改善効果を実証し，加齢性のNMJ形成不全に対するNMJ再生を含むNMJ増強治療の有効性を示した[25]．

2）修飾Agrin（NT-1654）治療

運動神経においてペプチド分解酵素neurotrypsinを過剰発現するSARCOマウスを用いた解析から，neurotrypsinはAgrinの分解を促進し加齢時に似たNMJ変容や筋力低下を誘導することが報告されている[26]．このことは，Agrinシグナルの異常がNMJの加齢変容に関与し，サルコペニアの治療標的となりうる可能性を示すものである．実際に，MuSK活性化能を保持し，高度な水溶性やneurotrypsin耐性を付与されたAgrinのC末端44 kDa断片（NT-1654）のSARCOマウスに対する皮下投与は，NMJ後シナプス部位の断片化や軸索末端の出芽を含めたNMJ加齢変容の緩和や筋力低下の改善をもたらすことが報告されている[27]．

興味深いことに，加齢性のNMJ変容を反映するバイオマーカーとしてneurotrypsinによるAgrin分解産物CAF（C-terminal agrin fragment／AgrinのC末端22 kDa断片）が，神経栄養因子のBDNF（brain-derived neurotrophic factor）やGDNF（glial cell line-derived neurotrophic factor）とともに注目されている．実際に，多様なコホートのサルコペニアにおけるCAFまたはBDNF・GDNFの血中濃度の上昇または減少が報告されておりCAFやBDNF・GDNFのサルコペニアマーカーとしての臨床応用が期待されている[28]．

3）MuSK活性化抗体治療

AAV-D7やNT-1654は生理的なMuSK活性化因子を用いたNMJ増強治療剤であるが，近年，MuSK活性化能をもつ抗MuSKアゴニスト抗体が開発された．ALSモデルマウスの発症後の静脈投与による脱神経の抑制と生存期間の延長や，DOK7型筋無力症モデルマウスの発症後の投与によるNMJ形成不全や運動機能低下の改善効果，および延命効果が報告されており[29) 30)]，加齢性の筋力低下に対する効果が期待されている．なお，AAV-D7による遺伝子治療とは異なり，比較的短期間での定期的な投与が予想されるが，DOK7型筋無力症モデルマウスへの単回投与では1カ月以上にわたる有効性が報告されており，安全性，利便性の高い治療戦略として注目されている．しかしながら，例えば，内服薬への展開は困難であり，化合物による治療技術の開発が希求される（後述）．

4）sarcoglycan alpha（SGα）遺伝子治療

既述のとおり，AgrinによるMuSK活性化に必須のLrp4のタンパク質発現レベルやMuSK活性化レベルが加齢に伴い低下することがマウスレベルで報告されている[17]．そこで，Lrp4タンパク質の安定化に重要なSGα（sarcoglycan-α）遺伝子を発現するAAV-SGαを用いた遺伝子治療の開発が進められており，AAV-SGαの筋肉投与による老齢マウス（24カ月齢）のNMJ神経脱離の抑制，筋萎縮や筋力低下の改善効果が報告されている[17]．

5）化合物治療

前述の通り，多様な技術・戦略に基づくNMJ標的治療の開発が進められている．しかしながら，加齢性の運動機能障害等の必ずしも重篤とは言えない疾患・病態を中心に，より利便性の高い内服薬開発に直結する化合物による新たな治療技術開発が希求され，われわれもその開発研究を進めている．

おわりに

ここ数十年の研究によりヒトと齧歯類におけるNMJ加齢変容に関する理解が飛躍的に進んだ結果，ヒト・齧歯類に共通のNMJ加齢現象として，NMJの運動神経脱離が注目されている．さらに，最近の研究からは，脱神経による機能喪失を呈したNMJの再生不良がサルコペニア患者の筋力低下につながることが報告されている[21]．今後の研究の発展によりNMJ脱神経の分子機構やサルコペニアの発症・病態形成における脱神経の関与に対する理解が進み，運動神経脱離を標的とするサルコペニア治療の開発が加速されることが期待される．

文献

1） Valdez G, et al：Proc Natl Acad Sci U S A, 107：14863-14868, doi:10.1073/pnas.1002220107（2010）
2） Taetzsch T & Valdez G：Curr Opin Physiol, 4：57-64, doi:10.1016/j.cophys.2018.05.007（2018）
3） Willadt S, et al：Sci Rep, 6：24849, doi:10.1038/srep24849（2016）
4） Willadt S, et al：Ann N Y Acad Sci, 1412：41-53, doi:10.1111/nyas.13521（2018）
5） Cardasis CA：Anat Rec, 207：399-415, doi:10.1002/ar.1092070303（1983）
6） Oda K：J Neurol Sci, 66：327-338, doi:10.1016/0022-510x(84)90021-2（1984）
7） Arizono N, et al：Acta Pathol Jpn, 34：1243-1249, doi:10.1111/j.1440-1827.1984.tb00551.x（1984）
8） Wokke JH, et al：J Neurol Sci, 95：291-310, doi:10.1016/0022-510x(90)90076-y（1990）
9） Jones RA, et al：Cell Rep, 21：2348-2356, doi:10.1016/j.celrep.2017.11.008（2017）
10） Campbell MJ, et al：J Neurol Neurosurg Psychiatry, 36：174-182, doi:10.1136/jnnp.36.2.174（1973）
11） Lexell J & Downham DY：Acta Neuropathol, 81：377-381, doi:10.1007/BF00293457（1991）
12） Arnold WD & Clark BC：Ageing Res Rev, 89：101966, doi:10.1016/j.arr.2023.101966（2023）
13） Bromberg MB & Scott DM：Muscle Nerve, 17：820-821, doi:10.1002/mus.880170720（1994）
14） Okada K, et al：Science, 312：1802-1805, doi:10.1126/science.1127142（2006）
15） Lin W, et al：Neuron, 46：569-579, doi:10.1016/j.neuron.2005.04.002（2005）
16） Yang J, et al：Nat Neurosci, 14：324-330, doi:10.1038/nn.2747（2011）
17） Zhao K, et al：J Neurosci, 38：8860-8873, doi:10.1523/JNEUROSCI.0860-18.2018（2018）
18） Eguchi T, et al：iScience, 27：108997, doi:10.1016/j.isci.2024.108997（2024）

19) Carnio S, et al：Cell Rep, 8：1509-1521, doi:10.1016/j.celrep.2014.07.061（2014）
20) Gao N, et al：J Neurosci, 40：7203-7215, doi:10.1523/JNEUROSCI.0443-20.2020（2020）
21) Piasecki M, et al：J Physiol, 596：1627-1637, doi:10.1113/JP275520（2018）
22) Inoue A, et al：Sci Signal, 2：ra7, doi:10.1126/scisignal.2000113（2009）
23) Arimura S, et al：Science, 345：1505-1508, doi:10.1126/science.1250744（2014）
24) Miyoshi S, et al：EMBO Mol Med, 9：880-889, doi:10.15252/emmm.201607298（2017）
25) Ueta R, et al：iScience, 23：101385, doi:10.1016/j.isci.2020.101385（2020）
26) Bütikofer L, et al：FASEB J, 25：4378-4393, doi:10.1096/fj.11-191262（2011）
27) Hettwer S, et al：PLoS One, 9：e88739, doi:10.1371/journal.pone.0088739（2014）
28) Ladang A, et al：Calcif Tissue Int, 112：197-217, doi:10.1007/s00223-022-01054-z（2023）
29) Cantor S, et al：Elife, 7：e34375, doi:10.7554/eLife.34375（2018）
30) Oury J, et al：Nature, 595：404-408, doi:10.1038/s41586-021-03672-3（2021）

＜筆頭著者プロフィール＞

山内（井上）茜：2007年，東京医科歯科大学大学院博士課程修了．'08年，東京大学医科学研究所博士研究員．'10年，東京女子医科大学助教．'12年，米国スローンケタリング記念がんセンター博士研究員．'15年，東京女子医科大学助教．'18年，東京大学医科学研究所助教．'23年，同准教授．高次生命機能にかかわるシグナル伝達とその破綻による疾患の解明に基づく治療法の確立をめざし，日々研究に取り組んでいます．

4. ミトコンドリア呼吸鎖超複合体の筋肉における役割

竹岩俊彦，井上　聡

加齢等に伴う筋肉量および筋力の低下であるサルコペニアは，フレイルや要介護の背景となる疾患であり，その予防・治療法の開発は社会的急務である．近年，ミトコンドリア内膜に存在しエネルギー合成にかかわる呼吸鎖複合体がより高次の呼吸鎖超複合体を形成してエネルギー産生の促進や筋肉機能の向上にかかわることが明らかになりつつあり，筋肉におけるその役割が注目されている．本稿ではミトコンドリアおよび呼吸鎖超複合体の筋肉生理機能や病態における役割を概説し，筋肉の抗老化・サルコペニア等の筋疾患への応用に関する展望を述べる．

はじめに

加齢や疾患などに伴う筋肉量や筋力の低下を示すサルコペニアは，身体の虚弱（フレイル※1），転倒・骨折や要介護に至る要因の一つと考えられており，超高齢社会を迎えた本邦において，その予防・治療法の開発は喫緊の課題であるが，その病態メカニズムは十分に解明されていない[1]．

ミトコンドリアは好気呼吸によるエネルギー産生に重要な役割を担う細胞小器官であり，筋肉の有酸素運動にかかわる[2]．また，加齢に伴うミトコンドリアの機能低下や異常が，骨格筋の老化やサルコペニアにつながるとするモデルが提唱されている．ミトコンドリアの内膜に存在する呼吸鎖複合体はエネルギー産生に重要な役割を担うタンパク質複合体であるが，これらの複合体同士がさらに結合し，より高次の呼吸鎖超複合体を形成することが提唱されている[2]．重要なことにわれわれを含む最近の研究から，呼吸鎖超複合体の形成はミトコンドリアにおけるエネルギー産生の亢進や筋肉の運動持久力の向上にかかわることが明らかにされつつあり，その筋肉の機能向上や疾患・抗老化などへの応用に注目が集まっている[2)〜6]．本稿では，ミトコンドリアおよび呼吸鎖超複合体が筋肉機能や筋肉の疾患・老化に担う役割を概説するとともに，呼吸鎖超複合体の生細胞イメージング・定量評価法とそれを基盤とした応用法について紹介する．

※1　フレイル

健康な状態と要介護の状態の中間に位置し，身体的機能や認知機能が低下し健康障害を起こしやすくなっている虚弱な状態．適切な介入・支援により要介護状態になることを阻止し，健康な状態に復帰する可能性がある．

The roles of mitochondrial respiratory chain supercomplexes in muscle
Toshihiko Takeiwa/Satoshi Inoue：Department of Systems Aging Science and Medicine, Tokyo Metropolitan Institute for Geriatrics and Gerontology（東京都健康長寿医療センター研究所システム加齢医学）

1 ミトコンドリア代謝と骨格筋の疾患・老化

ミトコンドリアはエネルギー合成・代謝における主要な細胞小器官であり，その機能は骨格筋を含むさまざまな臓器・組織に重要である．ミトコンドリアのタンパク質およびRNAは，核ゲノムDNAおよびミトコンドリアが独自に有するゲノムDNAにコードされているが，それらの遺伝子の異常は筋肉機能の破綻を誘発する．例えば核ゲノムにコードされ，ミトコンドリアDNAの複製にかかわるDNA polymerase subunit gamma-1（POLG）の変異，およびミトコンドリアDNAにコードされ，ミトコンドリアでの翻訳にかかわるtRNA$^{Leu\ (UUR)}$の変異（m.3243A>G）はミトコンドリアの異常を引き起こし，それぞれPOLG関連疾患とmitochondrial myopathy，encephalopathy，lactic acidosis，and stroke-like episodes（MELAS）といった筋肉機能の低下を伴う全身性の疾患の原因となる[7]．また核ゲノムにコードされ，ミトコンドリアの生合成にかかわる転写因子であるestrogen-related receptor α（ERRα），ERRγ，PPAR gamma co-activator 1α（PGC1α）の低発現は，ミトコンドリアのかかわる有酸素運動・運動持久力の低下を招く一方，マウス生体においてERRγの発現亢進により運動持久力が向上する[8]．老化による骨格筋ミトコンドリア機能の変容については議論が続けられているものの，マウスやラット，およびヒトにおいて老化の過程で骨格筋のミトコンドリアの量および呼吸活性が減少し，ミトコンドリアの活性酸素種（ROS）および酸化的ストレスが増加することが示唆されており，このようなミトコンドリアの異常はサルコペニアを引き起こす要因の1つとなると考えられている[9]．酸化的ストレスやDNA損傷等の刺激は，BCL2ファミリータンパク質であるBAKやBAXの活性化を介して，ミトコンドリア外膜の透過性（mitochondrial outer membrane permeability；MOMP）を増加させるが，これによりミトコンドリア内に存在するシトクロム*c*やDIABLOなどの因子が漏出し，内因性のアポトーシス経路を活性化することが

[略語]

ATF4：activating transcription factor 4
BAK：B-cell lymphoma 2（BCL2）homologous antagonist/killer
BAX：B-cell lymphoma 2（BCL2）associated X, apoptosis regulator
BCL2：B-cell lymphoma 2
BN-PAGE：blue native polyacrylamide gel electrophoresis
cGAS：cyclic guanosine monophosphate（GMP）-adenosine monophosphate（AMP）synthase
COX7RP：cytochrome *c* oxidase subunit 7a related polypeptide
COX8A：cytochrome *c* oxidase subunit 8A
DIABLO：direct inhibitor of apoptosis protein（IAP）-binding protein with low pI
eIF2α：eukaryotic translation initiation factor alpha
ERRα：estrogen-related receptor alpha
ERRγ：estrogen-related receptor gamma
$FADH_2$：reduced flavin adenine dinucleotide
FRET：Förster resonance energy transfer
MAVS：mitochondrial antiviral signaling protein
MDA5：melanoma differentiation-associated protein 5
MELAS：mitochondrial myopathy，encephalopathy，lactic acidosis，and stroke-like episodes
miMOMP：minority mitochondrial outer membrane permeability
MOMP：mitochondrial outer membrane permeability
NADH：reduced nicotinamide adenine dinucleotide
NDUFB8：NADH:ubiquinone oxidoreductase subunit B8
PERK：pancreatic eIF2-α kinase
PGC-1α：peroxisome proliferator-activated receptor gamma（PPARγ）co-activator 1α
POLG：DNA polymerase gamma, catalytic subunit
RIG-I：retinoic acid-inducible gene I
ROS：reactive oxygen species
SASP：senescence-associated secretory phenotype
siRNA：small interfering RNA
SOX13：sex determining region Y（SRY）-box 13
STING：stimulator of interferon response cyclic GMP-AMP（cGAMP）interactor 1
SYK：spleen tyrosine kinase
UTR：untranslated region

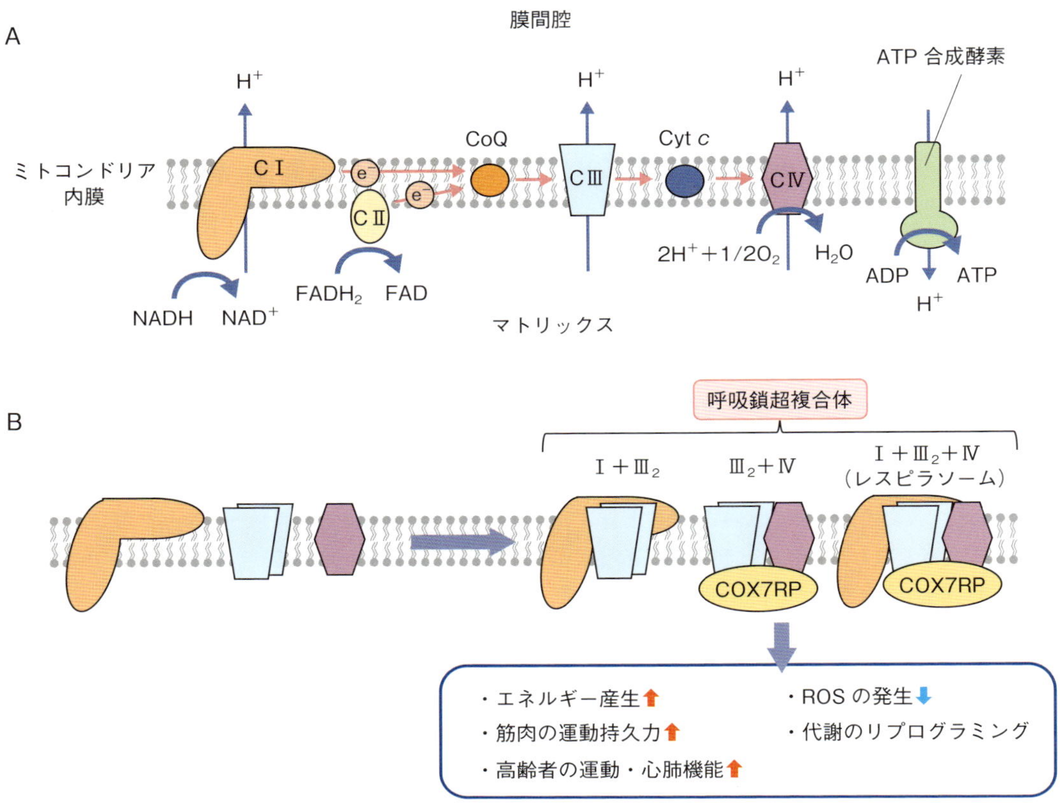

図1　ミトコンドリア呼吸鎖複合体および超複合体

A）ミトコンドリア呼吸鎖複合体およびATP合成酵素によるATP産生．CⅠ：複合体Ⅰ，CⅡ：複合体Ⅱ，CⅢ：複合体Ⅲ，CⅣ：複合体Ⅳ，NADH：還元型ニコチンアミドアデニンジヌクレオチド，NAD^+：酸化型ニコチンアミドアデニンジヌクレオチド，$FADH_2$：還元型フラビンアデニンジヌクレオチド，FAD^+：酸化型フラビンアデニンジヌクレオチド，CoQ：コエンザイムQ，Cyt *c*：シトクロム*c*．B）複合体Ⅰ,Ⅲ，およびⅣは，ミトコンドリア呼吸鎖超複合体を形成することにより，エネルギー産生の亢進や運動持久力の向上等に寄与する[2]．COX7RP：cytochrome *c* oxidase subunit 7a related polypeptide，ROS：reactive oxygen species．

よく知られている[10]．また，近年になり，老化細胞において一部のミトコンドリアで外膜透過性が増大し（miMOMP），アポトーシスは誘導されないものの，ミトコンドリアDNAおよびRNAが漏出して，それぞれcGAS-STING経路およびRIG-Ⅰ-MDA5-MAVS経路を介して細胞老化随伴分泌現象（SASP）を誘発することが示されている[11][12]．内因性のアポトーシス経路およびSASPは，骨格筋の萎縮や線維化を促進してサルコペニアにつながりうるものと考えられている[13][14]．そのため，ミトコンドリア機能の向上および品質管理を図ることにより，サルコペニアの新しい予防・治療法につながることが期待されている．

2 ミトコンドリア呼吸鎖超複合体

ミトコンドリアにおける酸化的リン酸化はATP合成に重要であり，その反応にはミトコンドリア内膜に存在する呼吸鎖複合体（Ⅰ～Ⅳ）およびATP合成酵素が関与する（**図1**）[2]．呼吸鎖複合体ⅠおよびⅡはそれぞれ還元型ニコチンアミドアデニンジヌクレオチド（NADH）または還元型フラビンアデニンジヌクレオチド（$FADH_2$）を酸化し，コエンザイムQ/ユビキノンを介して呼吸鎖複合体Ⅲに電子を伝達する．一方，呼吸鎖複合体Ⅲはシトクロム*c*を介して，複合体Ⅳに電子を伝達し，複合体Ⅳはその電子を酸素に伝達して水に変換する．この過程で複合体Ⅰ，Ⅲ，およびⅣはミトコンドリアの膜間腔にプロトンを放出するが，そのプロトンの濃度勾配を利用してATP合成酵素がATPを産生する．ミトコンドリアの内膜上における呼吸鎖複合体の分布に関して，複合体がATP合成酵素も含めて互いに会合しあい安定なユニットを形成するというsolid-state（固体状態）モデル，およびそれぞれの複合体が独立して存在するというliquid-state（液体状態）モデルが歴史的に提唱されていたが，2000年代より非変性電気泳動法であるBN-PAGE法を用いた複合体の生化学的な解析，およびクライオ電子顕微鏡を用いた構造解析が進展したことで，酵母やヒトを含む哺乳類等において，呼吸鎖複合体がより高次の呼吸鎖超複合体を形成することが提唱されるようになった[15]．ヒトではⅠ＋$Ⅲ_2$，$Ⅲ_2$＋Ⅳ，およびⅠ＋$Ⅲ_2$＋Ⅳといった組成の呼吸鎖超複合体が知られており，Ⅰ＋$Ⅲ_2$＋Ⅳの超複合体は特にレスピラソームとよばれている（**図1**）．呼吸鎖超複合体の生理学的意義については議論が行われており，効率のよいエネルギー産生やミトコンドリアにおけるROSの発生抑制，および代謝経路のリプログラミング等に寄与することが示唆されている．また，細胞が代謝・ストレス等に応答して呼吸鎖超複合体の形成を調節する可塑性モデルが現在の標準となっている[15]．

3 呼吸鎖超複合体の形成制御とその生理的役割

呼吸鎖超複合体の形成制御メカニズムに関して，ミトコンドリア内膜に含まれるカルジオリピンやホスファチジルエタノールアミンなどの脂質，および内膜のクリステ構造※2が重要な役割を担うことが示されている[2]．またわれわれを含む研究グループは，核ゲノムのコードするcytochrome *c* oxidase subunit 7a related polypeptide（COX7RP）/cytochrome *c* oxidase subunit 7A2 like（COX7A2L）/supercomplex assembly factor 1（SCAF1）タンパク質が呼吸鎖超複合体の形成制御因子であることを世界に先駆けて解明した[2)～4]．COX7RPは複合体ⅢおよびⅣに相互作用して超複合体形成を促進する[16]．われわれはもともとCOX7RPをエストロゲン受容体の標的遺伝子として同定していたが[17]，近年になりSOX13転写因子やストレス条件下で働くPERK-eIF2α-ATF4経路などもCOX7RPの発現を制御することや，*COX7RP* mRNAの3′UTR領域がその発現調節に重要であることなどが報告されている[18)～20]．その他，呼吸鎖超複合体と結合するペプチドであるマイトレギュリンや，複合体Ⅲの形成にかかわるHIGD2AやUQCC3などが呼吸鎖超複合体の形成制御にかかわることが報告されている[2,21]．

超複合体形成の生理的役割を調べるため，われわれはCOX7RPの遺伝子改変マウスを作出して解析した結果，超複合体の形成促進によりミトコンドリアにおけるエネルギー産生が亢進しROSの発生が抑制され，筋肉の運動持久力が高まる（マラソンランナー型になる）ことを明らかにした[3)～5]．本結果は近年のAuwerxらのグループの研究でも支持されている[20]．これらの結果と関連して特筆すべきことに，60～70歳代のヒトを対象とした運動介入試験より，運動トレーニングがヒトの筋組織におけるミトコンドリアの生合成と呼吸鎖超複合体の形成を促進し，呼吸鎖超複合体の形成促進が最高酸素摂取量および運動効率の向上と相関することが示唆されている[22]．

そのため，呼吸鎖超複合体は，筋肉生理機能の向上，および筋肉の抗老化やサルコペニア等の筋疾患の予防・治療における有望な標的候補であると期待される．一方で，超複合体の形成制御メカニズムはいまだ十分に解明されておらず，その要因の一つに，生細胞で超複合体を精密に測定する技術がなく，超複合体の実態を観察することが困難であったことがあげられる．すなわち，超複合体形成の生細胞イメージングおよび定量評価法の開発が求められていた．

> **※2 クリステ構造**
> ミトコンドリアの内膜が形成するチューブ状や層状の膜構造であり，呼吸鎖複合体とATP合成酵素による酸化的リン酸化とATP産生の場として機能するというモデルが提唱されている．また，呼吸鎖超複合体の形成に重要な役割を担うことが示唆されている．

4 ミトコンドリア呼吸鎖超複合体の可視・定量化手法の開発とその筋肉機能向上への応用

生細胞で超複合体形成のイメージング・定量評価を

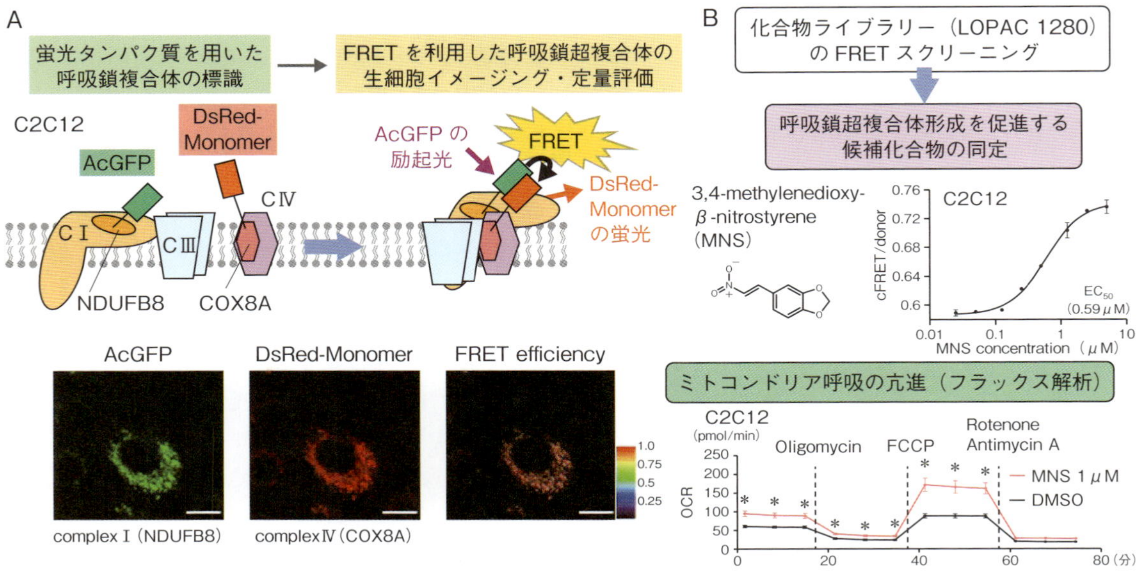

図2　ミトコンドリア呼吸鎖超複合体の生細胞イメージング・定量評価法とFRETスクリーニング法の開発

A）蛍光タンパク質で標識した呼吸鎖複合体ⅠおよびⅣが超複合体中で近接して起こるFRET現象を測定することにより，呼吸鎖超複合体（レスピラソーム）の生細胞イメージングおよび定量評価を可能とした．CⅠ：複合体Ⅰ，CⅢ：複合体Ⅲ，CⅣ：複合体Ⅳ，NDUFB8：NADH-ubiquinone oxidoreductase subunit B8，COX8A：cytochrome *c* oxidase subunit 8A，FRET：Förster resonance energy transfer．B）Aの技術を応用して化合物ライブラリー（LOPAC 1280）を用いたFRETスクリーニングを行い，呼吸鎖超複合体（レスピラソーム）の形成を促進する候補化合物としてspleen tyrosine kinase（SYK）阻害剤であるMNSを同定し，MNSの処理がC2C12筋芽細胞様細胞のミトコンドリア呼吸を亢進することを示した．DMSO：dimethyl sulfoxide，FCCP：carbonyl cyanide 4-(trifluoromethoxy) phenylhydrazone．（Aの画像，Bのグラフは文献5より引用）

行うために，われわれは複合体ⅠとⅣのサブユニットであるNDUFB8とCOX8Aに蛍光タンパク質であるAcGFPおよびDsRed-Monomerをそれぞれ融合し，マウスC2C12筋芽細胞様細胞に安定発現させた．超複合体（レスピラソーム）の形成により蛍光標識した複合体が近接すると，AcGFPに対する励起光を照射したときにDsRed-Monomerが蛍光を発するというFörster共鳴エネルギー移動（Förster resonance energy transfer；FRET）現象[23]が起きる（**図2**）．この現象を共焦点蛍光顕微鏡およびイメージングサイトメーターを用いて観察することで，超複合体（レスピラソーム）形成の生細胞イメージングに成功した．また，FRETの効率を算出することにより超複合体の定量評価が可能となった．

この技術開発の応用として，超複合体形成を促進する新しい化合物を探索するため，化合物ライブラリーのハイスループットスクリーニングを行った．その結果，超複合体の形成を促進する複数の候補化合物を新規に同定し，そのなかでも，超複合体形成を最も促進した3,4-methylenedioxy-β-nitrostyrene（MNS）に注目した（**図2**）．MNSは非受容体型のチロシンキナーゼであるspleen tyrosine kinase（SYK）の阻害剤であることから，他の2種類のSYK阻害剤（BAY61-3606およびGSK143）も解析し，いずれも超複合体形成を促進することを示した．またフラックスアナライザーを用いた解析を行ったところ，これらのSYK阻害剤の処理はそれぞれC2C12細胞のミトコンドリア呼吸を亢進した（**図2**）．一方，siRNAを用いたSYKの発現減少により，超複合体形成が促進され，ミトコンドリア呼吸が亢進した．以上より，SYKを至適に抑制することにより超複合体形成を促進し，ミトコンドリア代謝を活性化できることが示された．

生体での働きを知るために，これらのSYK阻害剤をそれぞれマウスに投与し運動能を解析した．いずれの

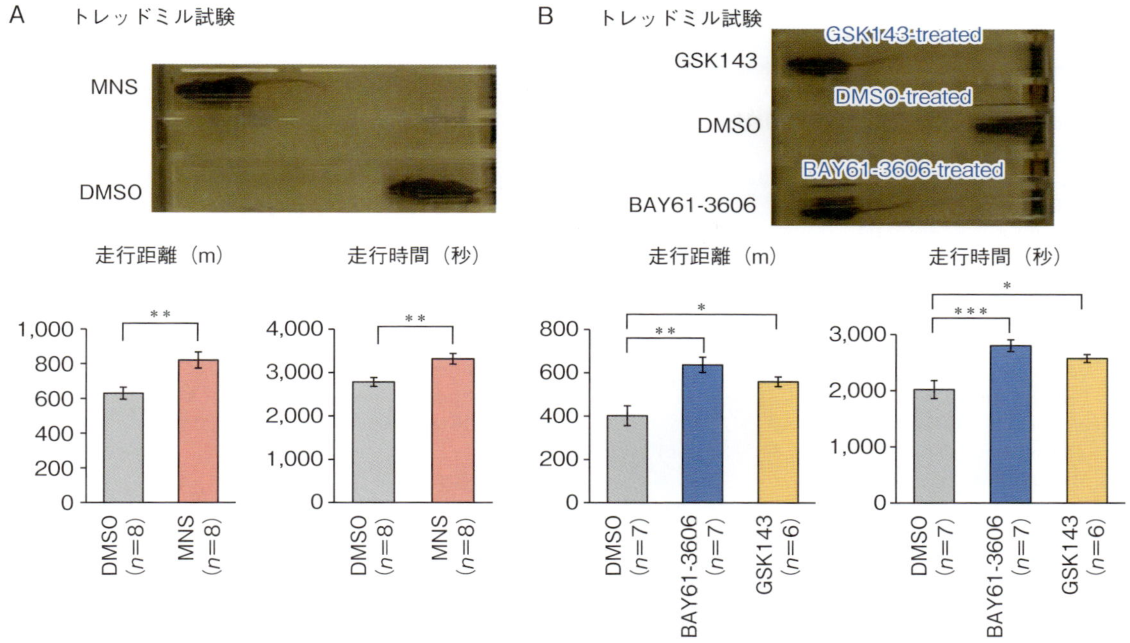

図3　spleen tyrosine kinase（SYK）阻害剤の投与はマウスの運動持久力を向上させた
A）8週齢の雌のマウスに3,4-methylenedioxy-β-nitrostyrene（MNS）（4 mg/kg），あるいはdimethyl sulfoxide（DMSO）を腹腔内投与し，トレッドミル試験を行った．MNS投与マウスは，DMSO投与マウスと比較して有意に長時間・長距離走り続けることが示された．B）BAY61-3606（2 mg/kg）およびGSK143（2 mg/kg）を腹腔内投与したマウスでトレッドミル試験を行ったところ，DMSO投与マウスと比較して有意に長時間・長距離走り続けることが示された．（文献5をもとに作成）

SYK阻害剤を投与したマウスでも体重や骨格筋の重量に有意な影響を及ぼさず，一方で筋力の指標であるワイヤーハング試験の成績が有意に向上し，トレッドミル試験で走行距離・時間が有意に延長しており（マラソンランナー型），運動持久力の向上が示唆された（**図3**）．これらのマウスの筋肉のBN-PAGE等の生化学的手法を用いた解析は，SYK阻害剤を投与したマウスの筋組織において超複合体形成が亢進していることを示した．以上の結果は，SYK阻害剤は骨格筋の超複合体形成を促進し，筋肉の量でなく質を改善することで，運動持久力を向上することを示唆している[5]．

おわりに

超複合体形成の生細胞イメージング・定量評価法や，それを基盤とするハイスループットスクリーニング技術を応用することにより，呼吸鎖超複合体の形成制御メカニズムの解明と，筋肉の抗老化やサルコペニア等の筋肉疾患の予防・治療法の開発につながることが期待される．興味深いことに，最近のヒトのコホートデータを用いた解析より，COX7RPがヒト高齢者の運動・心肺機能と関連することが示され[20]，呼吸鎖超複合体の疾患や老化における役割に注目が集まっている．特に，われわれを含む複数のグループより，呼吸鎖超複合体が筋肉機能だけでなく，褐色脂肪細胞による熱産生・体温調節，糖代謝や認知機能に重要な役割を担うこと，および乳がんを含むさまざまな種類のがんの病態と関連することが明らかにされつつある．これらのことからわれわれは，呼吸鎖超複合体の形成制御メカニズムの解明が健康長寿社会の実現に向けてますます重要になることを提唱している[3][4][24][25]．

文献

1）Cruz-Jentoft AJ & Sayer AA：Lancet, 393：2636-2646, doi:10.1016/S0140-6736(19)31138-9（2019）
2）Azuma K, et al：Int J Mol Sci, 21：3182, doi:10.3390/ijms21093182（2020）

3）Ikeda K, et al：Nat Commun, 4：2147, doi:10.1038/ncomms3147（2013）
4）Ikeda K, et al：Nat Commun, 10：4108, doi:10.1038/s41467-019-12124-6（2019）
5）Kobayashi A, et al：Nat Commun, 14：312, doi:10.1038/s41467-023-35865-x（2023）
6）Lapuente-Brun E, et al：Science, 340：1567-1570, doi:10.1126/science.1230381（2013）
7）Bindoff LA & Engelsen BA：Epilepsia, 53 Suppl 4：92-97, doi:10.1111/j.1528-1167.2012.03618.x（2012）
8）Dong H & Tsai SY ：Cells, 12 ：2183, doi:10.3390/cells12172183（2023）
9）Xu X & Wen Z：Am J Clin Exp Immunol, 12：109-126（2023）
10）Peña-Blanco A & García-Sáez AJ：FEBS J, 285：416-431, doi:10.1111/febs.14186（2018）
11）Victorelli S, et al：Nature, 622：627-636, doi:10.1038/s41586-023-06621-4（2023）
12）López-Polo V, et al：Nat Commun, 15：7378, doi:10.1038/s41467-024-51363-0（2024）
13）Tian X, et al：Front Endocrinol (Lausanne), 14：1156583, doi:10.3389/fendo.2023.1156583（2023）
14）Wu CJ, et al：Arthritis Res Ther, 24：59, doi:10.1186/s13075-022-02747-4（2022）
15）Kohler A, et al：EMBO Rep, 24：e57092, doi:10.15252/embr.202357092（2023）
16）Vercellino I & Sazanov LA：Nature, 598：364-367, doi:10.1038/s41586-021-03927-z（2021）
17）Watanabe T, et al：Mol Cell Biol, 18：442-449, doi:10.1128/MCB.18.1.442（1998）
18）Yang H, et al：Nat Commun, 15：4296, doi:10.1038/s41467-024-48307-z（2024）
19）Balsa E, et al：Mol Cell, 74：877-890.e6, doi:10.1016/j.molcel.2019.03.031（2019）
20）Benegiamo G, et al：Nat Metab, 4：1336-1351, doi:10.1038/s42255-022-00655-0（2022）
21）Stein CS, et al：Cell Rep, 23：3710-3720.e8, doi:10.1016/j.celrep.2018.06.002（2018）
22）Greggio C, et al：Cell Metab, 25：301-311, doi:10.1016/j.cmet.2016.11.004（2017）
23）Förster T：J Biomed Opt, 17：011002, doi:10.1117/1.JBO.17.1.011002（2012）
24）Shiba S, et al：Sci Rep, 7：7606, doi:10.1038/s41598-017-08081-z（2017）
25）Morant-Ferrando B, et al：Nat Metab, 5：1290-1302, doi:10.1038/s42255-023-00835-6（2023）

＜筆頭著者プロフィール＞
竹岩俊彦：2008年，京都大学理学部理学科卒業．'15年，京都大学大学院理学研究科生物物理学系にて博士号（理学）を取得．京都大学ウイルス研究所（現・京都大学医生物学研究所），埼玉医科大学での博士研究員を経て，'21年より東京都健康長寿医療センター研究所 システム加齢医学テーマ 研究員．ミトコンドリア呼吸鎖超複合体の形成制御メカニズムの解明とその老化・老年病への応用をめざして研究を進めている．

5. 宇宙から解明する骨格筋線維タイプの制御機構
―抗老化戦略への応用を見据えて

藤田 諒，高橋 智

骨格筋の老化である「サルコペニア」は全身性の筋量および筋機能低下に特徴づけられる進行性の症候群であり，超高齢社会を迎えたわが国の健康長寿を阻む重要な要素として問題となっている．加齢に伴い，骨格筋量が低下することはよく知られている一方で，近年では骨格筋の量よりも筋力の低下，すなわち骨格筋の質の低下がより密接に身体機能低下や健康長寿に相関することが明らかにされている．本稿では骨格筋の収縮力を生み出す実質細胞である骨格筋の線維（細胞）タイプを制御する因子について，その発見の背景となったマウス宇宙実験，そして筋線維タイプ制御を介した骨格筋および全身性老化の予防・治療の可能性について考えたい．

はじめに

超高齢社会を迎え，健康寿命の延伸を達成するためには，心血管疾患や認知症の最大のリスクファクターである老化を遅延させることが最も重要である．老化は全身性のイベントであるが，なかでも骨格筋の老化であるサルコペニアは健康寿命延伸を阻む要素として近年大きな問題である．骨格筋は体重の約40％を占める巨大な組織であり，体を支え動かすという機能をもつ他，生体内最大のエネルギー代謝器官として知られ，骨格筋内のミトコンドリア異常による代謝機能の低下が糖尿病等の代謝性疾患に関与することが知られている[1) 2)]．また骨格筋は内分泌組織としてマイオカインを介して，さまざまな組織とクロストークすることによって，認知機能，心機能，免疫機能など含む全身の組織恒常性にも大きな影響を与えることから，骨格筋の機能は各種疾患の予後や認知機能とよく関連する．つまり，老化に伴う骨格筋変容の分子機構の解明と，

[略語]
AMPK：AMP-activated protein kinase
Baf60c：BRG1/BRM-associated factor 60c
Eya1：Eyes absent homolog 1
JAXA：Japan Aerospace Exploration Agency
NFAT：calcineurin-nuclear factor of activated T cells
PGC1α：Peroxisome proliferator-activated receptor gamma co-activator-1α
Six1：Sine oculis homeobox 1
Sox6：SRY-box transcription factor 6
Tbx15：T-box transcription factor 15

Exploring the regulatory mechanisms of muscle fiber types and muscle aging: insights from space experiments

Ryo Fujita/Satoru Takahashi：Institute of Medicine, University of Tsukuba（筑波大学医学医療系）

骨格筋老化の予防策の開発は特定の加齢性疾患に対してのみの治療開発に比べ，効率よく，そして高齢化問題の根を絶つ治療開発になる可能性が高い．

米国を中心に有人月面探査計画「アルテミス計画」が進められ，人類が月や火星をめざす時代がやってきた．人類がこの目的を達成するためには，宇宙空間が生体に引き起こす現象を理解し，それを克服する方法を開発することが大きな課題である．宇宙空間は微小重力や宇宙放射線，閉鎖空間など，さまざまなストレスによって筋骨格系，循環器系，免疫系などのあらゆる組織で老化様現象が生じることが報告されている[3]．

なかでも体重の約40％を占める骨格筋は，宇宙飛行士に課せられている日々のトレーニングからもわかるように，宇宙滞在によって最も大きな影響を受ける組織として古くから研究対象となっている．特に姿勢を保持する抗重力筋は，重力変化の影響を受けやすく，宇宙滞在によってすみやかに筋量が低下することが知られている．

また，骨格筋は量的変化だけでなく，宇宙滞在によっても骨格筋線維タイプをはじめとした質的変化が惹起されることも知られている．身体機能低下や健康寿命は筋量よりもむしろ筋肉の質が重要であることから，特に骨格筋の質を制御する分子基盤の解明とそれに基づいた対策は急務である．

本稿では，宇宙研究から得られた骨格筋可塑性，特に筋線維タイプ制御に関する最新の知見について概説し，その応用について触れたい．

1 筋線維タイプ

骨格筋は筋線維（筋細胞）とよばれる細長い線維状の細胞が束になっている巨大な組織である．筋組織は異なる収縮特性や代謝特性，疲労抵抗性をもつ筋線維が入り混じって構成されており，この異なる性質に応じて遅筋線維（typeⅠ）と速筋線維（typeⅡ）に分類される．さらにtypeⅡ線維は，Ⅱa，Ⅱx，Ⅱbに細かく分類され，それぞれ図のような特徴をもっている（**図1A**）．

この分類方法は，筋線維に発現するミオシン重鎖の種類によって決定されている．成体の齧歯類の四肢骨格筋では，主に4種類（MyHCⅠ，ⅡA，ⅡX，ⅡB）のミオシン重鎖が発現しており，筋線維タイプを決定する指標となる（**図1B**）．一般にtypeⅠ筋線維はtypeⅡ筋線維に比べて，ミトコンドリアが多い．そのため，typeⅠ筋線維は有酸素能力が高く疲労しにくい（**図1A**）．一方で，typeⅡ筋線維はミトコンドリアが相対的に少ないが，多くの解糖系酵素を含んでおり無酸素能力が高い（**図1A**）．

筋組織内の筋線維タイプの比率や多様性によって，長時間の立位保持，短距離走での爆発的な力の発揮，長距離走における疲労抵抗性に直結する．また，筋線維タイプの比率は運動パフォーマンスや，疲労抵抗性にかかわるだけでなく，熱産生，全身性代謝，糖尿病の発症，遺伝性筋疾患の進行にも幅広く影響を及ぼすことが知られている．

これらの筋線維タイプの比率はさまざまな刺激や環境に応じて変化する．例えば，有酸素運動を継続的に行うことでtypeⅠやⅡa筋線維の割合が増加する．さらに，typeⅡa，Ⅱx，Ⅱb線維の大きさを比較すると，Ⅱa＜Ⅱx＜Ⅱbの関係にある．このことは，筋線維タイプやミオシン重鎖の種類が筋線維の大きさを規定する可能性も示唆している．

興味深いことに，ヒトを含む大型の哺乳動物では，typeⅡb筋線維はほとんど発現しておらず，速筋はtypeⅡaおよびⅡxがメジャーな筋線維として機能している．そのため実験モデルとして使用されるマウスにおける筋線維タイプの解釈には慎重な解釈が必要であり，ヒト骨格筋の筋線維タイプを模倣するためには，各筋線維タイプがどのように発生し，維持されているのかといった分子生物学的な理解が必須である．これらのことから，筋線維タイプ変容が全身恒常性を制御する鍵となり，サルコペニアそして抗老化戦略のターゲットになりうるばかりでなく，ヒト骨格筋を模倣した骨格筋研究を推進するために重要であることを強調したい．

2 筋線維タイプを制御する因子

筋線維タイプの制御に関与する重要な因子として，peroxisome proliferator-activated receptor gamma co-activator-1α（PGC1α）やcalcineurin-nuclear factor of activated T cells（NFAT）経路，AMP-ac-

A

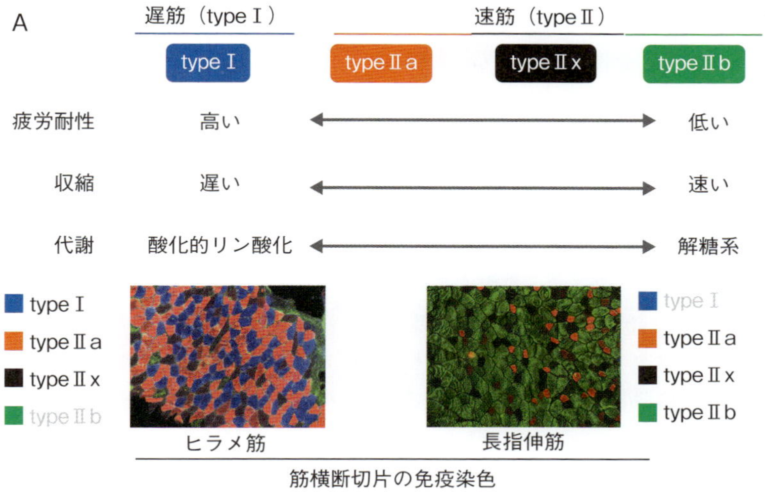

B

遺伝子名	タンパク質名	発現細胞	染色体番号
Myh7	MyHC-I	type I 筋線維	14
Myh3	MyHC-emb	胚性，胎児型	11
Myh8	MyHC-neo	胚性，胎児型	11
Myh2	MyHC-2A	type IIa 筋線維	11
Myh1	MyHC-2X	type IIx 筋線維	11
Myh4	MyHC-2B	type IIb 筋線維	11

図1　骨格筋線維タイプの分類とその特性

A）筋組織は異なる収縮特性や代謝特性，疲労抵抗性をもつ筋線維が入り混じって構成されており，この異なる性質に応じて遅筋線維（type I）と速筋線維（type II）に分類される．さらにtype II線維は，IIa，IIx，IIbに，筋線維中に発現するミオシンアイソフォームの種類を免疫組織化学染色で標識することにより細かく分類することができる．一般にヒラメ筋はtype I筋線維とtype IIa筋線維のみで構成され，これらの筋線維は多くの酸化酵素やミトコンドリアを多く含んでいるため，有酸素能力が高くそれゆえ疲労しにくい．一方，長指伸筋はtype I筋線維を含まず，type IIa，IIx，IIbのみで構成される．type IIb筋線維は強く速い力を発揮できるが，ミトコンドリアが少なく疲労しやすい．type IIx筋線維はIIaとIIbの中間的な機能をもつ．B）筋線維中に発現するミオシンアイソフォームの種類は異なる遺伝子によってコードされている．重要なこととして，Myh1，2，3，4，8は同一染色体上にクラスターを形成して並んでいる．

tivated protein kinase（AMPK）は，type I筋線維の形成を促進する制御ネットワークの中核を担っている．PGC1αはミトコンドリア生合成や筋線維タイプの制御に関する重要な因子として最もよく知られている[4]．PGC1αは褐色脂肪細胞や肝臓で発現が高く，骨格筋のなかではtype IとIIa筋線維が多いヒラメ筋で高発現している．骨格筋でPGC1αを過剰発現したマウスは全身の骨格筋が赤くなり，ミトコンドリア量の増加，持久運動能の上昇が認められる[4]．PGC1αはMef2遺伝子の活性化を介して，遅筋プログラムを誘導すると考えられている[4][5]．そして，この遺伝子発現の差異を生み出すきっかけとして，運動ニューロンからの電気刺激頻度が鍵を握ると考えられる．遅筋を制御する運動神経は遅い頻度で持続的な電気刺激が伝達されるが，速筋は速い頻度で短時間持続する電気刺激パターンで伝達される．そこで，遅筋と速筋を支配する運動神経を交換し移植すると，遅筋が速筋化し，速筋が遅筋化することが過去の研究で報告されている．この刺激パターンは筋細胞内におけるCaイオンの濃度と持続に差異を生み出し，遅筋でカルシニューリンの活性化を引き起こし，NFATやMef2と協調することで遅筋関連遺伝子が誘導されると報告されている[5)〜7)]．

一方で，骨格筋特異的にPGC1αを欠損したマウスは持久力の低下を示すものの，typeⅠ筋線維がわずかに減少するのみであった[8]．また，PGC1αとそのホモログであるPGC1βを二重に欠損したマウスはミトコンドリアの形態異常や単一欠損マウスと比較し，より顕著な持久力低下が認められるものの，ミオシンによる筋線維タイプ染色によるtypeⅠやtypeⅡa筋線維の割合にはほとんど影響を与えなかった[9]．これらの結果から，typeⅠ（Myh7）やtypeⅡa（Myh2）の発現制御にはPGC1α/β以外のメカニズムが存在すると考えられ，直接的な制御機構に関しては結論がまだ出ていない．

速筋線維の決定に関連する転写因子やシグナル伝達経路については遅筋線維に比べてあまり知られていないのが現状であった．これまでに，Tbx15[10]，Sox6[11) 12]，Baf60C[13]といった因子が速筋に高発現しており，速筋タイプを制御することが報告されてきた．しかし重要なこととして，Tbx15やSox6は速筋線維の表現型を促進するのではなく，遅筋線維の形成を抑制することによって機能する因子である．Baf60cを筋特異的に過剰発現させたマウスの骨格筋は白身がかり，ミトコンドリア活性が低下し，解糖能が上昇する．一方で，このマウスにおける筋線維タイプ変化はⅡb筋線維がわずかに上昇するのみであったことから，Baf60cは解糖系の代謝特性に深く関与するものの，Myh1，Myh4などをはじめとした速筋ミオシンの制御には関与しないと言える．

これまでに，転写因子Six1は速筋特異的遺伝子のエンハンサーに結合することが知られている[14) 15]．しかし，Six1単独の過剰発現では速筋タイプ（Ⅱx，Ⅱb）や解糖系遺伝子を誘導するには至らなかった[16]．しかし，Six1とそのコファクターであるEya1を同時に強制発現させると，成体マウスのヒラメ筋においてtypeⅡxとⅡb筋線維の両方が誘導されることが報告されており[16]，この転写因子複合体は速筋特異的遺伝子のエンハンサーに結合し，typeⅡxとⅡb筋線維の発現制御機構の一部を担っていると考えられている．

3 大Maf群転写因子 ——宇宙から同定した世界初typeⅡb筋線維制御因子

ここまでさまざまな因子が間接的，直接的に速筋線維タイプの制御に関与していることを述べてきた．しかし一方で，速筋ミオシンであるMyh1，2，4を直接制御している転写因子は不明であった．われわれは以前からJAXAと共同で人工重力装置を開発し，国際宇宙ステーションでさまざまな人工重力下における骨格筋可塑性について研究を進めてきた[3) 17]．宇宙空間で姿勢保持などに必要な遅筋の筋萎縮が顕著に起こることは知られた事実であるが，同時にtypeⅡb筋線維が誘導され，いわゆる速筋化も宇宙滞在によって誘導される．これらの研究成果のなかで，微小重力と地球と同じ重力である1G環境下，かつどちらも宇宙で飼育したマウスの骨格筋のトランスクリプトーム解析から，大Maf群転写因子がヒラメ筋において顕著に発現誘導される因子として注目された．哺乳類では，4つの大Maf群転写因子〔Mafa，Mafb，Maf（c-Maf），Nrl〕が知られている[18]．骨格筋においてはNrlは発現していない．大Maf群転写因子はMAF結合領域（MAF recognition element：MARE）への結合を介して転写活性化因子として働くことが知られているが，骨格筋での機能に関しては全く不明であった．同時期にフランスのPascal Maire博士らのグループが行った骨格筋のsnATAC-seqの結果により，MAREサイトがMyh4陽性の筋核に濃縮されていることも報告されていた[19]．

まずわれわれはMafa，Mafb，MafのそれぞれのKOマウスを作製し，骨格筋の表現型を解析した．しかし，どの大Maf群転写因子を欠損したKOマウスを解析しても，野生型と比べ骨格筋の表現型は観察されなかった．しかし，骨格筋に発現する大Maf群転写因子は，そのうちの1つまたは2つを欠損させても，残っている因子が機能を代償する可能性が考えられたため，成体マウスの骨格筋ですべての大Maf群転写因子を欠損するマウス三重欠損（TKO）マウスを樹立した[20]．

TKOマウスの骨格筋は肉眼的にも野生型に比較して，赤みを帯びていることが観察された．また最も驚くべき発見は，TKOマウスの全身骨格筋からtypeⅡb筋線維がほぼ完全に消失していたことである（**図2A**）．

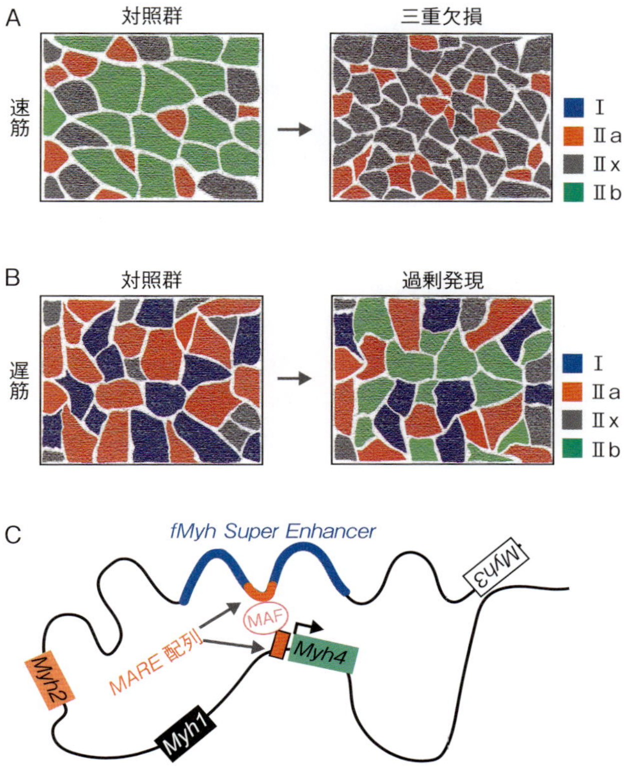

図2　大Maf群転写因子によるtypeⅡb筋線維の決定機構

A）骨格筋で発現する大Maf群転写因子（Mafa，Mafb，Maf）をすべて欠損させたマウス骨格筋（三重欠損）における筋線維タイプ変化．全身の骨格筋でtypeⅡb筋線維（緑色）がほぼすべて消失する．**B**）ヒラメ筋にMafa，Mafb，Mafのいずれかを過剰発現させた骨格筋における筋線維タイプ変化．通常全くtypeⅡ筋線維をもたない成体の骨格筋において，typeⅡb筋線維（緑色）が誘導される．**C**）大Maf群転写因子はMyh4遺伝子上流にあるMARE配列を認識して特異的にMyh4遺伝子発現を誘導する．また，Myh2，Myh1，Myh4の速筋ミオシン遺伝子上流にSuper Enhancer（SE）があることが同定された[15]．このSE領域内でMyh4発現に関与する制御領域にMARE配列があることがわかった．大Maf群転写因子とSE領域とループ構造による相互作用を介して速筋遺伝子のスイッチングに関与している可能性がある．（A）B）は文献20より引用）

typeⅡb筋線維が全身から消失し，typeⅡxとⅡa，およびtypeⅠのみで構成される骨格筋をもつTKOマウスは，筋力が低下する一方で，持久的な走行能力が上昇していることもわかった．また大Maf群転写因子はMyh4転写開始部位上流に存在するMARE配列を認識し，Myh4遺伝子のみを特異的に直接誘導する転写因子であることも明らかにした．実際に，typeⅡb筋線維を全く発現していない遅筋であるヒラメ筋にMafa，Mafb，Mafをそれぞれ過剰発現すると，typeⅡb筋線維が誘導できることも証明され（**図2B**），世界初のtypeⅡb筋線維を直接制御する因子として同定することに成功した[20]．

Myh1，2，4遺伝子は**図2C**のように同一染色体上でクラスタとして存在している．近年，この速筋ミオシン遺伝子クラスタ上流にSuper Enhancer（SE）が発見された．興味深いことにこのSE内のMyh4制御に関与する領域において4つのMARE様配列があることが明らかとなっている（**図2C**）．大Maf群転写因子がMARE様配列を介してSE領域で他の転写因子と協調し，ループ構造を形成することでMyh4の特異的な発現を誘導していると考えられる．しかし，速筋ミオシンクラスタのスイッチングメカニズムに関しては今後さらなる検証が必要であろう．

われわれによる発見をきっかけとして今後，老化，宇宙飛行，各種疾患などにおける筋線維タイプがどのような役割をもつのかを徐々に明らかにしていくことができるだろう．また前述したように，ヒトを含む大型の哺乳類の骨格筋ではtypeⅡb筋線維やMYH4発現がほぼないため[21]，ヒト骨格筋における大Maf群転写因子の役割の解明は必須である．さらに，進化のなかでなぜ大型の動物はtypeⅡb筋線維を消失していったのかを明らかにしていくことも今後大きな課題である．また，大型動物で優位に発現するtypeⅡxやⅡaの直接制御因子の存在も不明である．このような転写因子のさらなる発見は前述の老化や疾患への応用だけでなく，筋発生における骨格筋線維のモザイクパターン形成の謎に洞察を与えるものとなるだろう．

4 老化と筋線維タイプ

骨格筋線維タイプは筋萎縮のしやすさ，あるいは筋ジストロフィーなどの遺伝性筋疾患に対する感受性などにも大きな影響を及ぼすことが知られている[22)～24)]．不活動や宇宙飛行では，遅筋線維が有意な骨格筋が萎縮しやすい一方で，飢餓やグルココルチコイド誘発性の萎縮，あるいは老化では，速筋線維が影響を受けやすいことが知られている[25)～27)]．また，筋線維タイプの比率はさまざまな刺激や環境に応じて組成が変化する．例えば，有酸素運動を継続的に行うことでtypeⅠやⅡa筋線維の割合が増加する．しかし一方で，宇宙飛行や廃用性筋萎縮（不活動による筋萎縮）ではtypeⅡb筋線維が誘導されると報告されている．

筋線維タイプは全身の代謝，さらには筋線維タイプごとに分泌されるマイオカインの量や種類なども違いがある可能性が考えられることから，筋線維タイプとサルコペニア，そして老化との関連は非常に興味深い[28) 29)]．老化に伴い，筋線維は一般に遅筋化していくと考えられており，すなわち速筋が減り遅筋の割合が増え，かつ萎縮が起きているのが老化した筋肉の一つの特徴であると言える．マウスの骨格筋において，加齢に伴い大Maf群転写因子は徐々に減少するため，マウスにおけるtypeⅡb線維を含む速筋から遅筋タイプへの加齢による移行は，一部大Maf群転写因子の発現によって説明できる可能性がある．

さらに，この加齢による遅筋化の生理的意義に迫るためにも，typeⅡb筋線維のみを特異的に全身骨格筋から消失したTKOマウスの寿命や骨格筋以外の加齢変容を詳細に解析することは重要である．また，反対に大Maf群転写因子の過剰発現によって，速筋化を誘導することで老化に伴う遅筋化や萎縮を抑制できるのかも興味深い点であり，今後筋線維タイプ変容がサルコペニアの発症や全身性老化に及ぼす影響の解明に期待がもてる．また，近年scRNA/snRNA-seq※によるさまざまな年齢のヒト骨格筋を対象とした大規模な解析が実施されている[30)]．このような大規模なデータベースを利用しながら，ヒト骨格筋における筋線維タイプ変化の意義に迫ることが今後ますます重要であると考えられる．

おわりに

サルコペニアは現代を生きるわれわれにとって解決すべき大きな社会問題となり，その鍵となるのは骨格筋機能の維持，そして骨格筋の若返りであることは疑う余地がない．特に，骨格筋量だけではなく，その機能をいかに維持できているかが疾病や寿命と相関するという疫学データがあり，骨格筋の“質”を制御する分子基盤が今後大きな創薬ターゲットになることが期待される．本稿では，筋肉の質のうち，特に骨格筋線維タイプを制御する因子について述べた．特に私たちは宇宙をプラットフォームとしたデータベースから世界初となるtypeⅡb筋線維制御因子を発見した[20)]．宇宙ではあらゆる組織で老化様現象が引き起こされるが，筋線維タイプの変化に関しては老化と全く逆の方向へとシフトしていくことから，宇宙が筋老化のモデルとなるかは議論が必要である．骨格筋は他の組織に比較して，重力応答性に非常に優れている．これまでのわ

※ scRNA/snRNA-seq

Single cell RNA sequencing / single nucleus RNA sequencingの略．単一細胞（sc）および単一核（sn）レベルでの網羅的な遺伝子発現解析技術を指す．骨格筋研究では，scRNA-seqとsnRNA-seqを併用することが一般的である．理由として，骨格筋線維（筋細胞）は数百の核をもつ多核細胞であり，その大きさゆえに解析が難しい点があげられる．snRNA-seqを用いることで，各核ごとの遺伝子発現を解析でき，単一細胞内の遺伝子発現の多様性など，より詳細な情報を得ることが可能となる．

れわれの研究により，地球の重力1G以下の重力でも筋萎縮を防ぐことができる閾値があることがわかっており，一方でヒラメ筋におけるtypeⅡb筋線維誘導を抑制するには異なる重力閾値が存在することがわかっている[17]．微小重力という宇宙のユニークな環境を利用して，異なる重力閾値で反応する遺伝子群を探索することで，今後サルコペニアを予防・抑制する新たな分子基盤を発見できる未知の可能性に溢れている．

文献

1） Mootha VK, et al：Nat Genet, 34：267-273, doi:10.1038/ng1180（2003）
2） Petersen KF, et al：Science, 300：1140-1142, doi:10.1126/science.1082889（2003）
3） Shiba D, et al：Sci Rep, 7：10837, doi:10.1038/s41598-017-10998-4（2017）
4） Lin J, et al：Nature, 418：797-801, doi:10.1038/nature00904（2002）
5） Potthoff MJ, et al：J Clin Invest, 117：2459-2467, doi:10.1172/JCI31960（2007）
6） Chin ER, et al：Genes Dev, 12：2499-2509, doi:10.1101/gad.12.16.2499（1998）
7） Serrano AL, et al：Proc Natl Acad Sci U S A, 98：13108-13113, doi:10.1073/pnas.231148598（2001）
8） Handschin C, et al：J Biol Chem, 282：30014-30021, doi:10.1074/jbc.M704817200（2007）
9） Zechner C, et al：Cell Metab, 12：633-642, doi:10.1016/j.cmet.2010.11.008（2010）
10） Lee KY, et al：Nat Commun, 6：8054, doi:10.1038/ncomms9054（2015）
11） Quiat D, et al：Proc Natl Acad Sci U S A, 108：10196-10201, doi:10.1073/pnas.1107413108（2011）
12） Hagiwara N, et al：Dev Dyn, 234：301-311, doi:10.1002/dvdy.20535（2005）
13） Meng ZX, et al：Nat Med, 19：640-645, doi:10.1038/nm.3144（2013）
14） Sakakibara I, et al：PLoS Genet, 10：e1004386, doi:10.1371/journal.pgen.1004386（2014）
15） Dos Santos M, et al：Nat Commun, 13：1039, doi:10.1038/s41467-022-28666-1（2022）
16） Grifone R, et al：Mol Cell Biol, 24：6253-6267, doi:10.1128/MCB.24.14.6253-6267.2004（2004）
17） Hayashi T, et al：Commun Biol, 6：424, doi:10.1038/s42003-023-04769-3（2023）
18） Takahashi S：Exp Anim, 70：264-271, doi:10.1538/expanim.21-0027（2021）
19） Dos Santos M, et al：Nat Commun, 11：5102, doi:10.1038/s41467-020-18789-8（2020）
20） Sadaki S, et al：Cell Rep, 42：112289, doi:10.1016/j.celrep.2023.112289（2023）
21） Schiaffino S & Reggiani C：Physiol Rev, 91：1447-1531, doi:10.1152/physrev.00031.2010（2011）
22） Wang Y & Pessin JE：Curr Opin Clin Nutr Metab Care, 16：243-250, doi:10.1097/MCO.0b013e328360272d（2013）
23） Reyes NL, et al：Proc Natl Acad Sci U S A, 112：424-429, doi:10.1073/pnas.1413021112（2015）
24） Selsby JT, et al：PLoS One, 7：e30063, doi:10.1371/journal.pone.0030063（2012）
25） Ciciliot S, et al：Int J Biochem Cell Biol, 45：2191-2199, doi:10.1016/j.biocel.2013.05.016（2013）
26） Sandri M, et al：Proc Natl Acad Sci U S A, 103：16260-16265, doi:10.1073/pnas.0607795103（2006）
27） Murgia M, et al：Cell Rep, 19：2396-2409, doi:10.1016/j.celrep.2017.05.054（2017）
28） Izumiya Y, et al：Cell Metab, 7：159-172, doi:10.1016/j.cmet.2007.11.003（2008）
29） Correia JC, et al：Cell Metab, 33：2215-2230.e8, doi:10.1016/j.cmet.2021.09.003（2021）
30） Lai Y, et al：Nature, 629：154-164, doi:10.1038/s41586-024-07348-6（2024）

＜著者プロフィール＞
藤田　諒：2015年大阪大学大学院医学系研究科博士課程修了．日本学術振興会特別研究員DC1（'12～'15年），日本学術振興会特別研究員PD（'15～'17年）を経て，'17～'20年にマギル大学（カナダ）に留学（日本学術振興会海外特別研究員，'18～'20年）．'20年より文科省卓越研究員および筑波大学医学医療系助教（テニュア獲得）．専門は骨格筋・骨格筋幹細胞の生物学．

高橋　智：1987年東北大学医学部卒業．'91年東北大学大学院医学研究科修了．'91～'95年ジュネーブ大学（スイス）にて博士研究員．その後東北大学医化学第二講座助手，筑波大学基礎医学系講師を経て，2000年より筑波大学基礎医学系（現 医学医療系）教授．専門は遺伝子改変マウス作製．

6. ビタミンDとサルコペニア

細山 徹

サルコペニアは加齢など複雑な背景因子を有する多因子関連疾患であり，ホルモンや栄養状態など骨格筋をとり巻く環境の変化も発症や増悪化に大きな影響を与える．ビタミンDは，以前から骨格筋への直接作用やサルコペニアとの関連性が指摘されているが，作用機序などにいまだ統一した見解が得られておらず，十分な科学的根拠をもとにサルコペニアとの関連性が示されているとは言い難い．本稿では，ビタミンDの成体骨格筋に対する作用やサルコペニアとの関連性について最近の知見を概説し，ビタミンD研究の今後の展望について述べたい．

はじめに

サルコペニアは，疾患や加齢などによって引き起こされる骨格筋自身の内在的変化や骨格筋をとり巻く環境の変化などの外因的な要因がその発症や増悪化にかかわるとされる多因子関連疾患である[1]．骨格筋の内在的変化としてはタンパク質の異化・同化バランスの変化などが代表的なものであり，外因的な要因としては例えば加齢によるホルモン状態や栄養状態の変化などがあげられる．しかし，ホルモン状態や栄養状態の変化とサルコペニアとの関連性については，状況証拠からそのように論じられているものも多く，その機序も含め科学的根拠に基づいた議論が必要である．

ビタミンDは加齢による体内変動が生じる栄養素として知られ，以前からサルコペニアとの関連性が指摘されている．しかし，ビタミンDの骨格筋に対する作用については*in vitro*実験によって導かれたものが多く，培養条件の違いなどにより正・負に異なる効果や作用機序が示されている場合も少なくない．またこれまでに，ビタミンD受容体VDRを欠損させた遺伝子組換えマウスを用いて，ビタミンDの骨格筋に対する作用に迫った報告もあるが，組織特異性や時期特異性の観点からサルコペニアとの直接的な関連性を論ずるには注意が必要である[2][3]．本稿では，すでに多くの報告があるビタミンDに改めて焦点を当て，近年の研究から見えてきたビタミンDの骨格筋に対する作用や

[略語]

HSA： human skeletal actin
NILS-LSA： national institute for longevity sciences-longitudinal studies of aging（老化に関する長期縦断疫学研究）
SERCA： sarco/endoplasmic reticulum Ca^{2+} ATPase
VDBP： vitamin D binding protein（ビタミンD結合タンパク質）
VDR： vitamin D receptor（ビタミンD受容体）

Vitamin D and sarcopenia
Tohru Hosoyama：Department of Musculoskeletal Disease, National Center for Geriatrics and Gerontology（国立長寿医療研究センター運動器疾患研究部）

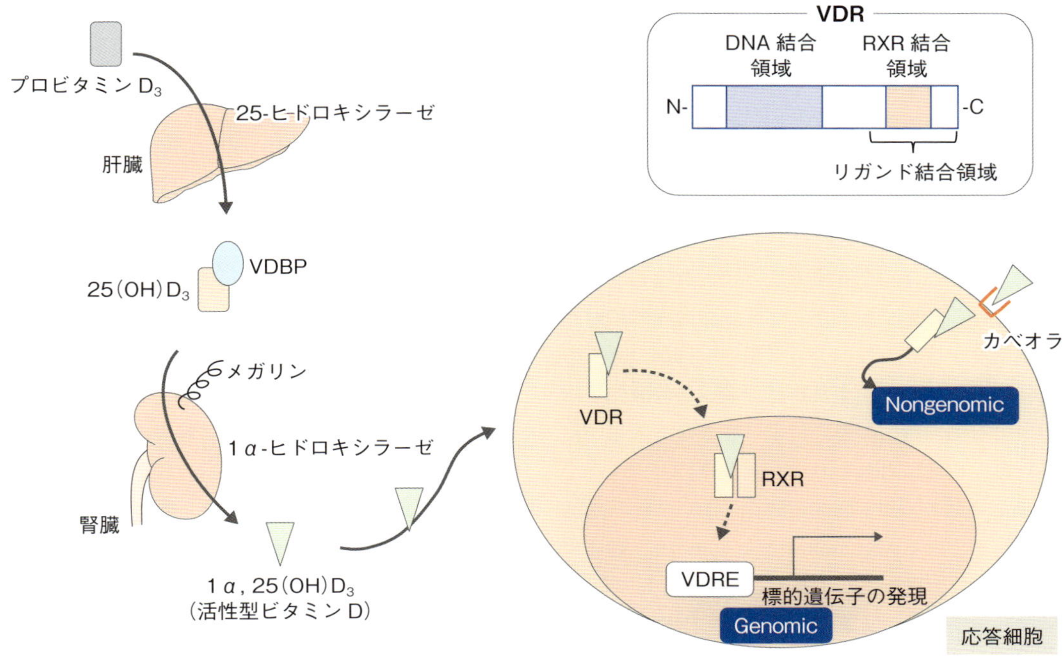

図1　ビタミンDの代謝と作用機構
皮膚で合成された（または食物などから供給された）ビタミンD前駆体（プロビタミンD_3）は，25–ヒドロキシラーゼにより肝臓で25(OH)D_3に代謝され，VDBPに結合した状態で血液中を巡る．25(OH)D_3は，腎臓の腎近位尿細管に発現するメガリンとVDBPを介して結合しエンドサイトーシスにより腎臓内にとり込まれると，1α–ヒドロキシラーゼの働きにより活性型ビタミンDである1α，25(OH)$_2D_3$に代謝される．活性型ビタミンDは，カベオラを介して細胞内に取り込まれたビタミンDによるNongenomic作用もしくはVDR-RXRと複合体を形成して標的遺伝子の発現を制御するGenomic作用により標的細胞における役割を発揮する．

その機序について概説し，さらにサルコペニアとビタミンDとの関連性などについて述べたい．

1 ビタミンDの基礎

食事や日光（紫外線）を浴びることによって皮膚でコレステロールから合成された（プロ）ビタミンD_3は肝臓に運ばれ，シトクロムP450スーパーファミリーのCYP2R1やCYP27A1（25–ヒドロキシラーゼ）によって25位が水酸化された25–ヒドロキシビタミンD_3〔25(OH)D_3〕へと代謝される．VDBPに結合した25(OH)D_3は再び血中を巡り，腎近位尿細管に発現するメガリン（Megalin）にVDBPが結合することでエンドサイトーシスにより腎臓内にとり込まれる．腎臓にとり込まれた25(OH)D_3はCYP27B1（1α–ヒドロキシラーゼ）により1α位が水酸化され，1α，25ジヒドロキシビタミンD_3〔1α，25(OH)$_2D_3$〕が生成される．いわゆる活性型ビタミンDとよばれる1α，25(OH)$_2D_3$は，核内受容体であるビタミンD受容体VDRに結合しビタミンD応答配列（VDRE）を有する標的遺伝子の発現を制御するGenomic作用，あるいは遺伝子発現制御を介さないNongenomic作用により標的となる組織や臓器においてその機能を発揮する（**図1**）．ビタミンDの標的組織・臓器における作用は多岐にわたるが，最もよく知られている機能として，腸におけるカルシウム吸収を促進し骨密度を増加させる骨形成作用があげられる[4]．また免疫との関連性も指摘されており，近年ではがん免疫やチェックポイント阻害剤によるがん免疫療法の効果増強におけるビタミンDの重要性が示されている[5]．

2 ビタミンDの骨格筋に対する作用

ビタミンDの骨格筋に対する作用については，培養細胞（筋芽細胞や筋管細胞）を用いた実験系を中心に多くの報告があるが，添加するビタミンD量や細胞の分化ステージなどにより異なる作用が報告されている[6]．最終分化した筋管細胞に対してビタミンDがタンパク質合成促進作用を有することはおおむね共通して得られている知見であるが，筋芽細胞の増殖に対しては添加濃度や培養条件によって促進・抑制の両方の効果が報告されており，また筋管形成（最終分化）過程においても添加濃度の違いによって異なる効果が示されている．例えばわれわれは，高濃度のビタミンDを添加したマウス・ヒト筋芽細胞株において筋特異的な融合遺伝子であるMyomakerとMyomergerの発現抑制に伴う筋管形成阻害が生じることを報告しており，より低濃度で，マウス筋芽細胞株のC2C12細胞の筋管形成が促されるとする既報とは異なる結果を提示している[7][8]．これらの*in vitro*実験によって得られた情報は，ビタミンDが筋細胞に対して直接的な作用を及ぼしていることを強く示唆するものであるが，生体内でのビタミンDの作用を論じるためには*in vivo*実験で得られた情報とのすり合わせが重要である．

生体内におけるビタミンDの作用を明らかにするうえで有効な手段となるのが遺伝子組換えマウスの利用であり，ここではVDR欠損マウスについて概説する．これまでに報告されているVDR欠損マウスは，全身でVDRを欠損した*Vdr*^{null}マウスと筋特異的HSAプロモーター下でCreリコンビナーゼが発動する筋細胞特異的VDR欠損（mVDR）マウスの2系統に大別され，多くの重要な知見が得られている[2][3]．例えば，これら2系統に共通する表現型として筋萎縮や筋線維でのアポトーシスの亢進がみられ，さらにmVDRマウスでは筋線維数の減少や筋力低下などの表現型がみられる．これらの結果は，生体内においてもビタミンDが直接骨格筋に作用していることを示しており，一部の表現型については先に述べた*in vitro*研究の知見からも説明がつくものもある．しかし一方で，全身性のVDR欠損を呈する*Vdr*^{null}マウスにおいては細胞特異性（非筋細胞でのVDR欠損），*Vdr*^{null}マウスとmVDRマウスに共通するものとして発生期のVDR欠損の影響などが考えられ，生後の骨格筋に対するビタミンDの作用については依然として慎重な議論が必要とされる．特にサルコペニアのような加齢性疾患においては，すでに出来上がった骨格筋が徐々に減退していくことから，ビタミンDとの関連性を考えるうえでは発生期の影響を排除する必要がある．

そのような状況のなかでわれわれは，*Myf6*-CreER^{T2}をドライバーとするタモキシフェン誘導性の筋線維特異的VDR欠損（*Vdr*^{mcKO}）マウスを新たに作出し，その表現型解析から成熟した筋線維に対するビタミンDの作用について検討した[9]．先の2系統との大きな違いとして，*Vdr*^{mcKO}マウスでは筋萎縮やアポトーシスの亢進が生じず，筋線維数にも変化が認められなかった．これらの知見は，ビタミンDが成熟した筋線維の形態的変化を及ぼすような作用は有していないことを示唆している．一方，*Vdr*^{mcKO}マウスではmVDRマウスと同様に筋力低下が認められ，骨格筋におけるSERCAの発現および活性低下も生じていた．SERCAは筋小胞体へのCa^{2+}取り込みを制御し筋線維の収縮・弛緩にかかわる酵素であることから，*Vdr*^{mcKO}マウスとmVDRマウスでみられる筋力低下の一要因であると考えられる．また*Vdr*^{mcKO}マウス骨格筋では糖代謝異常の兆候があり（細山ら，未公表），同様の表現型が*Vdr*^{null}マウスにおいても報告されていることから[10][11]，ビタミンDが成体骨格筋の糖代謝機構に関与する可能性もあり，今後の詳細な検討によりビタミンDの新たな働きが明らかになることが期待される（**表**）．

3 成体骨格筋におけるビタミンDの新たな作用点——間葉系前駆細胞

骨格筋をビタミンDの標的組織の一つであると考える理由の一つがVDRの発現である．実際，筋芽細胞や筋管細胞，また低発現ではあるが成熟した筋線維においてもVDR発現が認められ，前述のようにさまざまな研究で筋細胞に対する直接作用も示されている．しかし成体骨格筋におけるビタミンD応答細胞（作用点）は，はたして筋細胞だけであろうか？ なぜなら成体骨格筋には，免疫細胞や血管内皮細胞などの非筋細胞も含めると10種類以上の細胞種が存在しており[12][13]，それらの細胞種においてもVDR発現があればビタミンD

表　VDR欠損マウスの特徴とサルコペニア研究への有用性

	Creドライバー	VDR欠損	主な表現型	サルコペニア研究への有用性
Vdr^{null}マウス[2,10,11]	なし	• 全身の細胞 • 発生期から欠損	• 筋萎縮 • 筋線維のアポトーシス • 糖代謝異常	低
mVDRマウス[3]	HSA-Cre	• 筋細胞 • 発生期から欠損	• 筋萎縮 • 筋線維のアポトーシス • 筋線維数の減少 • 筋力低下 • SERCA発現の低下	低
Vdr^{mcKO}マウス[9]	*Myf6*-CreER^{T2}	•（成熟）筋線維（タモキシフェン誘導性）	• 筋力低下 • SERCA発現・活性の低下 • 糖代謝異常（？）	高

の作用点として働く可能性が十分に考えられる．この点についてGirgisらは，mVDRマウスの骨格筋組織において*Vdr*発現が50％程度しか減少していないことから，骨格筋を構成する非筋細胞種におけるVDR発現の可能性を指摘しており，ビタミンDの作用点が筋細胞種以外にも存在することを示唆している[3]．

最近われわれは，マウス骨格筋から単離した間葉系前駆細胞※1とサテライト細胞由来の筋管細胞との間でVDR発現を比較し，VDRが間葉系前駆細胞において高発現していることを見出した．間質に局在する間葉系前駆細胞は，成体骨格筋の恒常性維持に重要な働きをする一方で，骨格筋内に蓄積する脂肪組織や線維化の起源細胞としての側面ももつ[14〜16]．この間葉系前駆細胞に対するビタミンDの作用を検証したところ，ビタミンDが転写因子Runx1の発現阻害を介して間葉系前駆細胞の脂肪分化を抑制する作用を有すること，また，ビタミンD欠乏食を与えたマウスや間葉系前駆細胞特異的VDR欠損（*Vdr*^{mpcKO}）マウスの骨格筋内に脂肪蓄積が認められることが明らかとなった[17]．これらの知見は，ビタミンDが筋線維などの筋細胞のみならず非筋細胞である間葉系前駆細胞にも直接作用し，その働きの一つが間葉系前駆細胞の脂肪分化抑制と筋内脂肪蓄積の抑制であることを示唆している（**図2**）．ビタミンDは加齢に伴い減少することから，高齢者において増加する筋内脂肪蓄積にビタミンDが関与する可能性や，筋質低下※2を背景因子とするサルコペニアの発症や増悪化にビタミンDが関与する可能性が考えられる．

4 ビタミンDとサルコペニアとの関連性

ここまで，主にビタミンDの骨格筋に対する作用について述べてきたが，高齢者筋疾患であるサルコペニアとビタミンDとの関連性についてはどうであろうか．この点について，これまでにも加齢に伴うビタミンD量の低下（欠乏）とサルコペニアを結びつけた議論はされてきたが，実際に科学的根拠をもとに両者の関連性を示した報告は少ない[18]．最近われわれは，国立長寿医療研究センターで地域住民を対象として実施している「老化に関する長期縦断疫学研究（NILS-LSA）※3」[19]のデータセットを用いて，ビタミンD欠乏者（384名）と非欠乏者（384名）の4年間の追跡調査を実施し，サルコペニア有病率や筋量，筋力への影響について検討した．結果として，ビタミンD欠乏者が筋力（握力）低下に

※1　間葉系前駆細胞

筋線維間の間質に存在し，間葉系細胞への多分化能を有するPDGFRα発現細胞．Fibro/Adipogenic Progenitor（FAP）ともよばれるが，骨，軟骨への分化能も有することから，より広範な意味をもつ間葉系前駆細胞や間葉系間質細胞が適切である．

※2　筋質低下

加齢に伴う筋肉の質の低下は，サルコペニアの診断基準の一つであるEWGSOP2においてその重要性が指摘されている[21]．筋質低下の明確な定義はないが，骨格筋内の脂肪蓄積や線維化が一つの指標になると考えられている．

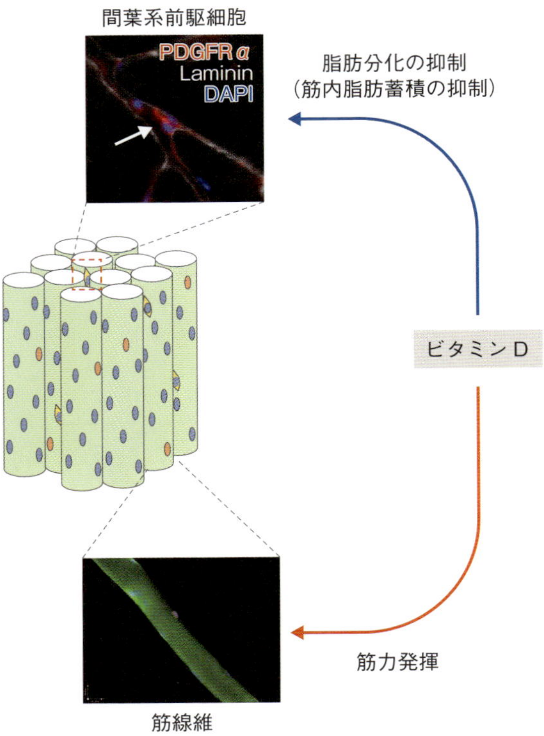

図2　成体骨格筋内の2つのビタミンD標的細胞
成体骨格筋はさまざまな細胞種で構成されており，筋線維などの筋細胞に加えて多分化能を有する間葉系前駆細胞が含まれる．これまで成体骨格筋内でビタミンDの標的となる細胞は筋細胞（筋線維）だけであると考えられてきたが，最近間葉系前駆細胞においてもVDRが高発現していることがわかり，ビタミンDが成体骨格筋内に2つの作用点を有することが示された．ビタミンDの間葉系前駆細胞に対する作用は脂肪分化抑制であることから，高齢者で増加する筋内脂肪蓄積と加齢に伴うビタミンD量の低下との関連性が疑われる．

陥るリスクが高いこと，サルコペニアの新規発生数がビタミンD欠乏者で約3倍増加すること，筋量には変化がないこと，などを明らかにした[9]．今後より長期的な検証が必要ではあるが，本研究はビタミンD（欠乏）がサルコペニア発症のリスク因子となりうることを縦断的検証により証明している．今回用いたデータセットに筋内脂肪量に関するデータが含まれておらず間葉系前駆細胞との関連性は不明だが，ビタミンD欠乏者において筋力にのみ影響が出ている点（筋量の変化はない）は*Vdr*^{mcKO}マウスの表現型と類似しており，ビタミンDの有する成熟筋線維に対する作用の視点からも科学的な裏付けが出来ているものと思われる．

※3　NILS-LSA
40歳以上の地域住民（愛知県大府市・森岡町）を対象に，医学・心理・運動・身体組成・栄養など多角的な観点から老化および老年病の予防策を検討する長期縦断疫学研究．1997年から開始され，2023年2月から第10次調査を実施中．

ビタミンDは加齢に伴って減少することから，筋力低下やサルコペニアの予防標的としても期待されている．ビタミンD補充の効果検証はさまざまな年齢層の健常者に対して行われており，年齢や性別，ビタミンD摂取量，期間，評価項目など条件の違いにより結果にばらつきはあるものの，筋力などにはおおむねポジティブな効果が得られている[6]．現状ビタミンD補充がサルコペニア予防に効果的であるか明確な答えを示す報告はないが，最近，新たな臨床試験結果が公表され良好な成績を示した．

本試験は，2型糖尿病に対する活性型ビタミンDの効果を検証するDPVD（Diabetes Prevention with active Vitamin D）スタディに付随するランダム化比較試験であり，サルコペニアのリスク因子である糖尿病に着目した前糖尿病患者に対するビタミンD補充の効果検証である[20]．3年間の追跡調査で得られた知見は，前糖尿病患者への活性型ビタミンD（エルデカルシトール）補充により，筋力や筋量の増加，転倒リスクの低下，サルコペニア発症率の低下（3年後の発症率は，プラセボ群で8.8％，ビタミンD投与群で4.6％），などであり，糖尿病という要素が含まれてはいるもののビタミンDのサルコペニアに対する予防効果に期待を抱かせるものである．

おわりに

ビタミンDの骨格筋に対する作用に関する研究は，古くから行われてきたにもかかわらず依然としてその全貌が明らかになっていない．その理由の一つとして，多くの研究者が盲目的に“筋細胞”への影響を追究してきたことが挙げられるのではないだろうか．その意味で，成体骨格筋に内在する間葉系前駆細胞におけるVDRの発現は，今後のビタミンD研究の広がりを強く示唆しており，研究の新たな潮流がつくられていくことが期待される．またビタミンD研究は多くの疫学研究の成果とともに発展してきたが，その裏付けとなるメカニズムの解明が十分になされているとは言えず，予防や治療の標的，さらに疾患バイオマーカーとしてのビタミンDの有用性に対する結論が得られていない．今後，適切なモデル実験系を駆使して基礎と臨床（応用）の両面からの研究アプローチが強く望まれる．

文献

1） Cruz-Jentoft AJ & Sayer AA：Lancet，393：2636-2646，doi:10.1016/S0140-6736(19)31138-9（2019）
2） Endo I，et al：Endocrinology，144：5138-5144，doi:10.1210/en.2003-0502（2003）
3） Girgis CM，et al：J Cachexia Sarcopenia Muscle，10：1228-1240，doi:10.1002/jcsm.12460（2019）
4）「Modern Nutrition in Health and Disease，11th ed」（Ross AC et al，eds），pp278-292，Lippincott Williams & Wilkins（2012）
5） Giampazolias E，et al：Science，384：428-437，doi:10.1126/science.adh7954（2024）
6） Agoncillo M，et al：Nutrients，15：4377，doi:10.3390/nu15204377（2023）
7） Hosoyama T，et al：Nutrients，12：2192，doi:10.3390/nu12082192（2020）
8） Garcia LA，et al：Endocrinology，152：2976-2986，doi:10.1210/en.2011-0159（2011）
9） Mizuno T，et al：J Cachexia Sarcopenia Muscle，13：2961-2973，doi:10.1002/jcsm.13102（2022）
10） Das A，et al：J Cachexia Sarcopenia Muscle，13：467-480，doi:10.1002/jcsm.12841（2022）
11） Das A，et al：J Cachexia Sarcopenia Muscle，15：67-80，doi:10.1002/jcsm.13378（2024）
12） Rubenstein AB，et al：Sci Rep，10：229，doi:10.1038/s41598-019-57110-6（2020）
13） De Micheli AJ，et al：Skelet Muscle，10：19，doi:10.1186/s13395-020-00236-3（2020）
14） Uezumi A，et al：Nat Cell Biol，12：143-152，doi:10.1038/ncb2014（2010）
15） Joe AWB，et al：Nat Cell Biol，12：153-163，doi:10.1038/ncb2015（2010）
16） Uezumi A，et al：Front Physiol，5：68，doi:10.3389/fphys.2014.00068（2014）
17） Hosoyama T，et al：J Cachexia Sarcopenia Muscle，15：907-918，doi:10.1002/jcsm.13448（2024）
18） Visser M，et al：J Clin Endocrinol Metab，88：5766-5772，doi:10.1210/jc.2003-030604（2003）
19） Mizuno T，et al：J Cachexia Sarcopenia Muscle，12：900-912，doi:10.1002/jcsm.12715（2021）
20） Kawahara T，et al：Lancet Healthy Longev，5：e255-e263，doi:10.1016/S2666-7568(24)00009-6（2024）
21） Cruz-Jontoft AJ，et al：Age Ageing，48：16-31，doi:10.1093/ageing/afy169（2018）

＜著者プロフィール＞
細山　徹：2005年，千葉大学大学院自然科学研究科 修了（大日方 昂教授）．'05～'08年，東京大学大学院農学生命科学研究科 ポスドク〔山内啓太郎准教授（現 教授）〕，'08～'10年，テキサス大学 ポスドク（Charles Keller博士），'10～'12年，ウィスコンシン大学 リサーチアソシエート（鈴木正寿博士），'12～'17年，山口大学大学院医学系研究科 助教，'17～'21年，国立長寿医療研究センター再生再建医学研究部 室長（橋本有弘部長）を経て，'21年より同センター運動器疾患研究部 副部長（現職）．

7. NAD World 3.0から見たサルコペニア・フレイルのメカニズム

今井眞一郎

サルコペニア・フレイルは，老化の過程で引き起こされる重要な病態であり，わが国の超高齢化社会が抱える大きな社会問題の原因となっている．近年，老化・寿命制御のメカニズムを解明していくうえで，Inter-Organ Communication（IOC）の重要性，特に脳（視床下部）と末梢臓器の間のさまざまなIOCが重要であることが明らかになってきた．サルコペニア・フレイルの病因にも中枢性の要因が重要であることが明らかになっており，視床下部と骨格筋の間，あるいは脳の別の領域と他の末梢臓器の間のIOCに着目して，サルコペニア・フレイルの研究を進めていくことが求められている．本稿においては，IOCの重要性を中核に置いた「NAD World 3.0」の概念をもとに，この問題を論じる．

はじめに

近年，老化・寿命研究の分野においては，Inter-Organ Communication（IOC）という概念の重要性が着目されつつある．例えば，米国のNational Advisory Council on Aging（NACA）の2022年9月のミーティングにおいて，「老化におけるIOC」の概念が，新しい研究領域として導入された．また「老化におけるIOC」を研究対象とした大型の研究費が，2024年5月にNational Institute on Aging（NIA）によって実施されている．これは，さまざまなモデル生物において，特異的な神経細胞群と末梢の組織・臓器の間で交わされるコミュニケーションが，老化・寿命の制御に重要であることが明らかになってきたためである[1)～3)]．哺乳類においては，IOCを老化・寿命制御の中核として捉えた概念は，2009年に筆者により提唱された「NAD World」が最初であった[4)]．「NAD World」は，NAD^+代謝，生物学的リズム（サーカディアンリズム），そして老化・寿命制御の3つを結び合わせる，全身性の制御ネットワークに与えられた名称である．「NAD

［略語］
DMH：Dorsomedial hypothalamus
IOC：Inter-Organ Communication
LH：Lateral hypothalamus
NAMPT：Nicotinamide phosphoribosyltransferase
PRテスト：Operant Progressive Ratio Test
VTA：Ventral tegmental area

The mechanism of sarcopenia and frailty from the viewpoint of the NAD World 3.0
Shin-ichiro Imai：Theodore & Bertha Bryan Distinguished Professor of Environmental Medicine/Department of Developmental Biology, Department of Medicine (Joint), Washington University School of Medicine〔ワシントン大学医学部（米国ミズーリ州セントルイス）発生生物学部門・医学部門（兼任）/テオドール&バーサ・ブライアン卓越教授（環境医学）〕

World」を駆動している重要な制御分子は2つあり，一つは，NAD⁺依存性タンパク質脱アセチル化/アシル化酵素のファミリーであるサーチュインの主要メンバーSIRT1※1であり，もう一つは，SIRT1の活性に必須のNAD⁺を供給するうえで重要なNAD⁺合成系酵素NAMPT（nicotinamide phosphoribosyltransferase）※2である[4]．NAMPTがさまざまな臓器においてNAD⁺のサーカディアンリズムに従った周期的変化を生み出している一方，SIRT1はそれに応答する形で非常に多岐にわたる生体反応を制御している[5]．そのなかには，代謝，DNA修復，ストレス応答，サーカディアンリズム，エピジェネティクス制御，さらに老化・寿命制御などが含まれる．このように，NAMPTとSIRT1は協調的に働くことによって，「NAD World」のダイナミクスを保ち，老化のプロセス，ひいては寿命の決定に重要な役割を果たしている，というのが「NAD World」の概念的骨格である[4]．この概念が提唱された際の最も重要な予測が，全身性のNAD⁺減少が，老化を引き起こす重要な要因の一つになっているはずである，というものであったが，16年が経過して，この予測が正しいものであることが証明され，現在では老化・寿命研究分野での一つのコンセンサスとなった[6]～[8]．

その後，「NAD World」の概念は，2016年に次のバージョンである「NAD World 2.0」に再定式化され発表された[9]．ここでは，過去7年間の研究に基づき，3つの主要な臓器・組織が老化・寿命制御に重要なIOCを形成するものとして提唱された．視床下部が高次の老化・寿命のコントロール・センターとして機能しており，骨格筋がコントロール・センターからの刺激に応答して働くメディエーターの役割を果たし，さらには脂肪組織が細胞外NAMPT（extracellular NAMPT：eNAMPT）を血中に分泌して，視床下部のNAD⁺合成を遠隔性に制御するモジュレーターの役割を果たしている[9]．「NAD World 2.0」の詳細はこれまでの総説に譲るが，この再定式化された概念から導かれた重要な予測は2つあった．一つは，eNAMPTが視床下部と脂肪組織の間のIOCを司ることによって老化・寿命制御に重要な役割を果たしているであろうこと，もう一つは，NAMPTがその反応産物としてつくり出すNMN（nicotinamide mononucleotide）が，「NAD World 2.0」の生物学的ロバストネス（頑強性）を保つうえで欠かせない役割を果たしているであろうこと，であった．以来9年間にわたる研究の積み重ねによって，この2つの予測が正しいものであったことが明らかとなり，そうした新たな知見を組み入れることによって，さらにアップデートされた新しい概念が，「NAD World 3.0」として最近発表された[10]．

本稿においては，この「NAD World 3.0」の概念に基づいて，サルコペニア・フレイルの病因について，老化・寿命制御の観点から新たに考察を進めてみたい．

※1　SIRT1

NAD⁺依存性タンパク質脱アセチル化/アシル化酵素のファミリーであるサーチュインのなかで，哺乳類サーチュインの主要なメンバー．哺乳類にはSIRT1からSIRT7まで，7つのサーチュインがある．エピジェネティクス，代謝，DNA修復，ダメージ・ストレス応答，サーカディアンリズム，オートファジー，そして老化・寿命制御と，多岐にわたる重要な生物学的プロセスを制御している．

※2　NAMPT

nicotinamide phosphoribosyltransferase．NAD⁺合成の主要な基質であるニコチナミド（nicotinamide）と，5′-phosphoribose pyrophosphate（PRPP）から，重要なNAD⁺合成中間体であるNMN（nicotinamide mononucleotide）を合成する酵素．細胞内型（intracellular NAMPT：iNAMPT）と細胞外型（extracellular NAMPT：eNAMPT）があり，血中を循環しているeNAMPTは，細胞外小胞（extracellular vesicles：EVs）に内包されている．

1 外側視床下部に存在するNMNトランスポーター陽性神経細胞の重要性

フレイルとは，「加齢に伴うさまざまな機能変化や予備能力低下によって健康障害に対する脆弱性が増加した状態」と定義されている[11]．フレイルと一言で言っても実際にそこには，「身体的フレイル」「精神的フレイル」「社会的フレイル」という3つの状態が含まれている．「身体的フレイル」は，実際に筋力の低下などによって力が出なかったり，動けなかったりする状態であり，「精神的フレイル」は，身体を動かす気力が湧かなかったり，生活に張り合いを感じることができない状態，さらに「社会的フレイル」は，家の中から出る機会がなく，人との付き合いが疎遠になってしまっているような状態を指している．ちなみに，日本人の高齢者のなかでフレイルの割合は8.7％，フレイルに陥る前のいわゆる「プレフレイル」の状態の人は40.8％と報告されており[12]，両者を合わせると高齢者のほぼ半分の人たちは，何らかのフレイルの状態にあることがわかる．

この3種のフレイルのなかで「身体的フレイル」は，「加齢による骨格筋量の低下と，それに伴う筋力あるいは身体能力の低下」として定義されるサルコペニアによって，直接的に引き起こされる（日本整形外科学会は2007年に，もう少し広義の概念として「ロコモティブシンドローム」という概念を提唱している）．サルコペニアの最大の要因は加齢であり，30歳頃から年に0.5～1％ずつ筋量が減少していく．サルコペニアは2016年に国際疾病分類（ICD-10）にも登録されて，アジア人特有の診断基準等も作成されているが，その病因の詳細はあまりよくわかっておらず，有効とされる介入法も食事療法，運動療法しかないのが現状となっている．

われわれは2022年に，加齢によるサルコペニア，またそれによって引き起こされる身体的フレイルには，中枢性の要因が非常に重要な役割を果たしていることを明らかにして報告した[13]．われわれは以前より，老化・寿命制御の高次のコントロール・センターとして機能している視床下部の機能に着目して，特に背内側核（dorsomedial hypothalamus：DMH）と外側核（lateral hypothalamus：LH）に存在している神経細胞群の解析を進めてきた．その過程で，NAD$^+$合成系の重要な中間体であるNMNのトランスポーターSlc12a8[14] ※3が，LHに発現していることを突き止めた[13]．Slc12a8のmRNAには，膜貫通ドメインをすべて含む全長型と，それらがほとんど欠落している短い欠失型があるが，非常に興味深いことに，この全長型は小腸の他，脳内の特定の部位にのみ発現していることがわかっている（未発表データ）．LHに存在する全長型Slc12a8陽性細胞は主として神経細胞であると考えられたが，その機能は全く不明であった．そこで，まずLH特異的に*Slc12a8*ノックダウン（*Slc12a8*-KD）マウスを作製して，その表現形質の解析を行った．

> **※3　Slc12a8**
>
> 2019年に同定されたNMNの特異的なトランスポーター．論文の発表後にその機能に関して一時疑義が呈されたが，その後，NMNの正確な定量方法の確立などの技術的進歩，およびさらなる機能解析から，Slc12a8がNMNトランスポーターであることが確証された．すべての膜貫通ドメインをもつ全長型のみがNMNトランスポーターの機能をもち，小腸，脳内のいくつかの特定の部位に発現している．

驚くべきことに，LH特異的*Slc12a8*-KDマウスは，平常時および運動時のエネルギー消費，また炭水化物消費が有意に減弱し，それとともに骨格筋の筋量，筋力が低下して，走行距離の低下，筋疲労の亢進も起こることが明らかとなった[13]．すなわち若齢個体であっても，サルコペニア・フレイル様の症状が生じることがわかったのである．実際にLH特異的*Slc12a8*-KDマウスの骨格筋では，1型筋線維（遅筋）の横断面積には変化がないものの，2A・2B型筋線維（速筋）の横断面積は有意に減少していた．その原因として，交感神経系の作用点となるβ2 adrenergic receptor（β2AR）のタンパク質量が骨格筋において80％も著減しており，神経筋接合部（neuromuscular junction：NMJ）における交感神経末端でのtyrosine hydroxylase（TH）のシグナル量も明らかに減少していた．そして，交感神経系による刺激の下流に位置する，pyruvate dehydrogenase kinase 4（PDK4）の発現，さらにPDK4によってリン酸化されるpyruvate dehydrogenase（PDH）のリン酸化が減少して，骨格筋における糖代謝が減退していることもわかった．同時に，骨格筋におけるタンパク質合成に重要なS6 kinaseのp70タンパク質（p70S6K）のリン酸化，さらにその基質となるS6タンパク質のリン酸化も減退しており，骨格筋におけるタンパク質合成の顕著な低下もみられた．これらの結果から，LHにおけるSlc12a8陽性神経細胞は，交感神経系を介して骨格筋，特に速筋の構造と機能を保つうえで重要な役割を果たしていることが明らかとなった（**図1**）．

LH特異的*Slc12a8*-KDマウスで生じた骨格筋の変化とほぼ同等の変化が，普通に加齢を重ねた老齢マウスにおいても認められ，またLHの*Slc12a8* mRNAの発現が，老化に伴って減少することも明らかとなった[13]．そこで，老齢マウスのLHにおいて，Slc12a8を過剰発現させることで，老齢マウスにおける骨格筋の構造的，機能的回復が得られるかどうかを検討した．驚くべきことに，LH特異的*Slc12a8*過剰発現（*Slc12a8*-OE）マウスは，平常時，運動時のエネルギー消費，炭水化物消費が顕著に上昇し，トレッドミルでの走行距離，骨格筋（特に速筋）の筋量・筋力も有意に増大，さらにβ2ARタンパク質の発現量，NMJでのTHシグナル

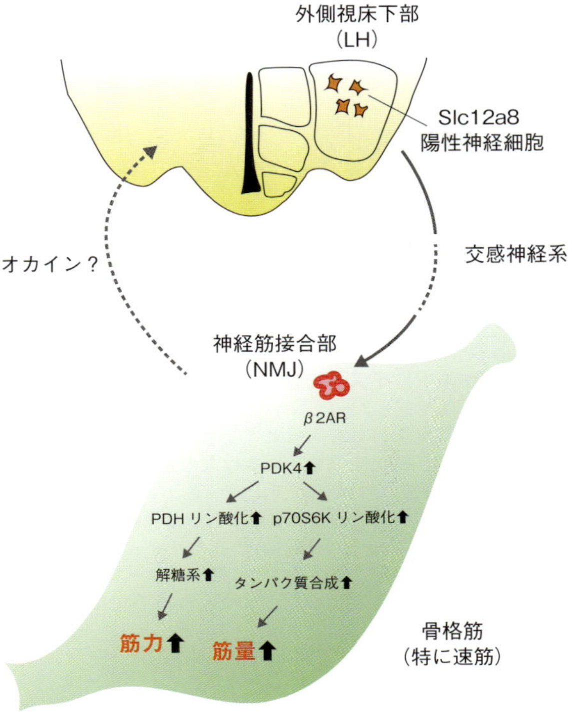

図1　外側視床下部（LH）に存在するSlc12a8陽性神経細胞と骨格筋の間に形成されるIOCについて

LHに存在するSlc12a8陽性神経細胞は，交感神経系を介して，骨格筋の神経筋接合部（NMJ）に刺激を伝える．この刺激は，β2 adrenergic receptor（β2AR）を介して，pyruvate dehydrogenase kinase 4（PDK4）の発現を上昇させ，これによって，pyruvate dehydrogenease（PDH）およびS6 kinaseのp70タンパク質のリン酸化が亢進，それぞれ解糖系とタンパク質合成を促進させて，筋力と筋量の増進が起こる．このようにLHと骨格筋のIOCを介して，骨格筋の構造と機能が保たれ，老化によって引き起こされるサルコペニア・フレイルに拮抗する作用をもたらす．骨格筋はまた，この交感神経系の刺激に応答する形で，おそらく何らかのマイオカインを分泌し，それが視床下部へ戻るフィードバックループの経路を形成することになる，と考えられる．

量，PDK4 mRNAの発現等も有意に増大して，サルコペニア・フレイル様症状の顕著な改善が認められた[13]．以上の結果を総合すると，LHにおいてSlc12a8陽性神経細胞の機能が加齢とともに減退することにより，サルコペニア・フレイル様の病態が引き起こされることが示唆された．これは，身体的フレイルの病因として，中枢性の加齢変化が非常に重要な役割を果たしていることを示したはじめての結果となった．

2 精神的・社会的フレイルとモチベーション低下の病因について

それでは，精神的あるいは社会的フレイルは，どのような原因で引き起こされてくるのであろうか．ここで重要になってくるのが，モチベーションの変化である．モチベーションというのは，何らかの目的を達成しようとする精神的な駆動力のことを指すが，加齢に伴う精神的，社会的変化がモチベーションに大きな影響を与えるであろうことは想像に難くない．しかし，それを研究しようとする場合，どのような方法によってアプローチすればよいであろうか．われわれは，若齢および老齢マウスを比較検討する際に，社会的隔離（social isolation）モデルを組合わせ，さらにマウスのモチベーションを定量的に測定できるOperant Progressive Ratio Test（通称，PRテスト）を用いて，この問題の検討を行うことにした．

PRテストにおいてはまず，ライト点灯のキューの後に，左右にある穴のうち正しい方の穴を一回鼻で突く

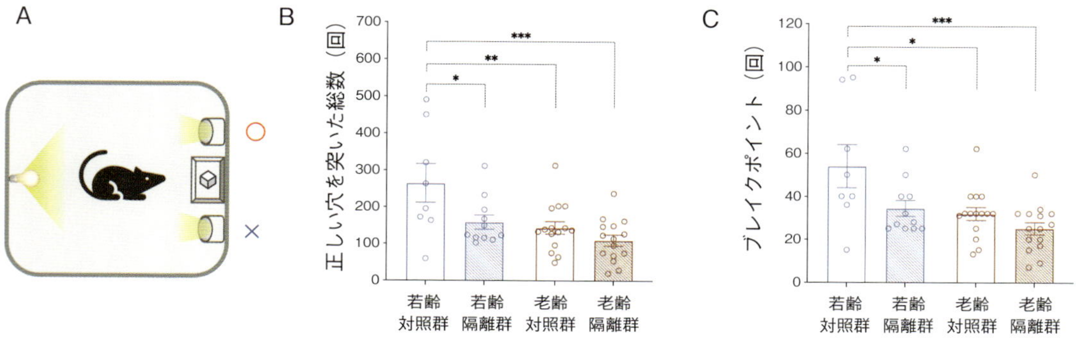

図2　Operant Progressive Ratio（PR）テストによる若齢および老齢マウスのモチベーションの測定
A）PRテストの模式図．ライト点灯のキューによって，マウスが○印がついている方の穴を鼻で一定回数突くと，褒美の角砂糖がもらえる．×印の穴を突いても何も出てこない．角砂糖を得るために突かなければならない回数は，テストの最中に段階的に増えていく．正しい穴を何回突けたのか，その突く回数の最大値（ブレイクポイント）が何回になるまでマウスがこの行動を続けたのか，がモチベーションの指標となる．B）C）若齢および老齢マウスで，通常の群飼育の対照群，1カ月以上に渡って社会的隔離を行った隔離群の間で，正しい穴を突いた総数（B），ブレイクポイント（C）を示した．データは2-way ANOVAと*post-hoc* multiple comparison testによって解析されている（$n = 7 \sim 20$）．2グループ間の比較の有意性はアスタリスクによって示されている（*$p \leq 0.05$，**$p \leq 0.01$，***$p \leq 0.001$）．月齢および社会的隔離の影響は有意（**）だが，両者の相互作用は有意性が認められなかった．

と，角砂糖が一つもらえる，というパラダイムを5日間にわたって学習させる．その次には，正しい穴を3回突くと角砂糖が一つもらえる，というパラダイムを5日間学習させる．その後に本テストとして，褒美の角砂糖をもらうために正しい穴を突かなければならない回数が増加していく，という条件のなかで，要求される突く回数の最大値が何回になるまでマウスがこの行動を続けるのか，を測定する（**図2A**）．このなかで，マウスが正しい穴を突いた回数の総数と，要求される突く回数の最大値（ブレイクポイント，とよばれる）が，マウスのモチベーションを定量的に評価する指標となる．

このテストを通常の群飼育（ケージあたり5匹）と社会的隔離（一匹飼を1カ月以上）を行った若齢および老齢マウスで行うと，非常に興味深い結果が得られた[15]．まず若齢マウスでは社会的隔離を行うことにより，正しい穴を突いた回数の総数，ブレイクポイントともに著減し，明らかなモチベーションの低下が起こる（**図2B，C**）．ところが老齢マウスの場合は，すでに通常の群飼育を行っていたマウスでもモチベーションの低下が明らかに起こっており，その程度は若齢マウスに社会的隔離を行った場合の効果とほぼ同等であった（**図2B，C**）．そして老齢マウスに社会的隔離を行うと，統計的有意には至らなかったもののさらにモチベーションが低下することがわかった．この報酬を得ようとするモチベーションは，若齢マウスでは絶食によって有意に強まり，マウスの活動期である夜間にはさらに顕著に高まるが，老齢マウスでは活動期になってもモチベーションに変化が起こらないことも明らかとなった[15]．

誌面の関係で詳細は割愛するが，われわれは，中脳の一領域で報酬，モチベーション，刺激応答，社会行動等の制御に中心的な役割を担っている「腹側被蓋野（ventral tegmental area：VTA）」において，老化の過程で脳由来神経栄養因子（brain-derived neurotrophic factor：Bdnf）が有意に減少していることを見出した[15]．近傍の他の領域では，このようなBdnfの低下は認められない．そこで，若齢マウスのVTAでBdnfをノックダウンすると，老齢マウスのように活動期になってもモチベーションの上昇が起こらなくなることが明らかとなった．すなわち，VTAにおいてBdnfの減少が起こると，それがモチベーションの低下につながることが示唆された．この結果は，老化の過程で起こるモチベーションの低下に中枢性の要因があることを示している．老齢マウスに社会的隔離を行うとさらにモチベーションが低下することを考えると，現在日

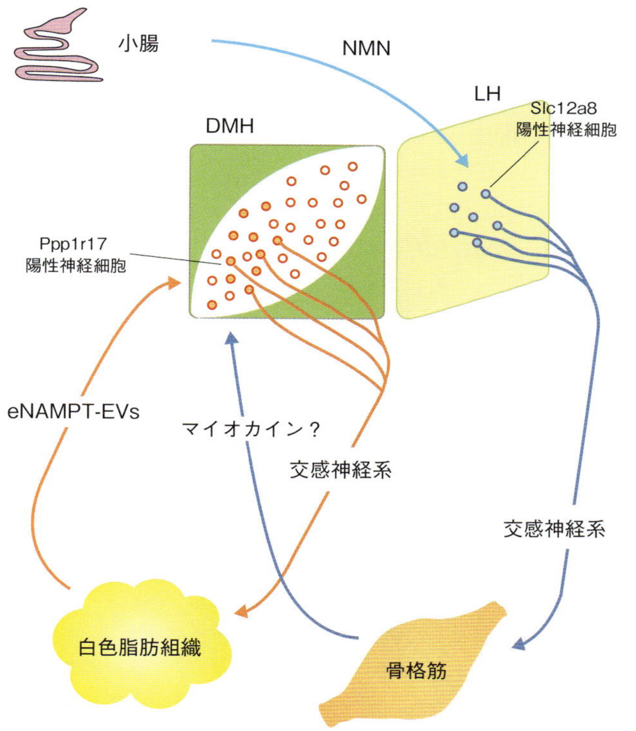

図3　視床下部と白色脂肪組織，骨格筋の間に形成されているIOC
視床下部の背内側核（dorsomedial hypothalamus：DMH）にあるPpp1r17陽性神経細胞と白色脂肪組織の間に形成されているIOCは，老化・寿命制御の中核的な役割を果たすフィードバックループであることがわかっている[17]．Ppp1r17陽性神経細胞は，交感神経系を介して白色脂肪組織を刺激する．その結果白色脂肪組織からは，細胞外小胞（extracellular vesicles：EVs）に内包されてeNAMPTが分泌される（eNAMPT-EVs）．eNAMPT-EVsは，視床下部（特にDMH）や脳内の他の部位，さらには他の末梢臓器のNAD$^+$合成を促進する働きをもつ．一方，外側核（lateral hypothalamus：LH）にあるSlc12a8陽性神経細胞は，やはり交感神経系を介して骨格筋を刺激し，その構造と機能を維持する働きをもつ．Slc12a8陽性神経細胞は，主に小腸から吸収されるNMNによって，その活性が制御されていることが予想されている．視床下部から末梢臓器へのシグナルは交感神経系を介して伝えられるのに対し，末梢臓器から視床下部へと戻るシグナルは液性因子によって媒介されていることが多く，骨格筋からも何らかのマイオカインが分泌されて，視床下部の特定の神経細胞を刺激しているのではないか，と考えられる．

本社会において大きな問題になっている，高齢者の一人暮らしが深刻なモチベーションの低下を引き起こし，精神的・社会的フレイルをもたらしている事象にも，同様の中枢性の要因がある可能性が疑われる．今後は，老化の過程でVTAにおいてなぜBdnfが減少するのか，社会的隔離によるモチベーションの低下にもBdnfが関与しているのか，といった問題をさらに明らかにしていく必要があり，さらなる研究の進展が待たれる．

おわりに

以上概括してきたように，身体的・精神的・社会的フレイルにはいずれも中枢性の要因が重要な役割を果たしている．サルコペニアの病因を考えるうえでも，骨格筋そのものの変化に加え，骨格筋に交感神経系を介して刺激を送っている視床下部の特定の神経細胞群の働きが非常に重要であることが明らかになった．そして，これらの神経細胞群の働きを保つうえでは，脳（特に視床下部）と他の末梢臓器の間に形成されているIOCに着目して，そのフィードバックループのメカニズムを解明していかなければならない（**図3**）．例えば，LHにおけるSlc12a8陽性神経細胞の場合には，小腸から吸収されるNMNがそれらの神経細胞の働きを支えるうえで欠かせないものとなっているであろう（**図3**）．

VTAの神経細胞群についても，似たような制御系が働いていることが想像される．実際，脳の側坐核（Nucleus accumbens）の神経細胞は，脂肪組織から分泌されるeNAMPTに依存してNAD$^+$合成を行っており，eNAMPTの減少が性成熟前のマウスの社会性に異常を引き起こすことが報告されている[16]．eNAMPTの白色脂肪組織からの分泌はまた，DMHに存在するPpp1r17陽性神経細胞によって制御されており，視床下部と白色脂肪組織の間に老化・寿命制御の根幹をなす重要なフィードバックループが形成されていることも明らかになっている（**図3**）[17]．以上のように，サルコペニア・フレイルの病因を明らかにし，その有効な予防法・治療法を開発していくには，複雑に絡み合うIOCを解きほぐして解析し，そのなかから予防・治療に有用な作用点を見出す必要がある．「NAD World 3.0」はそうした研究の方向性に，多くの示唆を与えうる概念となっている[10]．今後，IOCに着目した新たな研究の興隆が期待されるところである．

文献

1） Urushihata T & Satoh A：J Physiol Sci, 74：40, doi:10.1186/s12576-024-00934-3（2024）
2） Riera CE & Dillin A：Trends Endocrinol Metab, 27：294-303, doi:10.1016/j.tem.2016.03.007（2016）
3） Tokizane K & Imai S：Trends Endocrinol Metab, S1043-2760(24)00320-5, doi:10.1016/j.tem.2024.11.013（2024）
4） Imai S：Cell Biochem Biophys, 53：65-74, doi:10.1007/s12013-008-9041-4（2009）
5） Imai S：Biochim Biophys Acta, 1804：1584-1590, doi:10.1016/j.bbapap.2009.10.024（2010）
6） Yoshino J, Baur JA, & Imai S：Cell Metab, 27：513-528, doi:10.1016/j.cmet.2017.11.002（2018）
7） Covarrubias AJ, et al：Nat Rev Col Cell Biol, 22：119-141, doi:10.1038/s41580-020-00313-x（2021）
8） Chini CCS, et al：Cell Metab, 33：1076-1087, doi:10.1016/j.met.2021.04.003（2021）
9） Imai S：NPJ Syst Biol Appl, 2：16018, doi:10.1038/npjsbs.2016.18（2016）
10） Imai S：NPJ Aging, 11：4, doi:10.1038/s41514-025-00192-6（2025）
11） 荒井秀典：日老医誌, 51：497-501（2014）
12）「老研－ミシガン大－東大　全国高齢者パネル調査＜Wave8＞，2012」
13） Ito N, et al：Cell Rep, 40：111131, doi:10.1016/j.celrep.2022.111131（2022）
14） Grozio A, et al：Nat Metab, 1：47-57, doi:10.1038/s42255-018-0009-4（2019）
15） Lei HC, et al：bioRxiv, 2023.01.19.524624, doi:10.1101/2023.01.19.524624（2023）
16） Morato L, et al：Sci Adv, 8：eabj9109, doi:10.1126/sciadv.abj9109（2022）
17） Tokizane K, Brace CS & Imai S：Cell Metab, 36：377-392.e11, doi:10.1016/j.cmet.2023.12.011（2024）

＜著者プロフィール＞
今井眞一郎：ワシントン大学（米国ミズーリ州・セントルイス）医学部発生生物学部門・医学部門（兼任），テオドール&バーサ・ブライアン卓越教授（環境医学），一般社団法人プロダクティブ・エイジング研究機構代表理事，国立長寿医療研究センター理事長特任補佐．1989年慶應義塾大学医学部を卒業後も同大大学院で一貫して老化・寿命の分子メカニズム解明をめざした研究を継続．'98年老化・寿命のメカニズムに関する「ヘテロクロマチン・アイランド仮説」を発表する．'97年に渡米し，マサチューセッツ工科大学のレオナルド・ギャランテ教授のもとで酵母・哺乳類Sir2の研究を開始，2000年にサーチュインのNAD$^+$依存性タンパク質脱アセチル化酵素活性が老化と寿命の制御に重要であることを発見，現在のサーチュイン，NAD$^+$を中心とする老化・寿命研究の端緒を開く．'01年よりワシントン大学医学部に赴任，研究室を主宰し，老化・寿命制御のメカニズム研究に従事する．'08年より准教授（テニュア），'13年より教授，'23年に現職．専門は，哺乳類の老化・寿命の制御メカニズムの解明および科学的基盤に基づいた抗老化方法論の確立．著書に『開かれたパンドラの箱　老化・寿命研究の最前線』（朝日新聞出版）など．

Overview

ヒトでの応用研究とそのメカニズムに迫る基礎研究の最新知見

町田修一

骨格筋は，身体を支え・動かす，力を出すことが主な機能である．一方，骨格筋を活動させることにより脳，脂肪組織，肝臓，血管などにもよい影響がもたらされ，生活習慣病や認知症の予防・改善に貢献することがわかっている．また，「第二の心臓」とも称される腓腹筋をはじめ，全身の骨格筋を随意的に収縮させることによって循環器への負担が軽減でき，熱の産生により体温調節にも関与する．さらに，骨格筋の収縮自体がインスリンと同様に糖のとり込みを促進し，アミノ酸の貯蔵庫としての役割を有する他，生体内で最も水分を保持する部位も骨格筋である．最近では，骨格筋からマイオカインというホルモン様物質が数百種類以上も分泌されることもわかってきている．こうした多彩な機能を有するがゆえに，ヒトが生涯にわたって健康で自立した生活を営むためには，日常生活動作（Activities of Daily Living：ADL）の基盤として骨格筋量や筋力を維持することが重要である．しかし，加齢に伴い骨格筋量の減少や筋力の低下が認められる．このサルコペニアによってADLやQOL（Quality of Life：生活の質）が低下するのみならず，生活習慣病や転倒，そして認知症に罹りやすくなるおそれがあり，対策を講じることが不可欠である．

サルコペニアを予防・改善するためには，運動トレーニングが推奨されている．2024年1月に厚生労働省から公表された「健康づくりのための身体活動・運動ガイド2023」において，高齢者に対しては，1日6,000歩以上の身体活動を目安とすることに加え，従来の有酸素運動だけでなく，筋力（レジスタンス）トレーニング・バランス運動・柔軟運動など多要素な運動を週3日以上実施することが推奨されている．一方，サルコペニアの発症・進行は運動介入で予防できるというエビデンスが蓄積されてきているものの，運動プログラム内容自体は研究ごとに全く異なっており，最も効率のよい統一された運動プログラムの確立が待たれている．

本章では，まずサルコペニアやフレイルの予防・改善のための運動プログラムについて，レジスタンストレーニングの重要性を中心に，ヒトを対象とした介入研究のエビデンスも交え，第4章-1で報告する．また，サルコペニアの効果的な予防法として速筋線維を動員できる高負荷のレジスタンストレーニングが推奨されてきたが，近年では，伸張性筋収縮をとり入れたエキセントリック運動の新しいトレーニングプログラムが開発されている．第4章-2では，そうした知見を紹介していただくとともに，筋損傷を生じさせないようなエキセントリック運動の実践方法について，高齢者を対象とした運動効果のエビデンスについても報告していただく．一方，サルコペニアの表現型である速筋線維の選択的萎縮についてはよく知られているが，その分子機構は不明である．筋線維タイプと運動能力は密接に関連しており，遅筋線維は持久的な運動に，速筋線維は瞬発的な運動にそれぞれ対応し，各種のトレーニングにより筋線維組成の変化が認められる．第4章-3では，筋線維タイプを規定するミオシン重鎖（MyHC）遺伝子の発現制御機構と報告していただく．さらに，骨格筋の新しい機能として注目されているマイオカインと，運動時に発生する膜損傷との関連について，ライブイメージング技術から得られた筋線維の膜修復に関連する知見を第4章-4にて報告していただく．そして，第4章-5では，新規マイオカインであるマイオネクチンのサルコペニアに対する防御作用について，AMPK/

PGC1αα経路を介したミトコンドリア機能の活性化により骨格筋機能を改善するメカニズムを報告していただく．このように，ヒトでの応用研究の最新知見と，そのメカニズムに迫る基礎研究の最新知見とを俯瞰することで，サルコペニア・フレイルの予防・改善の実現に向けた一助となれば幸いである．

1. サルコペニア・フレイルの予防・改善のための運動トレーニング

町田修一，洪　永豊

サルコペニアは，加齢に伴う骨格筋量の減少と筋力低下が原因となり，歩行などの身体機能の低下によって，転倒やQOL低下などのリスクを高める．また，フレイルとも密接に関連しており，その予防・改善のためには適切な運動トレーニングが重要である．その一方で，運動プログラムの内容自体は研究ごとに全く異なっており，最も効率のよい統一された運動プログラムの確立が待たれている．本稿では，ヒトサルコペニアの特徴や表現型について概説し，主にレジスタンストレーニングのサルコペニアの予防・改善の効果について紹介する．

はじめに

フレイルは「加齢に伴うさまざまな機能変化や生理的な予備能力の低下によって，健康障害を招きやすい状態」と定義され，軽度の急性疾患や転倒，身体不活動などのストレス要因からの回復が損なわれることを特徴とする[1)]．フレイルにおいては，ストレスに曝された後，以前の身体機能・生理的機能レベルに戻ろうとする能力が喪失していることから，特別な介入等が必要であるが，早期の発見と運動や栄養等の適切な介入によって，再び健常（ロバスト）に戻るという可逆性が包含されている．フレイルの背景には，骨格筋の量的および質的な低下，すなわちサルコペニアに関連したメカニズムが関与している可能性がある[2)]．そのため，サルコペニアはフレイルの身体的側面における中心的な構成要素であり[3)]，サルコペニア該当者とフレイル該当者が重複しているという報告[4)]によって，この考え方が支持されている．本稿では，ヒトの高齢期骨格筋の特徴，サルコペニアやフレイルの予防・改善のための運動トレーニングについて解説する．

1 ヒトの高齢期骨格筋の特徴

1）加齢に伴う骨格筋量および筋力の変化

ヒトのカラダには，600以上の骨格筋があり，体重の40～50％を占めている．30歳を過ぎると下肢の骨格筋量が10年ごとに約5％の割合で減少し，60歳以降はその減少率が10年ごとに約10％になる[5)]．加齢に伴う骨格筋量の変化は全身で認められるものの，筋群による部位差がある．**図1**は，超音波法によって測定された筋厚の加齢変化を20代の値を100％として示している．下肢（大腿四頭筋）および体幹（腹直筋）における筋厚の減少が著しく，全体的には上肢（上腕二頭筋）よりも下肢における筋量の減少が著しい（**図1**）[6)]．

Exercise training as a strategy to prevent and improve sarcopenia and frailty
Shuichi Machida/Yung-Li Hung：Graduate School of Health and Sports Science, Juntendo University（順天堂大学大学院スポーツ健康科学研究科）

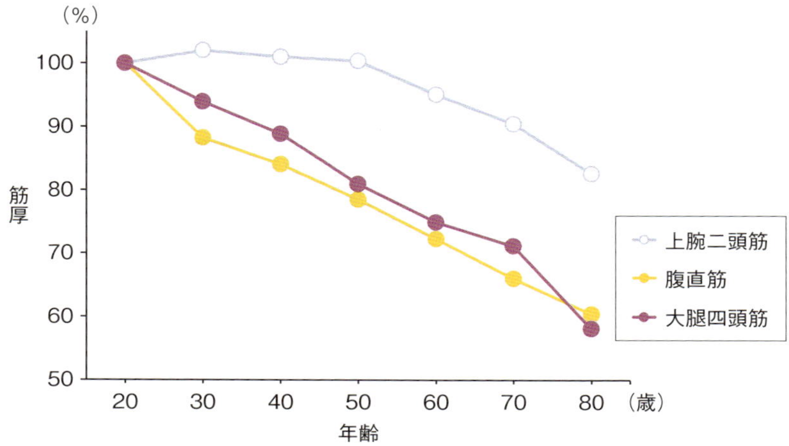

図1　加齢に伴う身体各部位の筋量の変化
（文献6をもとに著者が作成）

このような部位差が生じる原因については明確ではない．

一方，筋力についても，20～30代でピークを迎えた後，加齢に伴い徐々に低下するが，筋群による違いが報告されており，20歳時の値を100％とすると，脚筋力（下肢伸筋群の静的筋力）および上体起こしは60歳では60％まで低下するのに対して，握力は80％の低下に留まる[7]．このことからは，加齢に伴う下肢および体幹部の筋力の低下が著しいことが示唆される．

2）サルコペニアの表現型

骨格筋は筋線維の集合体である．筋線維は，その収縮特性から遅筋（タイプⅠ）線維と速筋（タイプⅡ）線維に大別され，さらにタイプⅡ線維はタイプⅡaとタイプⅡxに分類される．ヒト骨格筋における各筋線維タイプでは，収縮特性，エネルギー代謝，疲労耐性，筋力（張力），持久力に違いが認められる（**図2**）[8]．ヒトの高齢期骨格筋においては，速筋線維に選択的な萎縮が認められるのが特徴である[5]．Murgiaら（2017）[9]は，高齢期および若年期の男性の外側広筋を対象に，各筋線維タイプの単一筋線維の解析から，酸化系ATP産生能は両筋線維タイプで加齢に伴い同様に低下するのに対して，解糖系ATP産生能は遅筋線維で加齢に伴い上昇し，速筋線維では低下することを明らかにした．ATP産生能におけるエネルギー代謝面においても，加齢に伴う筋線維タイプごとの変化に違いがあることが示唆されている．

骨格筋は，肉離れや打撲などの外力によって怪我（筋損傷）をした場合や，骨折等による固定処置（ギプス固定）や病気等による長期臥床（ベッドレスト）によって顕著に萎縮した場合であっても，その後筋の再生が認められ，適切なリハビリテーションやトレーニングによって回復することが可能である．すなわち，骨格筋は本来，再生能に富んだ組織であると言える．しかし，加齢に伴い，筋損傷後の再生が十分に働かないことや，萎縮した骨格筋は元に戻りづらいという現象が認められる．こうした加齢に伴う再生能（可塑性）の喪失は，サルコペニアの要因の1つとして，また，ストレス要因からの回復が損なわれるフレイルを助長していると考えられる[1]．

ヒトにおけるサルコペニアの表現型として，大腿部における筋線維数においては，若年期と比較して，高齢期では半分近くまで減少することが報告されている[5]．また，加齢に伴い速筋線維が優位に萎縮することが報告されているが，そのメカニズムについては明らかにされていない．Verdijkら（2007）[10]は，平均年齢76歳と20歳の男性の外側広筋の速筋線維を比較した結果，加齢により筋サテライト細胞数が減少する一方，遅筋線維では減少が認められなかったことを報告している．このことは，張力発揮に優れた速筋線維に怪我等が生じた場合，筋サテライト細胞数の減少およ

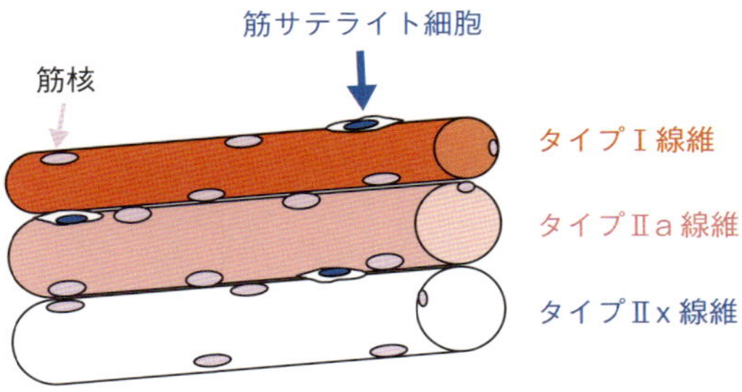

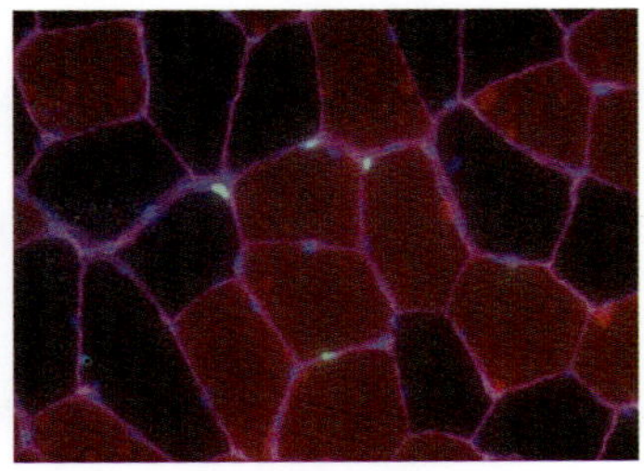

ヒト骨格筋における筋線維タイプの特性

	遅筋	速筋	
	タイプⅠ	タイプⅡ	
	タイプⅠ	**タイプⅡa**	**タイプⅡx**
一般特性			
別名	SO, ST	FOG, FTa	FG, FTb
ミオシン重鎖	MyHC1	MyHC2A	MyHC2X
収縮特性	遅い	速い	速い
エネルギー代謝（ATP 産生能）	酸化系	酸化系－解糖系	解糖系
疲労耐性	高い	高い	低い
筋力（張力）	低い	中間	高い
持久力	高い	中間	低い
ミトコンドリア密度	高い	中間	低い

図2　ヒト筋線維タイプの特性
写真：ヒトの外側広筋の遅筋線維（タイプⅠ線維）が赤色，速筋線維（タイプⅡ線維）が黒色，基底膜のラミニンはピンク色に，筋核が青色に，筋サテライト細胞（Pax7陽性細胞）がうすい緑色に染まっている.（城西国際大学・柿木亮先生より提供）

び増殖・筋分化能の低下によって筋再生を補いきれず，速筋線維の消失が引き起こされる可能性を示唆している.

2 サルコペニアを予防・改善するための運動トレーニング

1）有酸素性運動

高齢者の健康づくりや介護予防として，ウォーキングを中心とした有酸素性運動が推奨され，運動指導の現場においても実践されている．ウォーキングが肥満や糖尿病をはじめとする生活習慣病の予防・改善に効果的であることはよく知られている．しかし，サルコペニアの予防・改善を目的にウォーキングを推奨する場合，歩行速度等の運動強度※に留意する必要がある.

ゆっくりとしたウォーキングのような運動強度の低い運動では，すべての筋線維が使われることはなく，疲労しにくい遅筋線維が優先的に利用される（**図3**)．そして，速歩やジョギングのようにスピード（運動強度）が上がると，利用される筋線維の数も増えるとともに，速筋線維も利用されるようになる（**図3**)[11]．既述のように，サルコペニアでは遅筋線維よりも速筋線

> **※　運動強度**
> 有酸素性運動では，運動強度を評価する際に，最大酸素摂取量（$\dot{V}O_2max$）の100％を基準とする場合や，最大心拍数（HRmax）の100％を基準とする場合がある．一方，レジスタンス運動では，1回最大挙上重量（1RM）や最大筋力を100％として相対的な運動強度を評価する.

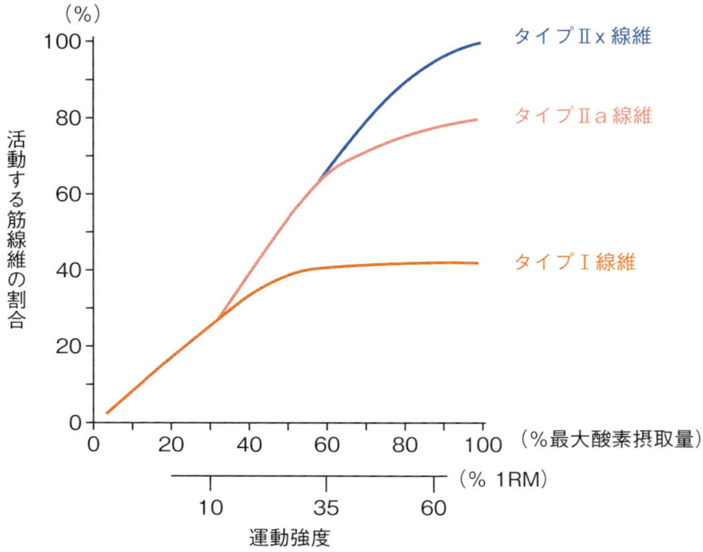

図3　運動強度と活動する筋線維タイプ

維の萎縮が優位であると考えられるため，主に遅筋線維を利用するウォーキングのような低強度の有酸素性運動のみでは，加齢に伴う速筋線維の萎縮の抑制効果として十分ではない可能性がある[12]．すなわち，サルコペニア・フレイルの予防・改善という観点からは，ウォーキングをはじめとする有酸素性運動を実施する場合，速歩等を取り入れることで速筋線維を利用するように工夫することが推奨される．しかし，速歩によって運動強度を上げることは，循環器や関節等の運動器に過度な負担が生じる可能性もある．特に，サルコペニアやフレイルの該当者は歩行機能の低下（通常歩行速度が1.0 m/秒未満）が生じている可能性も考えられ，転倒リスクに対して十分な配慮が必要となる．

2）レジスタンストレーニング

サルコペニア・フレイルの予防・改善において，レジスタンストレーニングの実施が効果的である．実際，平均年齢87歳の高齢者を対象としたトレーニング機器を利用したレジスタンストレーニングにおいても，筋力の増加と筋肥大が確認されている[13]．Martelら(2006)[14]は，相対的に同一の高強度のレジスタンストレーニングを実施した場合，若年者と高齢者の男性とも筋力の増大が同程度観察され（31 % vs 27 %），速筋線維（タイプⅡaとⅡx）の肥大率が遅筋線維（タイプⅠ）よりも大きいことを報告している．Verdijkら(2009)[15]は，13名の高齢者（72 ± 2歳）を対象に1回最大挙上重量（1 repetition maximum：1RM）の80 %の高強度で4セット，週3日の頻度で12週間行った運動介入について報告している．レジスタンストレーニングにより筋線維断面積は遅筋および速筋線維ともに増加するが，筋サテライト細胞数は速筋線維のみで増加し，筋サテライト細胞数が増加した高齢者ほど，速筋線維の断面積も増加したことを報告している．

一般的には，筋肥大を目的とする場合，バーベルや特別なトレーニング機器を利用して負荷を高めることがよく行われる．効率的に速筋線維を動員することを目的として，強度は1RMの80 %以上，挙上回数が8～12回/セット，頻度は週2～3回等という条件でレジスタンストレーニングを組み，3カ月以上の期間継続をすることで，高齢者にも筋力の増強や骨格筋量の増加が認められる[16][17]．

しかし，高齢者の場合には，高血圧や運動器疾患をはじめとする何らかの疾患を有している可能性や，高負荷による筋損傷とその後の筋再生能の低下を考慮する必要もある．特にサルコペニアやフレイルに該当する高齢者であれば，筋萎縮だけでなく，筋力や身体機能の低下により，高い強度での運動の実施が難しい場合も多い．そのため，特に安全性への配慮から，高齢者の健康づくりや介護予防運動の現場では，低強度（最大筋力の20～50％）や自体重でのレジスタンストレーニングが有効な手段として実施されている．実際，Van Roieら（2013）[18]は，高齢者（68±5歳）を対象に，筋疲労を伴う低負荷（20～40％1RM）のレジスタンストレーニングは，高負荷（80％1RM）と同様の筋肥大効果をもたらすことを示した．本研究は，低負荷のレジスタンストレーニングであっても，筋疲労を生じるまで反復回数を増やすことで，高齢期の骨格筋でも筋肥大が認められることを証明した．

3）複合的運動プログラム

Kimら（2012）[19]は，サルコペニアに該当する高齢者を対象に，ゴムバンドやアンクルウェイトを用いたレジスタンストレーニングに，バランストレーニングや歩行を組合わせた複合的運動プログラムを，1回1時間，週2回の頻度で，3カ月間実施した．その結果，従来の高強度のレジスタンストレーニングよりもトレーニング効果は半減するものの，複合的運動プログラムでは普通歩行速度の大幅な改善のほか，下肢の骨格筋量（2.4％）と膝伸展筋力（4.3％）に運動介入の効果が認められたことを報告している．

フレイル診療ガイド2018年版では，Kimら（2012）の運動介入の成果を基に，サルコペニア・フレイルの発症・進行を予防するための運動プログラムとして，レジスタンス運動，バランストレーニング，機能的トレーニング等を組合わせる複合的運動プログラムが推奨されている[20) 21)]．適切なトレーニングを行うためには，トレーニングの3つの原理（過負荷，可逆性，特異性）と5つの原則（全面性，個別性，漸進性，反復性，意識性）を踏まえることが重要となる．フレイル診療ガイド2018年版では，運動プログラムについて，中等度から高強度の運動を内容とし，漸進的に運動強度を上げていくことが推奨されている．また，トレーニング時間は1回1時間，頻度は週に3回，継続期間は10週間以上行うことが重要であるとされている．このように，サルコペニア・フレイルの発症・進行は運動介入で予防できるというエビデンスが蓄積されてきているが，運動プログラム内容自体は研究ごとに全く異なっており，最も効率のよい統一された運動プログラムの確立が待たれている．特に，筋力や身体機能レベルが低く，個人差も認められるサルコペニア・フレイル該当者に対して，予防・改善を目的とした適切な運動強度の設定や，運動強度を漸進させるタイミングの判断については容易ではない．

4）自体重を利用したレジスタンストレーニング

近年，自体重を利用した軽負荷でのレジスタンストレーニングによっても高齢者の骨格筋量，筋力，身体機能等を改善することが報告されている[22)]．自体重を利用したレジスタンストレーニングは，いつでも，どこでも，誰とでも，手軽にできるという特長がある．一方，自体重トレーニングを安全かつ効果的に実施するためには，動作フォームやリズムを正しく身に付けるとともに，適切な運動内容を決定する必要がある．特に，サルコペニア・フレイル該当者を対象とする運動プログラムの場合，「過負荷の原理」に加え，「漸進性の原則」や「個別性の原則」に基づき，個々の筋力や身体機能のレベルに応じた適切なトレーニング運動プログラムが処方されることが重要となる．具体的には，①実施種目数，②1セット当たりの実施回数，③セット間休息時間等を段階的に変更することで運動強度の調整を行い，運動習慣のない高齢者でも無理なく，脱落者やコンプライアンス問題を少なくして取り組めるように考慮されている（**表**）．Sawadaら（2021）[23)]は，自体重を利用したレジスタンス運動プログラムに参加した高齢者（平均年齢69.5歳）69名（男20名・女49名）の大腿前部の筋厚が12週間の介入後に11.1％増加したことを報告している．Sawadaら（2021）の対象者はサルコペニア・フレイル該当者でなく，後期高齢者の割合も少ない集団であったが，高強度の負荷（80％1RM以上）でなくても筋肥大を期待できるものであり，サルコペニア・フレイルを予防・改善するための運動プログラムとして有用であることが示唆される．

おわりに

2024年1月に厚生労働省から公表された「健康づくりのための身体活動・運動ガイド2023」では，高齢者を対象に1日6,000歩以上の身体活動プラス従来の有酸素性運動だけでなく，筋力（レジスタンス）トレーニング・バランス運動・柔軟運動など多要素な運動を週3日以上実施することが推奨されている．今回，身体

表　自体重を利用したレジスタンス運動プログラムの内容

種目	週					
	1～2	3～4	5～6	7～8	9～10	11～12
スクワット	○	○	○	○	○	○
プッシュアップ	○	○	○	○	○	○
クランチ	○	○	○	○	○	○
ヒップリフト	○	○	○	○	○	○
ヒールレイズ		○	○	○	○	○
シーテッドロウ			○	○	○	○
ランジ				○	○	○
ショルダープレス					○	○
アームカール						○
1セットの回数（回）	8	10	10	10	15	15
収縮－伸張時間（秒）	3-3	3-3	4-4	4-4	3-3	3-3
セット数（セット/日）	3	3	3	3	3	3
セット間休息（秒）	60	60	45	45	30	30
頻度（日/週）	2	2	2	2	2	2

（文献22をもとに作成）

活動・運動ガイドのなかで，高齢者に対する推奨事項として筋力トレーニングがはじめて含まれたことは，サルコペニア・フレイルの予防・改善のための運動プログラムを確立していくうえでも大きな意義があると考えられる．今後，レジスタンストレーニングを含めた最も効率のよい統一された運動プログラムが開発され，普及していくことが求められる．そのためにも，本稿で紹介したようなトレーニングの原理・原則を考慮した運動プログラムを提供することや，その介入効果をきちんと検証していくことが重要である．

文献

1） Taylor JA, et al：Physiol Rev, 103：1137-1191, doi:10.1152/physrev.00037.2021（2023）
2） Csete ME：Anesth Analg, 132：293-304, doi:10.1213/ANE.0000000000005096（2021）
3） Morley JE, et al：J Cachexia Sarcopenia Muscle, 5：253-259, doi:10.1007/s13539-014-0161-y（2014）
4） Gingrich A, et al：BMC Geriatr, 19：120, doi:10.1186/s12877-019-1115-1（2019）
5） Lexell J, et al：J Neurol Sci, 84：275-294, doi:10.1016/0022-510x(88)90132-3（1988）
6） 「日本人の体脂肪と筋肉分布」（安部孝，福永哲夫／著），杏林書院（1995）
7） 「新・日本人の体力標準値」（東京都立大学体力標準値研究会／編），不昧堂出版（2000）
8） Egan B & Zierath JR：Cell Metab, 17：162-184, doi:10.1016/j.cmet.2012.12.012（2013）
9） Murgia M, et al：Cell Rep, 19：2396-2409, doi:10.1016/j.celrep.2017.05.054（2017）
10） Verdijk LB, et al：Am J Physiol Endocrinol Metab, 292：E151-E157, doi:10.1152/ajpendo.00278.2006（2007）
11） 町田修一，他：「サルコペニアの基礎と臨床」（鈴木隆雄／監，島田裕之／編），pp22-31, 真興交易医書（2011）
12） 町田修一：「老化の生物学」（石井直明，丸山直記／編），pp273-286, 化学同人（2014）
13） Singh MA, et al ： Am J Physiol, 277 ： E135-E143, doi:10.1152/ajpendo.1999.277.1.E135（1999）
14） Martel GF, et al：Exp Physiol, 91：457-464, doi:10.1113/expphysiol.2005.032771（2006）
15） Verdijk LB, et al：J Gerontol A Biol Sci Med Sci, 64：332-339, doi:10.1093/gerona/gln050（2009）
16） Borst SE：Age Ageing, 33：548-555, doi:10.1093/ageing/afh201（2004）
17） 宮地元彦，他：日本老年医学会雑誌，48：51-54, doi:10.3143/geriatrics.48.51（2011）
18） Van Roie E, et al：Exp Gerontol, 48：1351-1361, doi:10.1016/j.exger.2013.08.010（2013）
19） Kim HK, et al：J Am Geriatr Soc, 60：16-23, doi:10.1111/j.1532-5415.2011.03776.x（2012）
20） 「フレイル診療ガイド2018年版」〔長寿医療研究開発費事業（27-23）：要介護高齢者，フレイル高齢者，認知症高齢者に対する栄養療法，運動療法，薬物療法に関するガイドライン作成に向けた調査研究班／編〕一般社団法人日本老年医学会／国立研究開発法人国立長寿医療研究センター（2018）
21） Yoshimura Y, et al：J Am Med Dir Assoc, 18：553.e1-553.e16, doi:10.1016/j.jamda.2017.03.019（2017）
22） Ozaki H, et al：J Sports Sci Med, 19：721-726（2020）
23） Sawada S, et al：BMC Geriatr, 21：464, doi:10.1186/s12877-021-02403-7（2021）

<筆頭著者プロフィール>

町田修一：1991年3月，東京学芸大学教育学部を卒業．その後，東京学芸大学大学院教育学研究科を修了し，東京女子医科大学にて博士（医学）号を取得．これまでに，ミズーリ大学コロンビア校の博士研究員，日本学術振興会特別研究員（PD），早稲田大学生命医療工学研究所講師，東海大学体育学部生涯スポーツ学科准教授，順天堂大学大学院スポーツ健康科学研究科先任准教授を歴任．2018年4月より現職に就いている．留学時より20年以上にわたり，モデル動物を用いた基礎研究とヒトを対象とした応用研究の両面から，サルコペニアの研究を継続している．「寝たきりゼロ」を究極の目標に掲げ，産官学連携によるとり組みを積極的に推進している．

2. エキセントリック運動による筋損傷とサルコペニア，フレイル予防効果

野坂和則

エキセントリック筋活動で発揮できる最大筋力はアイソメトリックやコンセントリック筋収縮のそれよりも大きく，疲労も生じにくいという特徴がある．遅発性筋痛は不慣れなエキセントリック運動後に生じる筋損傷の兆候の一つであるが，筋力や筋量の増加には貢献しない．エキセントリック運動（例えば階段下り）はコンセントリック筋収縮が主となる運動（例えば階段上り）に比べ代謝的負担が少ないにもかかわらず，収縮期血圧を下げたり，インスリン感受性を高めたり，血中の脂質プロファイルを改善したりする効果が高い．さらに，エキセントリック運動トレーニングにより筋肥大や筋力，パワーの増加が効果的に図れる．よってエキセントリック運動はサルコペニアやフレイルの予防に適しており，筋損傷を引き起こさないように配慮しつつ，運動処方に積極的に用いられるべきである．

はじめに

加齢に伴い骨格筋量は徐々に低下し（サルコペニア），筋機能（筋力，筋持久力，筋パワー※1）は20～30歳をピークに一年に1％程度ずつ低下していく．筋力の低下はダイナペニア（dynapenia），筋パワーの低下はパワーペニア（powerpenia）ともよばれ，筋量が減っていなくとも筋機能の低下が生じるため，サルコペニア（sarcopenia）と区別すべきだという主張もある[1]．実際，加齢に伴う低下は筋パワー，筋力，筋量の順で生じるので，筋パワーの測定（例えば，歩行速度，椅子からの立ち上がり速度）によって，より早期に加齢の骨格筋への影響を把握することができるとされる[1]．

骨格筋の量と機能低下は多くの慢性疾患の原因となり，その低下は病気や障害によって大きくなり，フレイルを招き，そのまま放置すれば「介護」が必要なレベルに達する[2]．骨格筋量の低下を抑え，筋機能を維

［略語］
CK： Creatine kinase（クレアチンキナーゼ）
CON： Concentric contraction（短縮性筋収縮）
DOMS： Delayed onset muscle soreness（遅発性筋痛）
ECC： Eccentric contraction（伸張性筋収縮）
ECM： Extracellular matrix（細胞外マトリックス）
MVC： Maximal voluntary contraction（最大随意収縮）
NGF： Nerve growth factor（神経成長因子）

Muscle damage induced by eccentric exercise and its effects on sarcopenia and frail prevention
Kazunori Nosaka：School of Medical and Health Sciences, Edith Cowan University（Australia）（エディスコーワン大学医科・健康科学部）

持するためにはレジスタンス運動が必要であるが，レジスタンス運動を定期的に行っている人は高齢者も含め少ない[3]．

自体重を用いたレジスタンス運動，特にエキセントリック（伸張性）筋収縮を強調したエキセントリックレジスタンス運動は，効果的に骨格筋を刺激するだけでなく，健康，体力を維持，向上させる[2]．しかし，エキセントリック運動は遅発性筋痛を特徴とする筋損傷を引き起こし，運動意欲を低下させることもある．また，筋損傷がさらに重篤な傷害を引き起こす可能性もある[4]．よって筋損傷が生じないようにエキセントリック運動を処方していく必要がある．本稿では，サルコペニアやフレイルを予防，あるいはそれらの状態を改善するために，エキセントリック運動を安全にそして効果的に行うための方法について解説する．

1 エキセントリック運動

日常生活あるいは運動でみられる筋活動の様式は，筋に対する負荷と筋力の関係から「負荷＝筋力」（アイソメトリック，等尺性），「負荷＜筋力」（コンセントリック，短縮性），「負荷＞筋力」（エキセントリック，伸張性）の3つである[2]．エキセントリック筋活動（筋収縮）で発揮できる最大筋力はアイソメトリックやコンセントリック筋活動のそれよりも40％程度大きい[5]．相対的に同じ負荷（例えばエキセントリック，コンセントリック最大筋力のそれぞれ80％）でくり返せる反復回数も，エキセントリック運動で20％以上多い[6]．また最大下の筋力発揮がくり返される運動では，エキセントリック筋収縮が主となる運動（例えば，エキセントリックサイクリング※2）はコンセントリック筋収縮が主となる運動（例えば，コンセントリックサイクリング）に比べ呼吸循環系への負担が30％以上少ない[7]．

Kanら[8]は，通常の自転車エルゴメータを用いたコンセントリックサイクリングと，エキセントリックサイクリング中のコンピュータ画面上にランダムに表示される0～9の数字に対する反応時間を調べ，エキセントリックサイクリング中の反応時間はコンセントリックサイクリングのそれより約20％程度遅く，間違いも15％程度多かったことを報告している．これはコンセントリックよりもエキセントリックサイクリングの方が認知的な要求が高く難しいことを示しており，利点から言えば，脳の刺激作用が大きいと考えられる．加齢に伴うエキセントリック，コンセントリック，アイソメトリック筋力の低下はエキセントリック筋力で他の2つに比べ2倍程度少なく[9]，エキセントリック運動は高齢者でも楽に行えることを示唆している．

※1　筋パワー

筋力をどれだけの時間で発揮できるかを示すもので，筋力と速度を掛け合わせた値．短時間に大きな筋力が出せるほど筋パワーは高い．

※2　エキセントリックサイクリング（Eccentric cycling）

ペダルがモーターによって逆回転する特殊な自転車エルゴメータを用いたサイクリング運動．逆回転するペダルの負荷に抵抗することによって膝伸展筋群にエキセントリック筋収縮が生じる．単にペダルを逆回転させてもエキセントリックサイクリングにはならない．

2 筋損傷

エキセントリック運動は，遅発性筋痛，長時間にわたる筋力低下，筋のこわばりや腫脹などの兆候を特徴とする筋損傷を引き起こす可能性がある（**図1**）．これらはコンセントリック運動ではほとんど生じない[4]．エキセントリック運動に伴う筋損傷は筋原線維レベルでの構造的な乱れ（Z帯など）を伴うが，筋線維レベルでの損傷は多くの場合ごくわずか（1％未満）である[10]．エキセントリック運動後には血液中のクレアチンキナーゼ（CK）やミオグロビンが上昇する．普段，習慣的に運動をしていない被験者に，四肢や体幹の筋に高負荷のエキセントリック運動を負荷すると，CK活性値は20,000 IU/L以上に上昇する[11]．その際，速筋線維タイプのトロポニンⅠも大きく上昇し，損傷するのは主に速筋線維であることが報告されている[11]．運動後に骨格筋由来のタンパク質が大きく増加すると急性腎不全を引き起こす可能性があるので，エキセントリック運動後は水分摂取を多くする方がよいと考えられる．

筋損傷は核磁気共鳴画像（T2緩和時間の増加）やBモード超音波画像（エコー強度の増加）で捉えることもできる[12]．エキセントリック運動に伴う筋損傷は，筋線維の損傷，炎症よりも筋線維を取り巻く結合組織

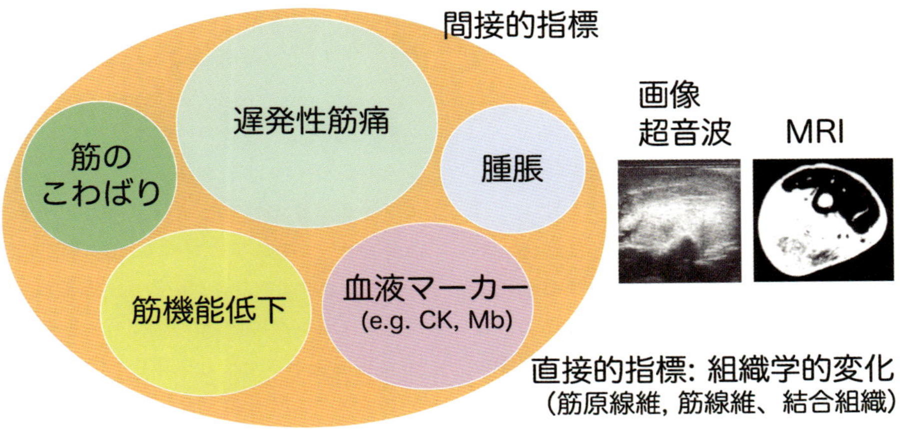

図1　エキセントリック運動に伴う筋損傷の指標
間接的な指標として，遅発性筋痛，筋機能低下，筋のこわばりや腫脹，そして骨格筋由来と考えられる筋タンパク質の血液中での増加などがある．直接的な指標は，筋生検に基づく筋原線維，筋線維，あるいはそれを取り囲む結合組織の変化から捉えることができる．また，損傷程度が大きい場合には，Bモード超音波画像や核磁気共鳴画像（MRI）により視覚化できる．

（ECM）や筋外膜の損傷，炎症が関係していると考えられる[4]．遅発性筋痛は機械的刺激（圧，ストレッチ，筋収縮など）に対する痛覚過敏だと考えられ，これには筋内での神経成長因子（NGF）の増加が関与していることが示されている[13]．

3 筋損傷に影響を与える因子

エキセントリック運動に伴う筋損傷の程度は，強度が高い，回数が多い，筋が長い，速度が速いほど大きい（**表**）．したがって，エキセントリック運動を十分経験していない筋にエキセントリック運動を負荷する場合は強度，回数，筋長，速度を低いレベルに設定すべきである．上肢と下肢の筋では，上肢の筋損傷が大きい[14]．これは下肢の筋群は日常的にエキセントリック筋活動をすることが多く，筋損傷に対する耐性ができているのではないかと考えられる．年齢では，高齢者は若年者より筋損傷が生じにくい[15]．よって高齢者にもエキセントリック運動を処方できることを示している．性差は大きくないが，エストロゲンの筋損傷軽減効果が報告されている[16]．

表　エキセントリック運動に伴う筋損傷に影響を与える因子

軽度		重度
低い	強　度	高い
少ない	反復回数	多い
遅い	速　度	速い
短い	筋　長	長い
脚	部　位	腕
子ども	年　齢	高齢　大人　若年
女性	性　別	男性
あり	プレコンディショニング	なし
あり	トレーニング	なし

エキセントリック筋収縮の強度，反復回数，速度，筋の長さによって筋損傷の程度は異なる．また，身体部位，年齢，性別，プレコンディショニングやトレーニングの有無も影響を与える．

4 くり返し効果とプレコンディショニング効果

不慣れなエキセントリック運動は筋損傷を引き起こすが，数週間後に同じ運動を行った場合は，筋損傷の程度は軽減する．例えば2週間後に上腕屈筋群の全力でのエキセントリック運動を行った場合は，遅発性筋痛の程度は1回目の運動後に比べ90％以上も軽減し，血中のCK活性値やミオグロビン濃度の上昇はほとんど生じない[17]．運動直後の筋力低下は1回目の運動後とほぼ同程度であるが，そこからの回復は40％以上早

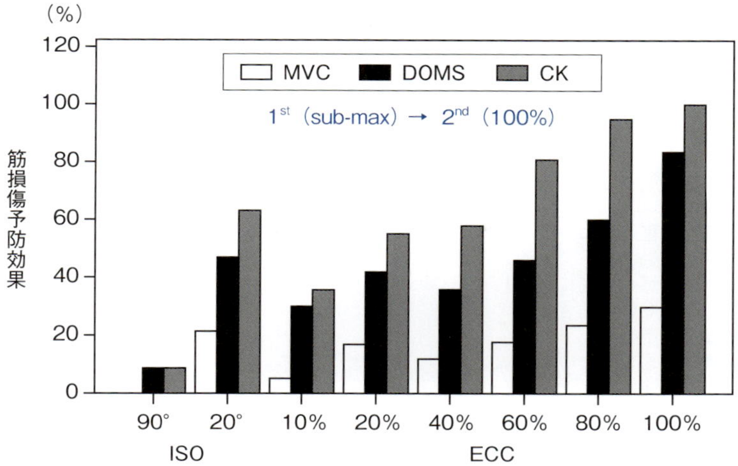

図2　エキセントリック運動に伴う筋損傷に対するくり返し効果と予防効果
100％は全力での上腕屈筋群のエキセントリック運動を2回くり返した場合の2回目の運動後の筋損傷指標（MVC：最大随意的上腕屈曲筋力，DOMS：遅発性筋痛の程度，CK：血漿クレアチンキナーゼ活性ピーク値）の変化の1回目の運動後の変化に対する減少率を示している（例えば60％：1回目の運動後に比べ変化が60％少ない）．100％ECCは全力での上腕屈筋群のエキセントリック運動を2回くり返した場合の，2回目の運動後の筋損傷指標の変化の程度を示し，1回目の運動後の変化に対する減少率を示している．10％から80％ECCは，1回目の上腕屈筋群のエキセントリック運動の強度を示しており，それぞれの強度の運動を1回目に行い，その2あるいは3週間後に全力での上腕屈筋群のエキセントリック運動を行った後の筋損傷指標の変化を，1回目に全力でのエキセントリック運動を行った場合と比べた数値である．ISOは全力のエキセントリック運動を行う2週間前に，肘関節角度90度あるいは伸展位である20度で等尺性の筋力発揮を全力で10回行った場合である．

くなる（**図2**）[17]．これをくり返し効果※3という．

筋損傷の予防，軽減効果は，1回目のエキセントリック運動に伴う筋損傷が軽度である低強度のエキセントリック筋収縮[18]や筋が伸張された状態でのアイソメトリック筋収縮を行った後にもみられる[19]．これらはプレコンディショニング効果だと考えられる．1回目のエキセントリック運動を筋損傷が生じない40％以下の強度で行い，その2週間後に最大負荷でのエキセントリック運動を行うと，遅発性筋痛の程度はいきなり最大負荷のエキセントリック運動を行った場合の半分程度になり，筋力の回復も20％以上早まる[17]．

くり返し効果，プレコンディショニング効果※4のメカニズムの全貌は解明されていないが，神経系，免疫系，筋腱複合体，筋細胞外マトリックス（ECM）の適応が1回目の運動からの回復過程で，あるいはプレコンディショニングの運動後に生じることで，筋損傷が軽減すると考えられている[17]．プレコンディショニング効果を用いることで筋損傷は容易に予防，軽減できるので，エキセントリック運動に伴う筋損傷を恐れる必要はない．

> **※3　くり返し効果（Repeated bout effect）**
> 同じエキセントリック運動を数週間後にくり返した場合，2回目以降の運動で筋損傷の程度が軽減する効果．この効果は，上肢，下肢の筋群でみられ，上腕屈筋群のエキセントリック運動では，運動間隔が長くなるほど減衰するが6カ月後にも依然として残存することが報告されている．

5 エキセントリック運動の正の効果

上述したように，エキセントリック運動には筋損傷が生じる可能性があるという負の側面はあるが，筋損

> **※4　プレコンディショニング効果（Preconditioning effect）**
> 筋損傷が生じると考えられるエキセントリック運動の前に行っておく運動によって，エキセントリック運動に伴う筋損傷の程度が減少する効果．この効果は，ウォーミングアップ効果とは異なり，エキセントリック運動の少なくとも1日前に行っておく必要があり，時間が経過するにつれて効果は衰弱し，2週間程度で消失する．

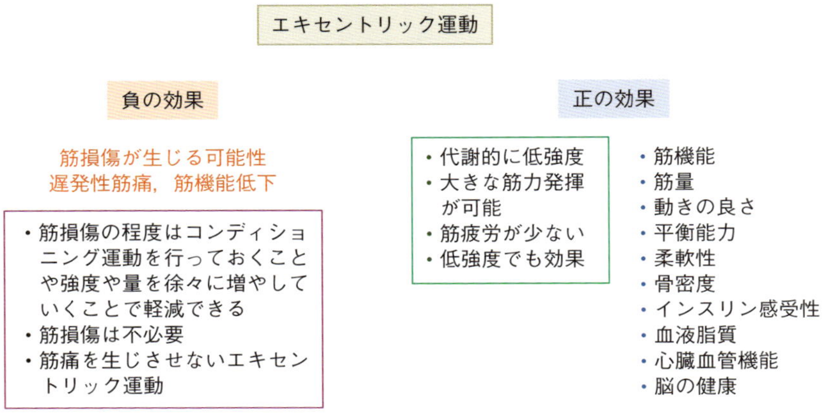

エキセントリック運動
負の効果
正の効果
筋損傷が生じる可能性
遅発性筋痛，筋機能低下
・筋損傷の程度はコンディショニング運動を行っておくことや強度や量を徐々に増やしていくことで軽減できる
・筋損傷は不必要
・筋痛を生じさせないエキセントリック運動
・代謝的に低強度
・大きな筋力発揮が可能
・筋疲労が少ない
・低強度でも効果
・筋機能
・筋量
・動きの良さ
・平衡能力
・柔軟性
・骨密度
・インスリン感受性
・血液脂質
・心臓血管機能
・脳の健康

図3　エキセントリック運動の効果
エキセントリック運動のよい点，ならびにその運動の継続（トレーニング）によって得られる可能性のある正の効果，そしてエキセントリック運動が引き起こす負の効果を示した．しかし，負の効果は適切な処方によって最小限にすることが可能である．筋損傷を引き起こさないエキセントリック運動の処方が重要である．

傷の程度はプレコンディショニング運動を行っておくことや強度や量を徐々に増やしていくこと（漸増性の原則）で軽減あるいは予防できる．トレーニングによって筋の適応を生じさせるために，筋損傷は必要なく，エキセントリック運動の利点を最大限に活かしつつ，筋損傷が生じさせないようにエキセントリック運動を処方していくことが重要である．

図3に示したように，エキセントリック運動を継続的に行っていくことによって筋機能，筋量が高まり，動きのよさ，平衡能力や柔軟性が向上し，骨密度を高め，インスリン感受性を向上させ，血液脂質動態※5をよくし，心臓血管機能も改善させ，脳の健康にも貢献できると考えられる[2]．これらの効果は，サルコペニアやフレイルの予防に有効であるのみでなく，サルコペニアやフレイルからの回復にも役立つものだと思われる．

エキセントリック運動は様々な形式で実施可能である．「負荷＞筋力」でエキセントリック筋収縮となるので，重力に逆らいつつ，ゆっくり筋が伸ばされていくようにすればよい．例えば，持ち上げたダンベルやバーベルをゆっくり下ろす，両方の腕あるいは脚で動かした負荷を片方の腕あるいは脚で元に戻す，階段や坂道を，膝をしっかり曲げながらゆっくり下るなどである．下記には器具を用いず，日常生活のなかでいつでもどこでも行える自体重を用いたエキセントリック運動の効果について報告されている2つの論文を紹介する．

※5　血液脂質動態（Blood lipid profile）
血液中に含まれる脂質の量や種類（コレステロール，中性脂肪など），およびそれらの変化．エキセントリック運動によって，中性脂肪やLDLコレステロールが減少し，HDLコレステロールが増加することが報告されている[2) 11)]．

6 自体重エキセントリック運動

自体重を用いた4つのエキセントリック筋活動の局面を長くした運動を，運動習慣がない22名の男女（32～69歳）にできるだけ毎日，4週間にわたって実施してもらい，その効果を調べた[20]．2週間の対照期間の後，4週間の運動介入期には，椅子スクワット，椅子リクライニング，踵おろし，壁腕立て伏せ（**図4**）をそれぞれ10回ずつ，一日のうちのどこかで行ってもらった．運動に要する時間は4種目で5分間程度であり，全部を一緒に行っても，あるいは分けて行っても（例えば，朝に1種目，昼に1種目，夕方に1種目，夜に1種目）よいとした．運動プログラムの実施率は91％（28日間で18～28セッション）であり，90％以上の人が週に6日以上運動を実施した．対照期間前後では測定項目に全く変化がみられなかったが，**図5**に示したように，4週間のトレーニング後，筋力（13％増加），腕立て伏せ（66％増加），腹筋（51％増加），椅子座り

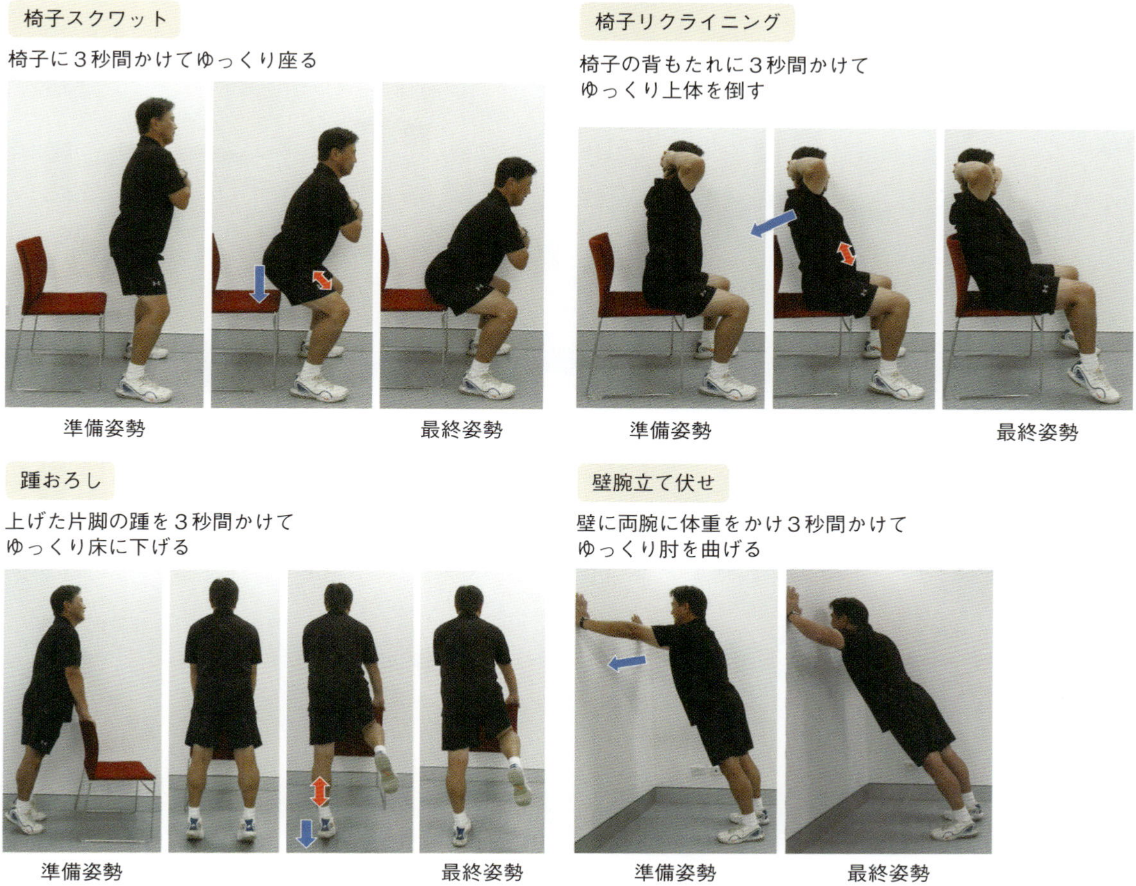
椅子スクワット
椅子に３秒間かけてゆっくり座る
準備姿勢
最終姿勢
椅子リクライニング
椅子の背もたれに３秒間かけて
ゆっくり上体を倒す
準備姿勢
最終姿勢
踵おろし
上げた片脚の踵を３秒間かけて
ゆっくり床に下げる
準備姿勢
最終姿勢
壁腕立て伏せ
壁に両腕に体重をかけ３秒間かけて
ゆっくり肘を曲げる
準備姿勢
最終姿勢

図4　自体重のエキセントリック運動
文献20で行った4種類の自体重エキセントリック運動．本運動について紹介したブログ記事：https://theconversation.com/its-ok-to-aim-lower-with-your-new-years-exercise-resolutions-a-few-minutes-a-day-can-improve-your-muscle-strength-193713

前屈（9％増加），踏み台昇降運動中心拍数（5％減少）には有意（p＜0.05）な向上が認められた．メンタルヘルススコアも有意に改善した（16％）．そして，22名中20名は介入期間終了4週間後も運動を継続していた．これらの結果は，一日5分間のエキセントリック運動の有効性を示している．

7 エキセントリック歩行

普段から習慣的に歩行運動を実施している男女11名（54～88歳）に，普段通りの歩行運動を4週間行ってもらい，その前後で形態測定，身体機能測定，認知機能測定，血液検査を行った，その後，8週間にわたってエキセントリック歩行（前の脚に3秒間体重をかけるランジをくり返す，坂道や階段を下る）を最初の週は100歩，翌週は200歩というように増やしていき，8週目には通常歩行のなかに1000歩のエキセントリック歩行を入れるようにしてもらった[21]．一日あたりの平均歩数は，最初の4週間で10,535歩，エキセントリック歩行期間で10,118歩であり，有意差はなかった．**図6**に示したように，膝伸筋最大随意等尺性筋力，30秒椅子立ち座り，椅子に座っての前屈，目を閉じた状態での重心移動面積によるバランス，数字記号置換テストによる認知機能は，最初の4週間で有意な変化は認

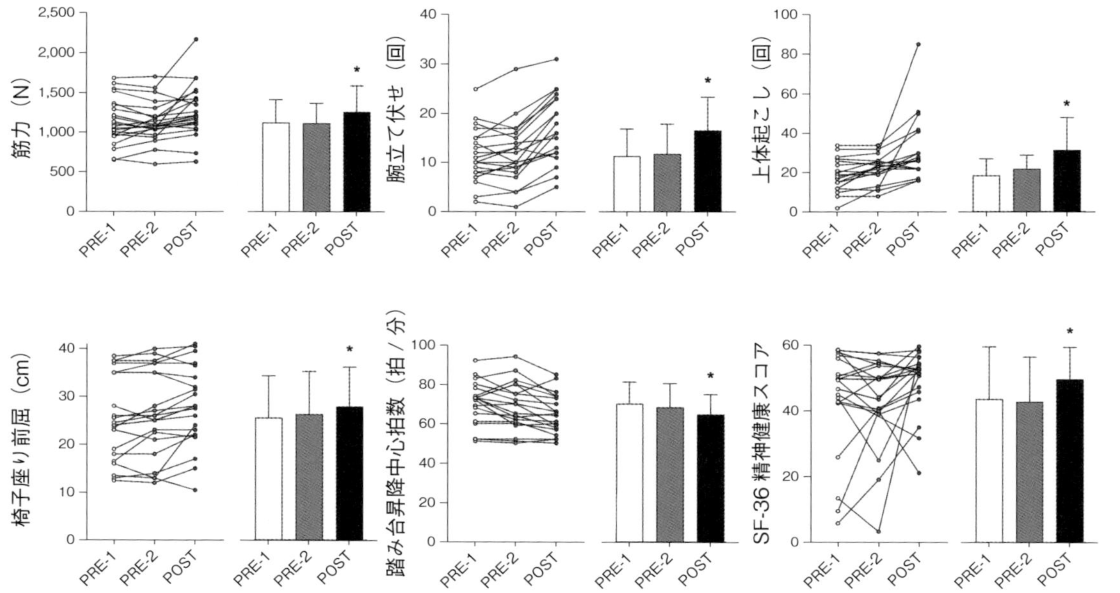

図5　自体重エキセントリック運動の効果
PRE1：ベースライン，PRE2：２週間後ベースライン，POST：４週間のエキセントリックトレーニング後．（文献20より作図）

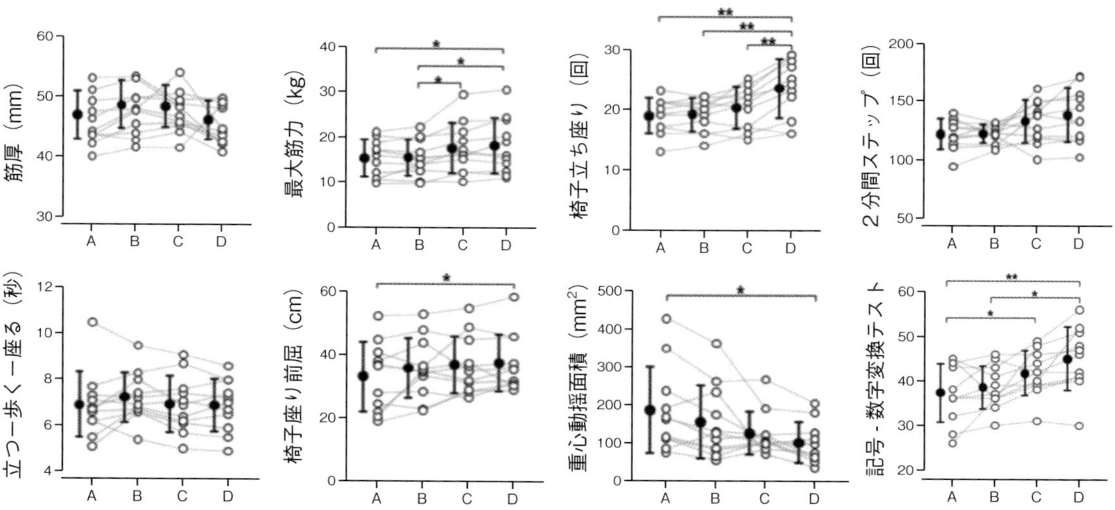

図6　エキセントリック歩行の効果
A：普通歩行前．B：普通歩行４週間後．C：エキセントリック歩行４週間後，D：エキセントリック歩行８週間後．（文献21より引用）

められなかった．しかし，４週目から12週目（エキセントリック歩行導入前後）で，それぞれ平均で19％，24％，14％，45％，21％の有意な（$p < 0.05$）改善がみられた．歩行運動は健康体力づくりで多く行われる運動であるが，下肢の筋力の向上は図れない．これらの結果はエキセントリック歩行が通常歩行では得られない効果を引き出すことを示唆している．

おわりに

世界保健機関（WHO）の身体活動レベルに関するガイドラインでは，18～64歳の成人は毎週少なくとも150分間の中強度の有酸素運動，または75分間の強度の有酸素性運動，あるいは中強度と強度の両方の活動を組合わせて行い，さらに週に2～3日，レジスタンス運動を8～15回1～3セット行うことが推奨されている[22]．65歳以上の高齢者に対してもほぼ同様なガイドラインである．しかし，多くの人が推奨ガイドラインを満たしていない．例えば，オーストラリアにおける成人の身体活動の調査によると，63％の人が有酸素運動のガイドラインを満たしている一方で，レジスタンス運動の基準を満たしている人は29％のみ，両方を満たしている人はわずか19％であった[2]．さらに，思い立って運動を開始してから最初の数カ月以内に，約50％の人が身体不活動の状態に戻ってしまうという報告もある[23]．時間がないという理由は，運動の継続的な実施の障壁として最も頻繁にあげられるものの1つである．よって時間効率がよく，健康や体力の維持，向上により効果的な運動様式を探求することが不可欠である．

本稿で紹介したエキセントリック運動は，効果的に骨格筋を刺激するだけでなく，健康維持，向上に対する効果も大きい（**図3**）．筋損傷を生じさせないようにエキセントリック運動を処方していくことによって，サルコペニアやフレイルを予防し，それらの状態を改善することが可能であると考えられる．サルコペニアやフレイルは加齢に伴い徐々に進行していくが，それらに対する予防は高齢になってからではなく，一生を通じて行うべきである．70歳，80歳での健康は，その10年前，あるいはもっと前の生活習慣によって左右される．運動はごく少量でも，行ったら行っただけの効果がある[24]．“Every muscle contraction counts”（1回1回の筋収縮が重要）であり，特にエキセントリック筋収縮を意識することを薦めたい．

文献

1） Freitas SR, et al：Sports Med Open, 10：27, doi:10.1186/s40798-024-00689-6（2024）
2） 野坂和則：「健康寿命の鍵を握る骨格筋」（藤井宣晴／編），実験医学増刊 Vol.40 No.2, 159-169（2022）
3） Berlingeri P, et al：Emerg Med Australas, 29：276-282, doi:10.1111/1742-6723.12764（2017）
4） 野坂和則：体育の科学, 70：709-715（2020）
5） Nuzzo JL, et al：Sports Med, 53：1125-1136, doi:10.1007/s40279-023-01851-y（2023）
6） Shibata K, et al：J Strength Cond Res, 37：1754-1760, doi:10.1519/JSC.0000000000004470（2023）
7） Peñailillo L, et al：Med Sci Sports Exerc, 45：1773-1781, doi:10.1249/MSS.0b013e31828f8a73（2013）
8） Kan B, et al：Eur J Appl Physiol, 119：1599-1610, doi:10.1007/s00421-019-04149-y（2019）
9） Vandervoort AA：Exerc Sport Sci Rev, 37：60-65, doi:10.1097/JES.0b013e31819c2f5c（2009）
10） Paulsen G, et al：Med Sci Sports Exerc, 42：75-85, doi:10.1249/MSS.0b013e3181ac7adb（2010）
11） Chen TC, et al：J Sci Med Sport, 23：776-781, doi:10.1016/j.jsams.2020.01.011（2020）
12） Nosaka K & Clarkson PM：Med Sci Sports Exerc, 28：953-961, doi:10.1097/00005768-199608000-00003（1996）
13） Koeda T, et al：Scand J Med Sci Sports, 34：e14497, doi:10.1111/sms.14497（2024）
14） Chen TC, et al：Eur J Appl Physiol, 111：211-223, doi:10.1007/s00421-010-1648-7（2011）
15） Lavender AP & Nosaka K：Appl Physiol Nutr Metab, 31：218-225, doi:10.1139/h05-028（2006）
16） Carter A, et al：Human Physiol, 27：626-630, doi.org/10.1023/A:1012395831685（2001）
17） Hyldahl RD, et al：Exerc Sport Sci Rev, 45：24-33, doi:10.1249/JES.0000000000000095（2017）
18） Chen TC, et al：Med Sci Sports Exerc, 44：2090-2098, doi:10.1249/MSS.0b013e31825f69f3（2012）
19） Chen TC, et al：Eur J Appl Physiol, 113：1545-1554, doi:10.1007/s00421-012-2581-8（2013）
20） Kirk et al. Effects of a daily, home-based, 5-minute eccentric exercise program on physical fitness, body composition, and health in sedentary individuals. under review
21） Katsura Y, et al：Eur J Appl Physiol, 124：2343-2352, doi:10.1007/s00421-024-05453-y（2024）
22） WHO “Physical activity”（https://www.who.int/news-room/fact-sheets/detail/physical-activity）
23） Marcus BH, et al：Health Psychol, 19：32-41, doi:10.1037/0278-6133.1

<著者プロフィール>

野坂和則：東京学芸大学教育学部卒業，東京学芸大学大学院教育学研究科修士課程修了．横浜市立大学文理学部助手，理学部講師を経て大学院総合理学研究科准教授を2004年3月まで務める．この間2年間（1989～'91年）アメリカ合州国のマサチューセッツ州立大学でDr. Priscilla M. Clarksonのもと，エキセントリック運動による筋損傷の研究を行う．'95年に横浜市立大学医学部より博士号（医科学）を取得．2004年4月からエディスコーワン大学に移り，'09年に教授となり，'16年より'21年まで医科・健康科学部の運動スポーツ科学部門ディレクターを務める．'22年より医科・健康科学部の博士課程コーディネーターとなり現在に至る．エキセントリック運動の研究者として世界的に知られ，380編を超える学術研究論文を出している．その約70％はエキセントリック運動に関するものである，ORCID ID：0000-0001-7373-4994．学生時代は陸上競技短距離（100 m，200 m）の選手．趣味はテニス．西オーストラリア州パース在住．

3. ミオシン重鎖から見る骨格筋の機能と萎縮

常陸圭介，土田邦博

ミオシン重鎖は骨格筋の収縮において中心的な役割を果たしており，その時空間的な発現制御は骨格筋の発生や成長，機能維持にとってきわめて重要である．最新の研究により，ミオシン重鎖の発現を厳密に制御するために必要なスーパーエンハンサーや転写因子群が明らかにされた．また，2つの速筋型ミオシン重鎖の同時欠損マウスでは重篤な筋萎縮が生じることが確認され，筋機能における速筋型ミオシン重鎖の重要性が再認識されつつある．これらの知見を通じて，筋疾患やサルコペニアの病態理解が進み，今後の治療法開発に向けた新たな展望が開かれることが期待される．

はじめに

筋の機能単位であるサルコメアは，主に太いフィラメントであるミオシンと細いフィラメントであるアクチンからなり，筋の収縮はこれらのフィラメントの滑り運動によって生じる．ミオシンは，それぞれ2つのミオシン重鎖（MyHC），ミオシン必須軽鎖，ミオシン制御軽鎖から構成される多量体タンパク質（ヘテロヘキサマー）である．このうち，ミオシン重鎖の頭部がアクチンと相互作用し，ATPの加水分解エネルギーを機械的な力に変換して筋収縮を引き起こす．ミオシン軽鎖は，MyHCの安定性や活性の調整に関与する．MyHCの配列や分子機能は広範な生物種において高度に保存されている．マウス骨格筋において，MyHCは7つのアイソフォームがそれぞれ*Myh1*，*Myh2*，*Myh3*，*Myh4*，*Myh7*，*Myh8*，*Myh13*の遺伝子によってコードされており，これらは筋線維の特性に応じた発現を示す[1]．例えば，*Myh7*（MyHC-1をコード）は主に遅筋線維に発現し，持久力運動に対応する．一方，*Myh1*（MyHC-Ⅱx），*Myh2*（MyHC-Ⅱa），*Myh4*（MyHC-Ⅱb）は速筋線維に発現し，瞬発力が求められる高強度運動にかかわる．*Myh3*および*Myh8*は胎仔期や新生仔期，さらには筋再生の場面で発現し，*Myh13*は眼球筋で特異的に発現して眼球運動に関与する．このように，*Myh*遺伝子の発現は多様な筋線維に対応して時空間的に厳密に制御されている．近年，骨格筋における

[略語]
FGF：Fibroblast Growth Factor（線維芽細胞増殖因子）
MEF2：Myocyte enhancer factor 2
Myh：Myosin heavy chain gene（ミオシン重鎖遺伝子）
MyHC：Myosin heavy chain protein（ミオシン重鎖タンパク質）
SRF：Serum response factor（血清応答因子）

Myosin heavy chain dynamics: skeletal muscle function and atrophy
Keisuke Hitachi/Kunihiro Tsuchida：Center for Medical Science, Fujita Health University（藤田医科大学医科学研究センター）

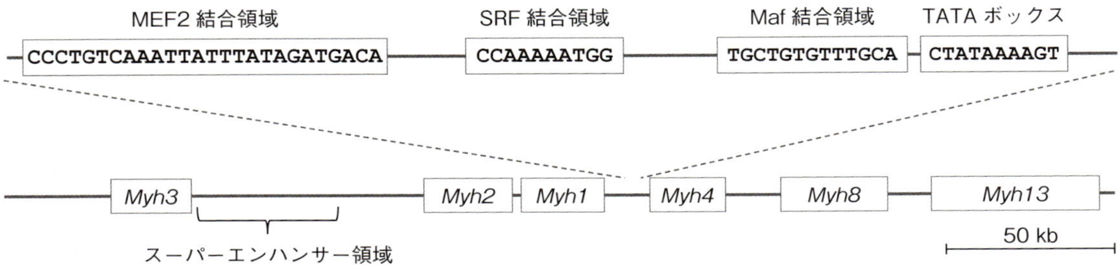

図1　マウス*Myh*遺伝子クラスターと転写因子結合領域
マウスの速筋型*Myh*遺伝子は，11番染色体にクラスターとして存在し，*Myh3*遺伝子の後方に位置するスーパーエンハンサーによってその発現が厳密に制御されている．最も瞬発力に富んだMyHC-Ⅱbをコードする*Myh4*遺伝子の発現は，MEF2，SRF，Mafといった転写因子によって制御される．MEF2やSRFの結合領域は，マウスとヒトで数塩基だけ配列が異なり，この違いがヒト骨格筋での*MYH4*の発現消失に寄与していると考えられる．

これら*Myh*遺伝子の複雑な発現制御機構や，MyHCの安定性を維持する分子機構がしだいに明らかになってきた．また，MyHCを標的とした筋疾患に対する創薬も進展しつつある．本稿では，*Myh*遺伝子の発現とその安定性の制御メカニズム，筋疾患への影響，およびそれらを治療に応用する可能性について最新の知見を概説する．

1 *MYH*遺伝子の変異と筋疾患

MyHCは分子量が約220 kDaからなる巨大なタンパク質であり，頭部，ネック，尾部に分けることができる．頭部はアクチンとの結合を担い，ネック部分はミオシンの構造を安定化し，尾部はフィラメントの形成に関与している．MyHCをコードする遺伝子の変異や欠損は，さまざまな遺伝性筋疾患に関連する．*MYH7*には200を超える遺伝子変異が知られており，これらの変異は主に心筋に影響を与え肥大型心筋症などの心疾患を引き起こす．*MYH7*の変異は，ミオシン貯蔵型ミオパチー，Laing遠位型ミオパチー，肩甲骨腓骨ミオパチー，および潜性型*MYH7*関連ミオパチーといった筋ミオパチーにも関与している[2]．*MYH3*の変異は，Freeman-Sheldon症候群，Sheldon-Hall症候群，多発性翼状片症候群，および脊椎-手根骨-足根骨癒合症候群といった関節拘縮症を引き起こす[3) 4]．近年では，Freeman-Sheldon症候群に関連したMyHCのFX3HYモチーフの変異が，シャペロンタンパク質UNC-45によるフォールディングを阻害し，機能的なミオシンレベルを低下させることが明らかにされた[5]．*MYH8*の変異は，以前は遠位型関節拘縮症やTrismus-Pseudo-camptodactyly症候群との関連が考えられていたが，現在ではこれらの疾患との関連が薄いことを支持する報告が増えている[6]．*MYH1*と*MYH2*は成体の速筋線維に発現し，*MYH2*の変異は顕性および潜性の両方のミオパチーを引き起こす[7) 8]．*MYH1*については現時点で関連するヒト筋疾患は報告されていない．小型哺乳類では速筋線維に発現する*MYH4*は，ヒトを含む大型の哺乳類においては通常発現していないと考えられている[9]．

2 *Myh*遺伝子の転写制御とタンパク質安定性

マウス*Myh*遺伝子は，*Myh7*を除く6つの遺伝子が同じ染色体上にクラスター化して存在している．近年Maireらによって，このクラスター内の*Myh*発現を包括的に制御するスーパーエンハンサーが同定された（**図1**）[10]．スーパーエンハンサーはクロマチンの3次元構造変化を介して速筋型*Myh*遺伝子のプロモーターと物理的に相互作用し遺伝子発現を促進すると考えられる．また，転写因子Maf群が*Myh4*の発現の促進に必要であることも明らかとなった（**図1**）[11) 12]．Large Maf（大Maf群転写因子）とよばれるMafa，Mafb，Mafのトリプルノックアウト（KO）マウスでは，MyHC-Ⅱbの発現がほぼ消失し握力の低下と持久力の上昇が観察された[11]．Mafの単独KOマウスでは胎仔期の筋線維

表　ヒトおよびマウスにおけるMyHCタンパク質機能の比較

	ヒト	マウス	ヒトで*MYH1*変異が生じた場合	*Myh1:Myh4* dKOマウス
MYH2/MyHC-Ⅱa	○	○	○	○
MYH1/MyHC-Ⅱx	○	○	×	×
MYH4/MyHC-Ⅱb	×	○	×	×

ヒトでは*MYH4*の発現が消失しており，これに伴い*MYH4*がコードするMyHC-Ⅱbの機能も失われている．現在までに，MyHC-Ⅱxをコードする*MYH1*の変異に関するヒトでの報告はないが，*MYH1*に変異が生じた場合，MyHC-ⅡxおよびMyHC-Ⅱbの両機能が失われると考えられる．われわれはこの状態を模倣するために，MyHC-ⅡxおよびMyHC-Ⅱbの両方を欠損した*Myh1*：*Myh4* dKOマウスを作製した．○は対応するMyHCの機能が存在することを，×は機能が失われていることを示す．

の成熟が著しく遅れることが観察され，Maf群が筋形成において不可欠であることが示唆された[12]．前述のとおり，ヒト骨格筋では通常*MYH4*の発現は抑制されているが，その原因はマウスとヒトの*MYH4*プロモーター配列における微細な違いが，転写因子MEF2およびSRFの結合効率に影響を与えた結果であると考えられる（**図1**）[13]．今後，これらの転写因子の機能をヒト骨格筋で精査することで，ヒトで*MYH4*発現が失われた分子メカニズムの解明につながることが期待される．

タンパク質としてのMyHCの安定性も筋機能の維持において重要な要素である．ユビキチン－プロテアソーム系は筋萎縮における主要なタンパク質分解経路として知られている．Glassらは，E3ユビキチンリガーゼ※1 MuRF1が筋萎縮を誘発するデキサメタゾン処理に応答してMyHCの分解を促進することを報告した[14]．MuRF1欠損マウスでは，デキサメタゾンによるMyHCの損失が抑制され筋萎縮が緩和された．この発見以降，MuRF1はMyHC分解の中心的な因子として認識されている．さらに近年，MyHCに対する新たなE3ユビキチンリガーゼとしてUBR2が同定された[15]．UBR2はMyHC-ⅡbとⅡxを標的としてそれらの分解を促進する．がん細胞が分泌するサイトカインによってUBR2が活性化し速筋型MyHCが分解される機構が示され，がんで生じる筋萎縮（悪液質）が進行するメカニズムの一端が明らかとなった．筋萎縮の状況に応じて異なるE3ユビキチンリガーゼがMyHCの分解を主導するというこれらの知見は，骨格筋の萎縮メカニズムを理解するうえで重要な進展といえる．

※1　E3ユビキチンリガーゼ

E3ユビキチンリガーゼは，特定の基質タンパク質にユビキチンを付加し，プロテアソームによる分解の標的とする酵素群である．特にMuRF1（別名Trim63）やAtrogin-1（別名Fbxo32/MAFbx）は骨格筋の萎縮時にタンパク質の分解に重要な役割を果たすことが知られている．

3 *Myh*遺伝子欠損マウスからの新たなる知見

KOマウスを利用した*Myh*遺伝子欠損の研究により，予想外の新たなMyHC機能の発見が続いている．例えば胚発生の過程において主な発現を示す*Myh3*のKOマウスでは，新生仔期から筋量の減少が顕著であり，成獣期には脊椎側弯症が観察された[16]．興味深いことに，*Myh3*は筋収縮だけでなく，線維芽細胞増殖因子（FGF）シグナル伝達経路を介して，筋前駆細胞と筋芽細胞の分化を非自律的に制御していることも明らかにされた．

*Myh1*や*Myh4*のKOマウスでは，速筋線維の減少と筋機能低下が生じることが以前より報告されている[17]．前述のようにヒトの骨格筋では*MYH4*発現が欠如しているという興味深い特徴がある，そこでわれわれは*MYH4*発現がないヒト骨格筋で*MYH1*機能も欠損した場合（つまり*MYH4*と*MYH1*機能の同時欠損）に筋機能にどのような影響が生じるかを知るために，*Myh1*：*Myh4* dKOマウスを作製した（**表**）[18]．このdKOマウスは，MyHCのN末端付近に点変異が導入された影響で，早期終止コドンが生じている．dKOマウスは出生時には骨格筋の形態に異常はみられず，生後2週間までは正常に成長を続けた．しかし，3週間目までに著しい筋萎縮が観察され，すべてのdKOマウスは

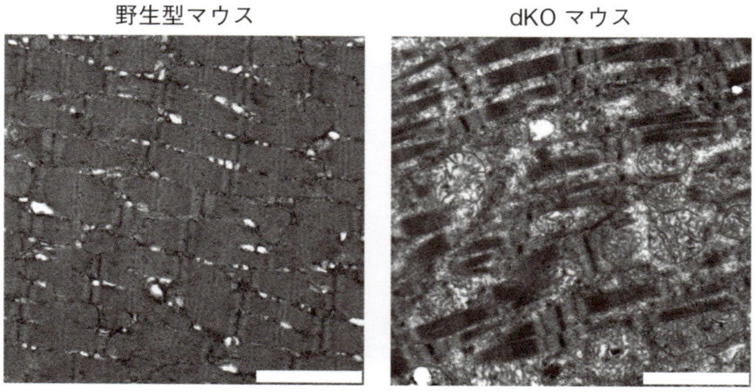

図2　*Myh1*：*Myh4* dKOマウスで観察されたサルコメア構造の乱れ
MyHC-Ⅱx とMyHC-Ⅱb を欠損したdKOマウスでは，生後3週間ほどで，骨格筋の著しい萎縮とともにサルコメア構造の乱れが観察された．スケールバー：2 μm.

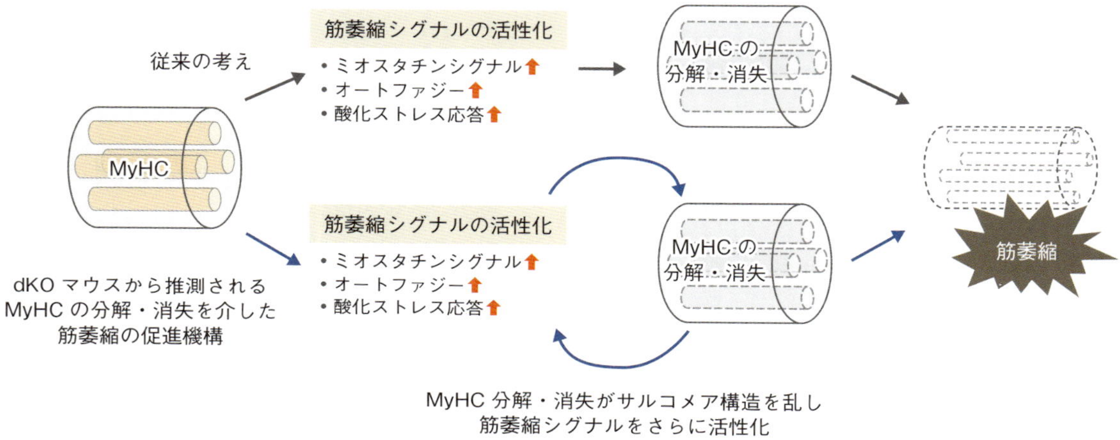

図3　MyHCの分解や消失を介した筋萎縮の促進機構の仮説
これまで，筋萎縮シグナルが活性化した結果としてMyHCが分解され筋萎縮が生じると考えられてきた．しかしわれわれが作製した*Myh1*：*Myh4* dKOマウスの知見から，MyHCの分解や消失自体が筋萎縮シグナルの活性化につながることが明らかになり，「筋萎縮シグナルの活性化」→「MyHCの分解・消失」→「筋萎縮シグナルのさらなる活性化」という負のループが存在する可能性が示唆された．

生後4週間以内に死亡した．dKOマウスが死亡した詳細な原因は不明であるが，血清成分の分析から死亡前に低グルコース・高コレステロールといった低栄養状態となっていることが判明しており，咀嚼や嚥下の障害により栄養不全状態に陥った可能性が示唆された．生後3週間の時点では，dKOマウスの下肢骨格筋ではMyHC-ⅡbおよびⅡxの発現消失が確認され，その重量は同腹仔の1/3程度まで減少した．これらのMyHCの欠失はアクチンなど他のサルコメアタンパク質の発現や局在を変化させ，最終的にサルコメア構造の著しい乱れが観察された（**図2**）．また興味深いことに，dKOマウスではミオスタチンシグナルの活性化，E3ユビキチンリガーゼの発現増加，オートファジーの活性化，酸化ストレス応答の向上など，筋萎縮に関連するほぼすべての経路が活性化し筋内線維化も観察された．このため，筋萎縮シグナルの下流で起こる現象と捉えられていたMyHCの欠損によるサルコメア構造の乱れが，筋萎縮シグナルのさらなる活性化にもつながる可能性が示唆された（**図3**）．変異が生じたMyHCやその分解産物が筋萎縮の誘導に直接関与しているかどうかについては，今後の研究が待たれる．

Maireらも*Myh1*：*Myh4* dKOマウスを作製してい

るが，特筆すべきは，彼らのdKOマウスは生殖可能な時期まで生存し，筋萎縮の程度も著者らのdKOマウスより軽度であるという点である[10]．MaireらのdKOマウスでは*Myh1*から*Myh4*までのゲノム領域が欠損したことで，スーパーエンハンサーがより遠位に存在する*Myh8*や*Myh13*にまで作用し，それらの遺伝子の発現が筋組織全体で向上した結果，筋萎縮の部分的な回復に寄与したと考えられる．一方で，われわれが作製したdKOマウスでは，MyHC-IやMyHC-Ⅱaを発現する筋線維数の増加は確認されたが，萎縮した筋線維自体では他のMyHCの発現増加は観察されなかった．そのため，スーパーエンハンサーからの距離や相互の位置関係が*Myh*遺伝子クラスター※2の厳密な発現制御に重要であると考えられる．MyHC-ⅡxとMyHC-Ⅱbの同時欠損マウスから得られた知見より，*MYH4*が発現しないヒトにおいては，*MYH1*に変異が入ると重篤な筋萎縮が引き起こされる可能性が示唆される．しかし，現時点ではヒトにおいて*MYH1*の変異に関連する筋疾患は報告されておらず，通常は発現しない*MYH4*が何らかの機構で*MYH1*の機能を補完する代償メカニズムが存在する可能性が考えられる．この仮説は，デュシェンヌ型筋ジストロフィー患者などで*MYH4*発現が再活性化されるという先行研究[13]とも矛盾しない．Stainierらが提唱する変異mRNAの分解が引き起こす遺伝的補償[19]のような現象が生じることで，特定の条件下では*MYH4*の発現がヒト筋機能の維持に重要な役割を果たしているのかもしれない．

おわりに

近年では，骨格筋MyHCの活性を標的とした新たな治療薬の開発が進められている．例えば，化合物MPH-220は速筋型MyHCに対して高い選択性をもち，その機能を効果的に抑制する特徴をもつ．この化合物は，心筋や平滑筋には影響を与えず骨格筋の収縮にのみ作用し，脳損傷後の痙性動物モデルの歩行障害を改善する効果が確認されている[20]．また，MyHCのATPase阻害剤であるEDG-5506は，経口投与でデュシェンヌ型筋ジストロフィーマウスモデルにおいて速筋線維を保護し，筋力低下の進行を抑制することが報告された[21]．Edgewise Therapeutics社によるフェーズ1bの臨床試験でも，ベッカー型筋ジストロフィー患者に対してEDG-5506がクレアチンキナーゼなどの筋損傷のバイオマーカーを減少させ，安全かつ有望な治療薬であることが示された[22]．現在，フェーズ2試験が進行しており，ベッカー型およびデュシェンヌ型筋ジストロフィー患者を対象に，さらなる有効性と機能改善の効果が検証されている．一方，Nebulin欠損マウスにおいてはMyHCのATPase阻害剤Mavacamten投与による十分な改善効果は確認されなかった．そのため，すべての筋疾患患者に対してMyHC阻害剤が有効であるとは限らないようで，疾患と病態に応じた個別化治療の必要性が示唆された[23]．今後，ヒト骨格筋におけるMyHCの発現制御機構やその機能に関する知見をさらに深めることで，筋疾患やサルコペニアに対するMyHCを標的とした新たな治療アプローチが開かれると期待される．

※2　*Myh*遺伝子クラスター

*Myh*遺伝子クラスターは，骨格筋のミオシン重鎖をコードする複数の遺伝子群が，同じ染色体上にまとまって配置されている領域である．クラスター内の*Myh*遺伝子は，スーパーエンハンサーなどを通じて選択的な発現が制御されている．

文献

1） Schiaffino S & Reggiani C：Physiol Rev, 91：1447-1531, doi:10.1152/physrev.00031.2010（2011）
2） Ogasawara M & Nishino I：Neuromuscul Disord, 31：968-977, doi:10.1016/j.nmd.2021.08.015（2021）
3） Toydemir RM, et al：Nat Genet, 38：561-565, doi:10.1038/ng1775（2006）
4） Carapito R, et al：Eur J Hum Genet, 24：1746-1751, doi:10.1038/ejhg.2016.84（2016）
5） Vogel A, et al：Nat Commun, 15：6272, doi:10.1038/s41467-024-50442-6（2024）
6） Dai Z, et al：Eur J Med Genet, 60：312-316, doi:10.1016/j.ejmg.2017.03.012（2017）
7） Madigan NN, et al：Acta Neuropathol Commun, 9：79, doi:10.1186/s40478-021-01168-9（2021）
8） Telese R, et al：Mol Genet Genomic Med, 8：e1320, doi:10.1002/mgg3.1320（2020）
9） Murgia M, et al：Cell Rep, 19：2396-2409, doi:10.1016/j.celrep.2017.05.054（2017）
10） Dos Santos M, et al：Nat Commun, 13：1039, doi:10.1038/s41467-022-28666-1（2022）
11） Sadaki S, et al：Cell Rep, 42：112289, doi:10.1016/j.celrep.2023.112289（2023）
12） Dos Santos M, et al：Nat Commun, 14：4333, doi:10.1038/s41467-023-40073-8（2023）

13) Harrison BC, et al：Skelet Muscle, 1：5, doi:10.1186/2044-5040-1-5（2011）
14) Clarke BA, et al：Cell Metab, 6：376-385, doi:10.1016/j.cmet.2007.09.009（2007）
15) Gao S, et al：Proc Natl Acad Sci U S A, 119：e2200215119, doi:10.1073/pnas.2200215119（2022）
16) Agarwal M, et al：Development, 147：dev184507, doi:10.1242/dev.184507（2020）
17) Acakpo-Satchivi LJ, et al：J Cell Biol, 139：1219-1229, doi:10.1083/jcb.139.5.1219（1997）
18) Hitachi K, et al：FASEB J, 37：e22692, doi:10.1096/fj.202200581R（2023）
19) El-Brolosy MA, et al：Nature, 568：193-197, doi:10.1038/s41586-019-1064-z（2019）
20) Gyimesi M, et al：Cell, 183：335-346.e13, doi:10.1016/j.cell.2020.08.050（2020）
21) Russell AJ, et al：J Clin Invest, 133：e153837, doi:10.1172/JCI153837（2023）
22) Phan H, et al：Neurology, 102, doi:10.1212/WNL.0000000000206199（2024）
23) Laitila J, et al：J Physiol, 602：5229-5245, doi:10.1113/JP286870（2024）

＜筆頭著者プロフィール＞
常陸圭介：2008年，東京大学大学院総合文化研究科広域科学専攻修了（浅島誠教授）．'08年より藤田保健衛生大学総合医科学研究所難病治療学研究部門（土田邦博教授），'22年より藤田医科大学医科学研究センター難病治療学研究部門（土田邦博教授）講師．大学院修了以来，骨格筋のサイズを決定する分子機構の研究に従事．マイクロRNAや長鎖非コードRNAの研究を経て，現在では骨格筋ミオシンの機能とその翻訳後修飾に興味をもって研究を進めている．

4. 細胞および筋線維の膜修復

三宅克也

地球の重力，毎日の食事，普段の生活動作，激しい運動，高い血圧，排泄物の貯蔵といったさまざまなストレスが細胞膜に孔を開ける．しかし，細胞膜はその孔を瞬時に修復する能力を備えている．激しい損傷でなければ，幹細胞の分裂などによる組織再生を必要としない．細胞は膜損傷修復をくり返しながら組織を維持している．瞬時の膜修復はCa^{2+}依存のエキソサイトーシスによって行われ，細胞内からさまざまなシグナルも分泌される．本稿では，膜損傷修復の観察方法について概説し，ライブイメージングで捉えられた骨格筋線維の膜修復にかかわるとされるタンパク質の動態からその膜修復メカニズムまでを述べる．

はじめに

約70年前，Heilbrunn LVとChamber Rらはウニやヒトデの卵を顕微鏡下で傷つけ，細胞膜修復の詳細な観察図を残している．それから30年以上この現象は注目されなかった．McNeil PLは培養細胞の細胞膜を傷つけても修復することに気づき，生体内で細胞は常に傷つき修復していることを「細胞膜損傷修復」とよび，数多くの報告をした．その後，膜修復が筋ジストロフィーなどの疾患とかかわりがあることがわかってきた[1]．

1 膜損傷修復の観察方法

1）細胞膜修復マーカー

細胞膜修復を顕微鏡で観察するにはいくつかのマーカーを使うことが可能である（**表1**）．細胞膜損傷のマーカーには，瞬時に膜を通過できない分子マーカーを用いる（**図1**）．ライブイメージングにはFM1-43などの膜蛍光色素が有効であり，蛍光-Dextran（FDx，TxDx，10 kD）にLysを付与するとPFAでも安定して固定できる．生体内の損傷細胞を固定して簡単に観

［略語］

FDx：Fluorescein Isothiocyanate Dextran（蛍光デキストラン）
HRP：Horseradish Peroxidase（西洋ワサビ酵素）
PFA：Paraformaldehyde（光学顕微鏡用固定液，4％パラホルムアルデヒド/PBS）
PV：Patch Vesicle（パッチ小体：McNielが提唱する小胞融合小体・膜損傷部に出現する細胞内小器官）
RSA：Rat Serum Albumin（ラット血漿アルブミン）
SEM：Scanning Electron Microscope（走査型電子顕微鏡）
TEM：Transmission Electron Microscope（透過型電子顕微鏡）

Sarcolemma repair and the molecular mechanisms

Katsuya Miyake：Center for Basic Medical Research, Narita Campus, International University of Health and Welfare（国際医療福祉大学成田キャンパス基礎医学研究センター）

表1　細胞膜修復マーカー

Liveイメージング	FDx，TexDx，FM1-43，FM4-64，カルセイン，PI，Live-Dead染色剤，GFP
固定後の観察	血漿アルブミンに対する抗体，c-Fos，FDx-Lys，FM1-43- FX，HRP，Evans Blue
その他	Live/Dead染色，細胞外漏出ATPの検定

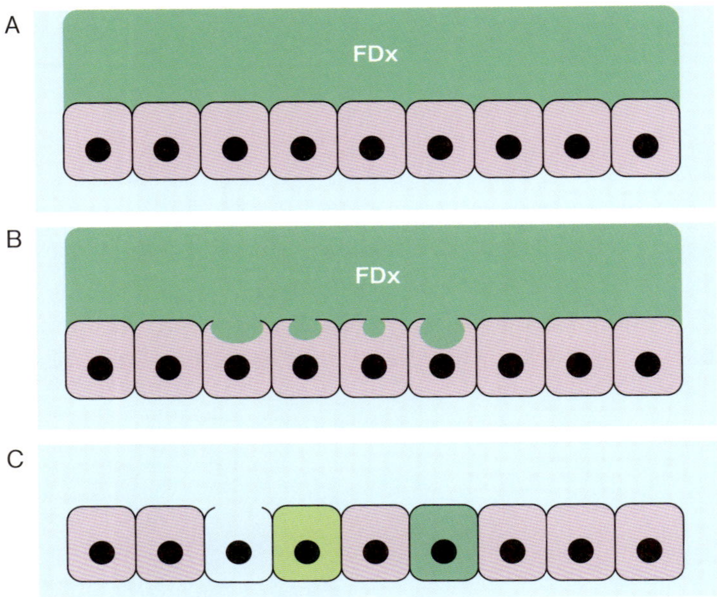

図1　膜損傷時の蛍光デキストランFDx（10 kD）のイメージ
A）FDx（緑蛍光）を培養液に混ぜる．細胞外液のみにFDx（緑蛍光）が存在する．B）細胞膜が損傷するとFDxが細胞質に流入する．C）細胞外液を洗浄すると，膜修復した細胞質内のみでFDxが損傷の程度に応じて光る．（文献4より引用）

察するには血漿アルブミンが優れている（**図2**）[2) 3)]．

2）生体内で細胞膜損傷修復を観察する

血漿アルブミンは分子量が66 kDほどのタンパク質で，細胞膜を通過できず，膜で閉じられた小胞でしか細胞へは侵入できない．つまり細胞質内には濃度の高いアルブミンは存在しないはずなので，免疫染色をしても通常強く染まらない．一方でFDxやHRPなどを動物に注射しても，細胞質へは小さな小胞としては取り込まれるが，全細胞質へは取り込まれない．ところが，細胞膜を人為的に傷つけた場合，大量のアルブミン，FDx，HRPは細胞膜の損傷部から細胞質内へ流れ込む．例えば，ラットを走らせ骨格筋線維の損傷修復を見たいなら，運動後に固定し，凍結切片またはパラフィン切片を作製してRSA抗体で染色後，損傷細胞を可視化して数値化できる（**表2**）[4)]．

3）培養細胞を用いた膜損傷修復実験

培養細胞に細胞膜修復マーカーを用いると大量の細胞を一度に損傷して膜修復アッセイが可能である．以下にいくつかの方法を述べる．

• スクラッチローディング

最も簡単な損傷方法は，よく張り付く上皮細胞などをプレートに播き接着させ，ニードルの尖頭部側を用いて引っ掻く方法である[5)]．

• スクレイプローディング

スクラッチと同様の方法で，柔らかいラバーポリスマン（Sigma-Aldrich）などでプレートに張り付いた細胞をすべて剥がすことができるので，多くの損傷細胞の情報が得られる[5)]．

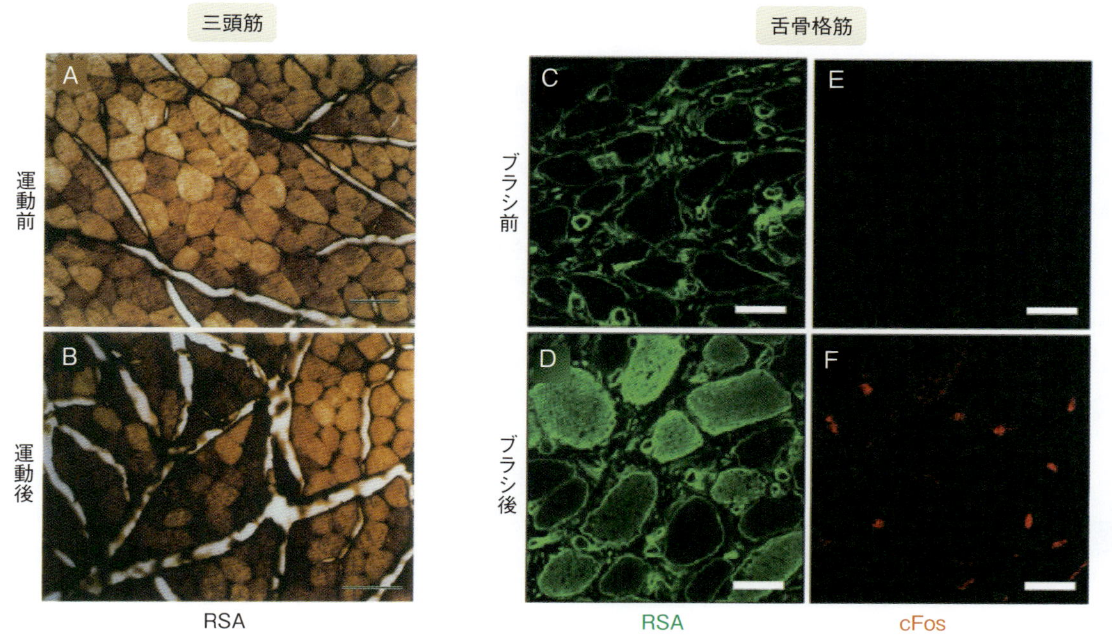

図2　RSA抗体による損傷細胞の可視化
A）運動させていないラットの骨格筋には強い抗体反応はみられない．B）運動させたラットの膜損傷修復した骨格筋線維はanti-RSA-HRPの標識により黒く染まっている．C，E）ブラシしていないラットの舌骨格筋．D）ブラシで損傷した舌骨格筋線維はanti-RSA-HRP＋antiHRP-Cy2の標識により緑色に光っている．F）損傷した骨格筋線維をanti-cFosで免疫染色すると核が陽性となる．（A）B）は文献2より，C）E）は文献3より引用）

表2　細胞膜損傷がよく観察される器官や細胞

器官	細胞	損傷率（%）
筋肉	骨格筋細胞	5～30
心臓	心筋細胞	20
動脈	内皮細胞	6.5
消化管	上皮細胞	?
皮膚	表皮細胞	3～6
内耳	外有毛細胞	?

- **ビーズローディング**

培養プレートによく張り付いた細胞に，ガラスビーズ（106 μm, Sigma-Aldrich）を細胞に乗せ膜を傷つける．条件を同じにすれば，張り付いた細胞を同程度に損傷できる[5]．

- **マイクロインジェクション**

顕微鏡下で一つひとつの細胞にガラスニードルを突き刺して細胞膜を傷つける方法である．実験には熟練が必要である[6]．

- **シリンジローディング**

注射器に細い針を装着し，細胞を同じ圧力で吸い込み，押し出して大量に細胞を傷つける方法である．一度に多くの細胞の膜損傷修復実験データを得ることができるので，顕微鏡観察もしやすく，フローサイトメトリーやプレートリーダーを使えば一度に大量のデータを得ることもできる[7]．

- **超音波**

超音波破砕器のパワーを弱くして細胞膜修復を観察できる．この方法もシリンジローディングと同様の物理的な膜損傷を再現できる[8]．

- **薬剤**

ある種の細菌は細胞膜に孔を開ける毒素をもっている．リステリオリシンOなどを培養液に混ぜて細胞膜に孔を開けて修復する様子をプレートリーダーなどで観察することができる．ただ，生体内では化学物質で傷つくケースはまれなので，自然な膜修復力を観察する方法としては物理的な損傷方法でも再確認する必要があると思われる[9]．

・レーザー

この方法も生体内では考えにくい損傷だが，物理的な膜損傷に近く，一個の細胞のごく一部の細胞膜を破壊することができるので，物理的な損傷を再現でき，膜修復のLIVEイメージングにはベストな方法である．パルスレーザーやUVを用いて細胞膜に孔を開けている論文があるが，われわれの経験では波長やパワーを調整できる二光子レーザーでないと細胞膜に安定した孔は開けられない．一度に複数個の細胞に孔を開けることも可能である．この孔の大きさを測定し，グラフを作成できる[10]．

2 Ca^{2+}依存性の細胞内小胞の融合が膜修復には必須

細胞膜修復に必須な条件は，細胞外Ca^{2+}濃度が血漿と同程度であることである．細胞質内と小胞体内，または細胞外では約10,000倍の濃度差があると言われている．つまり，細胞は高濃度のCa^{2+}が膜損傷部から流入すると死に至る．この流入を瞬時にせき止めるのが細胞内小胞融合による迅速な膜修復である．損傷部では小胞同士が融合し大小さまざまなPV（パッチ小体）を形成する様子がよく観察される（**図3**）[11]．パッチ小体が塞いだ損傷部への小胞融合は数秒間続き，さらに大きな損傷だと数分続くようである．そして損傷部に多くの膜が集まり，小胞が融合したパッチ小体は緩んで出芽状となる．この間に膜回収されることが膜修復に必須とされるが，ちぎれて離出分泌されるように見える．瞬時の膜修復の膜動態とその後の細胞膜リモデリングについては今後の報告を待つところである．

3 修復膜の由来

パッチ小体を形成する小胞膜がどこから来るのかという問題がある．パッチ小体への小胞供給はあまりにも素早いので高速顕微鏡を用いて観察しても小胞融合は捉えられないかもしれない．Andrews NWらは細胞内リソソームが損傷部に融合して修復するとしている[12]．確かにリソソーム管腔側にあるLamp1に対する抗体で損傷細胞を染色すると，損傷部にだけ強く局在する．しかし，GFPでリソソームの動態を観察しても損傷部には集まらない．その後，彼らは損傷後のエンドサイトーシスが膜修復を促進すると主張している[13]．膜修復時に初期エンドソームマーカーのRab5-GFPで観察すると損傷部に見事にエンドソームが融合するという報告もあるが[14]，われわれの手持ちのすべてのRab-GFPの膜損傷部への融合を観察してみても，損傷部へ瞬時に融合するRabファミリーは今のところ確認できていない．電子顕微鏡で膜損傷部を観察すると大小さまざまな小胞が見えているが，どこから集まってくるのかはわからない（**図3F**）．

パッチ小体の中に細胞質様のものがみられる．FM試薬で膜修復をライブ観察すると，大きな損傷を塞いだパッチ小体は大きく明るくなる．パッチ小体の中には細胞外Ca^{2+}に汚染された細胞質を隔離しており，やがて外に開いて汚染された細胞質を吐き出すように見える．つまり，パッチ小体の中に高濃度のCa^{2+}を含む細胞質と多くの壊れた細胞内小器官由来の膜が含まれているとすれば，上記の報告も説明ができる．この理由を考えれば，最も有力な修復膜の由来は瞬時にCa^{2+}を隔離できる小胞体であると考えられる．

筋細胞はどうであろうか．まず骨格筋線維の中には筋原線維が並び，その中にサルコメアとしてアクチンとミオシンが格子状に並び，その隙間にミトコンドリアと筋小胞体，リソソーム，グルコース顆粒，そしてT細管が詰め込まれ，筋線維膜直下には核が存在する．筋線維の周囲にある多くの核は膜損傷により線維が収縮して損傷部に引っ張られるように集まる．ミトコンドリアや，損傷部へのゆっくりとした核移動が筋再生に重要な働きをしていると指摘する報告もある[15]．おそらく筋小胞体とジスフェルリン（後述）の豊富なT細管が筋線維特有の膜修復をしていると思われるが，基本的にはパッチ小体が瞬時にCa^{2+}を隔離するシステムだと考えられる．われわれは損傷修復時の電子顕微鏡写真から**図4**のように推察している．

4 筋線維膜の修復にかかわるタンパク質

1）ジスフェルリン（Dysferlin）

ジスフェルリンは237 kDの筋細胞の膜関連タンパク質で，これが筋線維から欠損するとジスフェルリン異

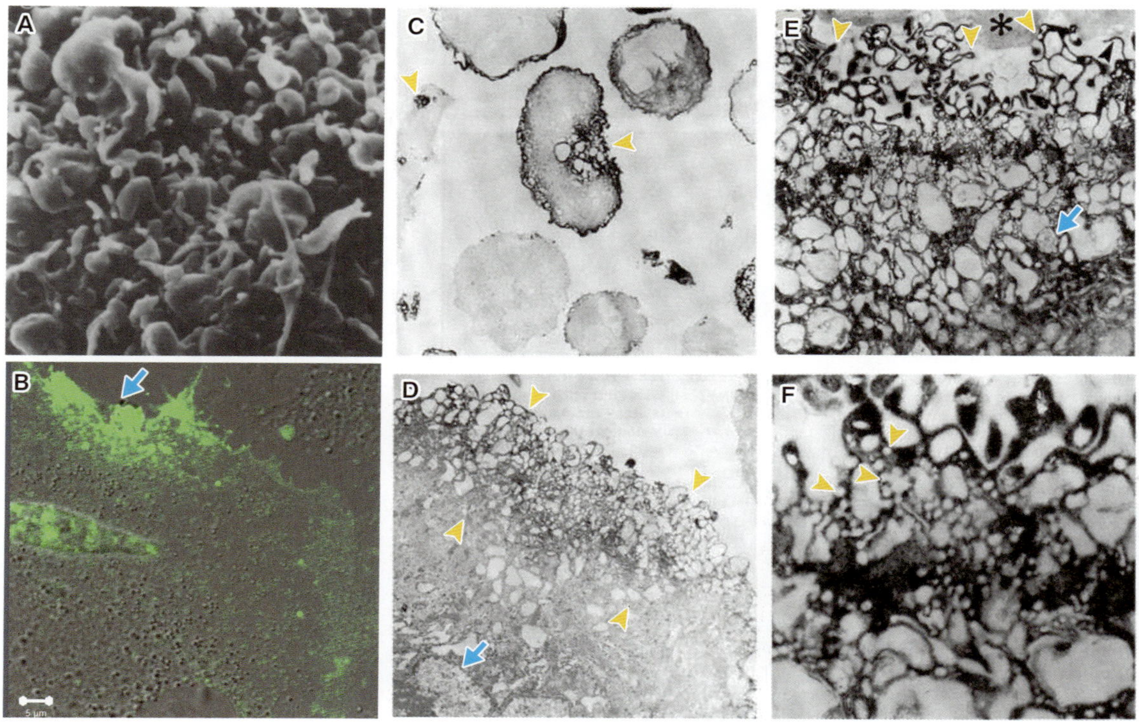

図3　損傷直後の細胞の損傷部

レーザー損傷した培養細胞の蛍光画像とDIC画像．**A**）ウシ網膜血管内皮培養細胞をシリンジローディング損傷した直後のSEM像．細胞内から多くの小胞が足されることにより，損傷部の細胞膜はスープが沸騰しているようにみえる．**B**）膜沸騰状態は外に開いた多くのパッチ小体（PV）が融合しているのでFM色素（緑）に強く染まる（青矢印）．**C**）Aと同じ培養細胞の厚切り無染色像．**D**）PVは損傷部に多くの小胞を供給して膜の緊張を緩める（黄矢頭）．**E, F**）Cの薄切TEM像．破れた膜からHRPが流入し，損傷部のみが黒く染まっている（黄矢頭）．黒く染まった損傷部には大小さまざまなPVがみられ，中に細胞質（青矢印）が含まれるものもみられる．（A）C）～E）は文献11より引用）

常症（筋ジストロフィー）を発症する．われわれは二光子レーザー膜修復アッセイにより，ジスフェルリンが欠損すると筋線維膜の損傷時の膜修復機能が損なわれることを証明した[16]．しかし，どのように膜修復にかかわっているかはまだ諸説ある．その後，AMPKなどジスフェルリンに結合するタンパク質を活性化することにより膜修復機能を改善する薬剤の可能性も報告されている[17]．

2）アネキシン（ANXs, S100）

アネキシンファミリーはそのパートナータンパク質のS100を含め，ほぼすべての細胞に普遍的に発現するCa^{2+}応答性タンパク質である．アネキシンのアイソフォームは10以上あり，それらの機能については諸説ある．GFPタグを使ってアネキシンの動態を確認すると，どのアネキシンも細胞小器官には局在せず，均質に細胞質に存在し，二光子レーザーで細胞膜に孔を開けると損傷部に向かって波が寄せるように数秒で集まる[18]．それぞれのアイソフォームはCa^{2+}に対する親和性が異なり，連携しながら修復を増強するとされる[19]．形態的には，Ca^{2+}依存的に細胞内のリン脂質を集めて損傷部に運ぶようにも見え，細胞内に入りすぎたCa^{2+}を汲み出しているようにも見える．筋線維でもアネキシンは損傷キャップに集まり，損傷が大きいとちぎれて細胞外小胞を形成する．アネキシンファミリーはパートナーやアイソフォームが多く複雑で，すべてのアネキシンファミリーの一度の阻害実験は難しい．

3）ミツグミン53（MG53，TRIM）

MG53は骨格筋と心筋に特異的に発現している機能

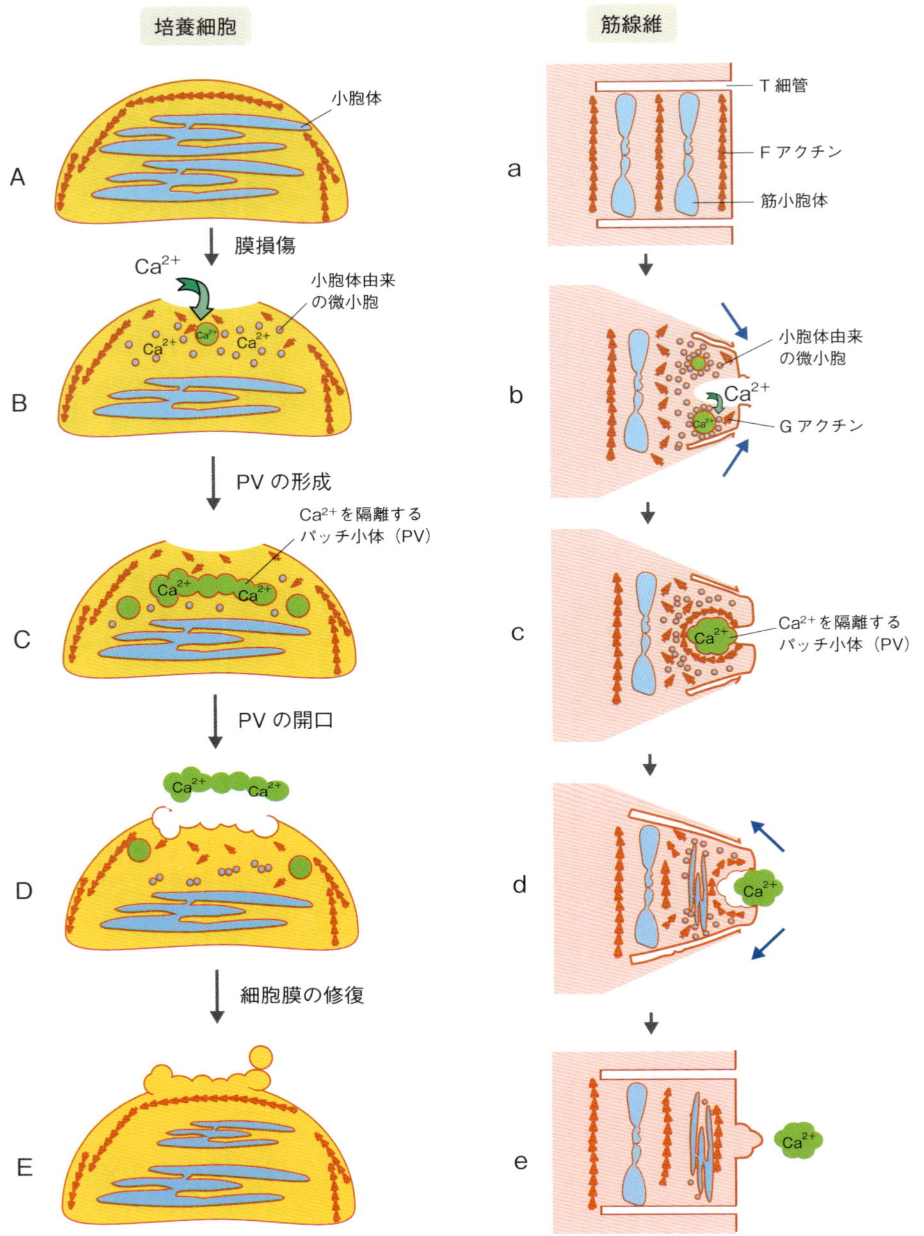

図4　培養細胞（A～E）および筋線維膜修復（a～e）の仮説（三宅）

A, a）無傷の培養細胞（A）または筋線維（a）．**B, b**）膜損傷部から高濃度のCa^{2+}が流入する．これにCa^{2+}結合タンパク質，脱重合タンパク質，膜切断タンパク質が反応すると，アクチンが脱重合され膜が柔らかくなる．小胞体膜が瞬時に切られて多くの微小胞へと変化する．それらの微小胞が流入した高濃度のCa^{2+}を貪食するように高濃度のCa^{2+}に汚染された細胞質を膜で瞬時に隔離する．筋線維は損傷部へ向かって収縮しT細管の膜も損傷部へ移動して膜の緊張が緩む（b）．**C, c**）微小胞が融合し大小さまざまなパッチ小体（PV）を形成して，損傷部を抑えるように塞ぐ（c）．**D, d**）パッチ小体は膜に融合すると破裂して開口する．流入した高濃度のCa^{2+}は成長因子を含んだ細胞質や壊れた細胞内小器官とともに細胞外に吐き出される．破裂して残った膜は直ちに細胞内へ牽引され，脆弱な修復細胞膜へ組込まれながら押し込まれる．修復膜のテンションが下がりスープが沸騰するように新しい膜をリモデリングする．**E, e**）緩んだ膜がちぎられ細胞外小胞が離出分泌されたり，取り込まれたりして細胞膜が元に戻る．アクチン関連重合タンパク質が集まり，ゆっくりと膜は細胞骨格で強化される．

不明のタンパク質である．正常に成長・繁殖するMG53欠損マウスは，進行性筋ジストロフィーの表現型を示すとされ，膜修復をしないことが報告されている[20]．GFPタグを使ってMG53を培養細胞やマウス筋線維に発現させると，アネキシン同様に小胞様構造を呈さず細胞質に均質に存在し，二光子レーザーで細胞膜に孔を開けるとやはり損傷部が強く光る．MG53集積には細胞外Ca^{2+}の流入は必要なく，Cys242を介して酸化された細胞外液に反応して多量体となり，膜損傷部へ集積するとされている．MG53は通常のCa^{2+}依存性の膜修復システムとは異なるので，実験結果には慎重な考察が必要であると思われる．

4）エンドソームソーティング複合体（ESCRT）

エンドソームソーティング複合体（ESCRT）は細胞質分裂時やウイルスの出芽など膜融合に必要なタンパク質であると同時に，膜修復の素早い修復に必要であると考えられている．細菌毒素またはUVレーザーなどにより細胞膜を傷つけると，ESCRT，特にESCRT-Ⅲが損傷部位に集まる[21]．この報告によると，ESCRTタンパク質がCa^{2+}依存的に損傷部へ集まり続け，細胞膜が出芽状になり，餅を切り取るように突起を切り取って細胞外へ離出除去する役割を果たしていることを示している．われわれも同じプラスミドをマウス筋線維などに導入し二光子レーザーで膜損傷したが，今のところ損傷部へのESCRTの集積はみられていない．

5）カルパインファミリー（CAPN）

ジスフェルリンは細胞膜とそこから陥入して続くT細管，そして細胞内小胞に局在してみられている．T細管もそれ自身を修復し，維持するシステムにジスフェルリンが必要であると考えられている．損傷と同時にT細管を刻み，小胞にしてから膜損傷部へ膜輸送して融合する可能性も考えられる．もしそうであれば膜を切断するタンパク質が必要である．培養細胞では膜を切るプロテアーゼであるカルパイン（CAPN1またはCAPN2）が必要という結果が出ている．筋線維は特異的なプロテアーゼにカルパイン3をもっている．われわれはカルパイン3が細胞膜損傷時に活性化されることを確認している．しかしながら，カルパイン3（CAPN3）をノックアウトした筋線維を膜損傷しても修復に影響はないことがわかっている[22]．今後の膜切断タンパク質と膜修復関連の研究結果が待たれる．

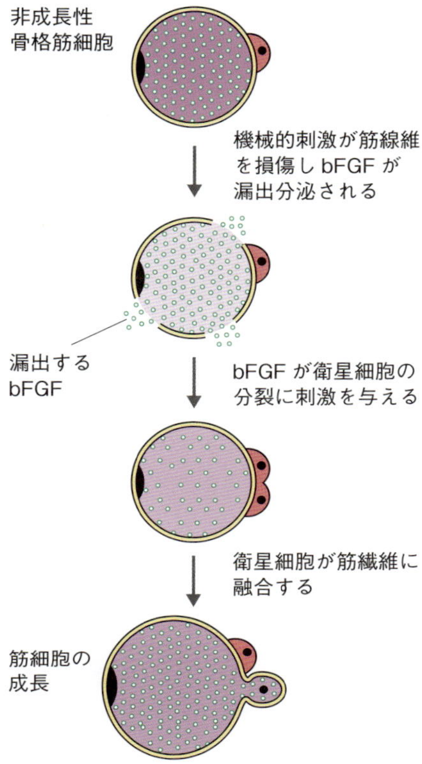

図5　McNeilの骨格筋線維からのbFGF分泌仮説
骨格筋線維は運動により細胞膜が損傷すると，細胞質からbFGF（FGF2）が漏出分泌される．分泌されたFGFは衛星細胞を刺激し筋芽細胞となり筋線維へ融合し筋線維は大きくなる．（文献4より引用）

6）細胞骨格

筋線維膜直下にはジストロフィンがあり，このタンパク質が欠損すると筋ジストロフィーを発現する．ジストロフィンを欠損したMDXマウスは運動させると細胞膜が壊れやすいことがわかっている[23]．しかし，運動負荷をかけずに二光子レーザーで膜損傷をすると，膜が柔らかいからか素早い膜修復を行う．膜修復にはアクチンが必要とされ，小胞輸送のための微小管とキネシン，ミオシンとアクチンの連携が必要と言われている[24]．一方，われわれは細胞膜直下のアクチンは小胞融合には硬いバリアになるので，素早い脱重合が必要であり，膜修復後にアクチンの重合が必要と考えている[25]（**図4**）．それには脱重合タンパク質と重合タンパク質の連携が必要であろう．筋線維内にはアクチンとミオシンが詰まっているので，素早い膜修復のための小胞輸送には，Ca^{2+}依存性の素早い脱重合と重合システムがあると考えられる．

5 筋線維損傷部からマイオカインが漏出してサテライト細胞を増殖融合する

瞬時の膜修復はCa^{2+}依存のエキソサイトーシスによって行われ，細胞内から粘液やATP，酵素，さまざまなサイトカインも分泌される．McNeilは骨格筋が運動により細胞膜損傷修復をくり返し，筋線維に一様に存在する線維芽細胞成長因子（FGF2など）は，膜損傷部の隙間から大量に細胞外へ漏出分泌されるとしている（**図5**）[4]．その後，Pedersen BKらが筋組織から分泌されるIL-6など炎症性サイトカインをマイオカインと提唱し，その他の候補が多くあげられ今日定着しつつあるが，運動によって分泌されるマイオカインの代表格としては成長因子として働くヘパリン結合型FGFが相応しいと思われる．これらの筋線維成長因子を含むマイオカインの漏出分泌を制御する機構は細胞膜修復機構に他ならない．

おわりに

超高齢社会に挑む膜修復研究は未知数である．今回は膜損傷修復の観察方法に力を入れて書いてみた．これらの方法が細胞の膜修復と老化との関係を明らかにする研究に少しでもお役に立てれば幸いである．

文献

1） Cooper ST & McNeil PL：Physiol Rev, 95：1205-1240, doi:10.1152/physrev.00037.2014（2015）
2） McNeil PL & Khakee R：Am J Pathol, 140：1097-1109（1992）
3） Amano K, et al：J Dent Res, 86：769-774, doi:10.1177/154405910708600816（2007）
4） McNeil PL：Trends Cell Biol, 3：302-307, doi:10.1016/0962-8924(93)90012-p（1993）
5） Mcneil PL：Methods Cell Biol, 29：153-173, doi:10.1016/s0091-679x(08)60193-4（1988）
6） Terasaki M, et al：J Cell Biol, 139：63-74, doi:10.1083/jcb.139.1.63（1997）
7） Clarke MS & McNeil PL：J Cell Sci, 102 (Pt 3)：533-541, doi:10.1242/jcs.102.3.533（1992）
8） Saito K, et al：Exp Eye Res, 68：431-437, doi:10.1006/exer.1998.0626（1999）
9） Pathak-Sharma S, et al：Front Cell Infect Microbiol, 7：305, doi:10.3389/fcimb.2017.00305（2017）
10） McNeil PL, et al：Proc Natl Acad Sci U S A, 100：4592-4597, doi:10.1073/pnas.0736739100（2003）
11） Miyake K & McNeil PL：J Cell Biol, 131：1737-1745, doi:10.1083/jcb.131.6.1737（1995）
12） Reddy A, et al：Cell, 106：157-169, doi:10.1016/s0092-8674(01)00421-4（2001）
13） Idone V, et al：J Cell Biol, 180：905-914, doi:10.1083/jcb.200708010（2008）
14） Bittel DC & Jaiswal JK：Adv Sci (Weinh), 10：e2300245, doi:10.1002/advs.202300245（2023）
15） Roman W, et al：Science, 374：355-359, doi:10.1126/science.abe5620（2021）
16） Bansal D, et al：Nature, 423：168-172, doi:10.1038/nature01573（2003）
17） Ono H, et al：Mol Ther, 28：1133-1153, doi:10.1016/j.ymthe.2020.02.006（2020）
18） McNeil AK, et al：J Biol Chem, 281：35202-35207, doi:10.1074/jbc.M606406200（2006）
19） Swaggart KA, et al：Proc Natl Acad Sci U S A, 111：6004-6009, doi:10.1073/pnas.1324242111（2014）
20） Cai C, et al：Nat Cell Biol, 11：56-64, doi:10.1038/ncb1812（2009）
21） Jimenez AJ, et al：Science, 343：1247136, doi:10.1126/science.1247136（2014）
22） Mellgren RL, et al：Biochim Biophys Acta, 1793：1886-1893, doi:10.1016/j.bbamcr.2009.09.013（2009）
23） Clarke MS, et al：J Cell Sci, 106 (Pt 1)：121-133, doi:10.1242/jcs.106.1.121（1993）
24） Bi GQ, et al：J Cell Biol, 138：999-1008, doi:10.1083/jcb.138.5.999（1997）
25） Miyake K, et al：J Cell Sci, 114：3487-3494, doi:10.1242/jcs.114.19.3487（2001）

＜著者プロフィール＞
三宅克也：新潟大学大学院農学研究科修士課程修了．1989年福島県立医科大学解剖学第二講座助手．'92年米国ハーバード大学（Susumu Ito名誉教授に師事，解剖・細胞生物学）へ留学，ジョージア医科大学（細胞生物・解剖学）へ転出し，Paul. McNeilと細胞膜の修復機構について研究をすすめ，'95年帰国し再び福島へ．2000年再び渡米し，ジョージア医科大学博士研究員を経てAssistant Professor，分子医学遺伝学研究所形態学部門のCo-Directorを兼任．渡米前の1998年から米国ウッズホール海洋生物学でMark Terasaki, Jasha Zimmerbergら多くの研究者と毎夏研究交流を楽しんだ．2008年香川大学医学部組織細胞生物学講座准教授．'16年より国際医療福祉大学成田キャンパス教授，解剖学を教えながら学生たちと細胞膜の修復機構の研究を楽しんでいる．

5. 骨格筋機能を制御するマイオカイン

大内乗有，大橋浩二

超高齢社会を迎えたわが国では，健康寿命の延伸のために加齢に伴う筋肉量と筋力の低下を特徴とするサルコペニアの病態生理の解明と予防法の確立は必須課題である．骨格筋は「マイオカイン」と総称される分泌因子を産生する内分泌器官として重要な役割を果たし，マイオカインが骨格筋組織自体や近傍あるいは遠隔臓器に影響を与え，骨格筋機能，代謝機能や心血管機能の制御にかかわることが明らかになってきた．本稿では，骨格筋機能に影響するマイオカインについて概説する．

はじめに

わが国では，人口の4人に1人以上が高齢者であり，超高齢社会を迎えている．加齢はさまざまな臓器障害を引き起こし，代謝異常，サルコペニア／フレイル，動脈硬化性疾患，虚血性心疾患，心不全，腎不全などの病態発症・進展にかかわることが知られている．これらの加齢関連疾患は健康寿命の短縮にもつながり，今後のさらなる高齢化により罹患者数の増加が予想されるため，疾患の予防や重症化予防対策と治療法の開発は急務である．

フレイルは高齢期に生理的予備能が低下することでストレスに対する脆弱性が亢進し，生活機能障害，要介護状態，死亡などの転帰に陥りやすい状態である．フレイルの身体的要素としてサルコペニアが知られている．サルコペニアは加齢に伴う筋肉量と筋力の低下が特徴である．サルコペニアを進行させる因子としては加齢に加えて，活動量の低下，栄養不良，心不全やがんなどの慢性疾患が知られている．また，フレイルやサルコペニアは心不全や腎不全との関連も報告されており，生活の質の低下にもつながる．サルコペニアに対しては食事療法と運動療法が推奨されているが，確立された有効な薬物療法はない．

骨格筋は運動器としての機能のみならず，糖・脂質代謝制御においても重要であることが知られている．近年の研究成果によると，骨格筋から分泌される生理活性物質「マイオカイン（Myokine）」は，オートクライン・パラクライン・エンドクライン的に骨格筋や近傍あるいは遠隔臓器に影響を与え，骨格筋系，代謝系や心血管系の生体恒常性制御やストレス適応にかか

[略語]

AMPK： AMP-activated protein kinase
CTRP： C1q/Tnf-related protein
NDNF： neuron-derived neurotrophic factor
PGC1α： peroxisome proliferator-activated receptor gamma coactivator 1

Role of myokines in skeletal muscle function

Noriyuki Ouchi/Koji Ohashi：Department of Molecular Medicine and Cardiology, Nagoya University Graduate School of Medicine（名古屋大学大学院医学系研究科分子循環器医学講座）

わっていることが明らかとなった[1,2].

1 骨格筋由来分泌因子「マイオカイン」について

運動トレーニングは大きく分けて持久性運動トレーニングとレジスタンス運動トレーニングに分類できる．持久性運動はⅠ型骨格筋の線維数増加とミトコンドリアの生合成亢進を伴い，レジスタンス運動はⅡ型骨格筋の肥大を伴うことが知られている．これら運動療法は，代謝異常，サルコペニア／フレイルや循環器疾患の予防と治療に対しての有効性が示されているが，その分子機序については十分には明らかにされていない．前述のごとく，マイオカインは骨格筋から分泌される液性因子の総称であり，運動トレーニングによりマイオカインが分泌され，骨格筋，血管，心臓，脂肪組織や肝臓などの近傍・遠隔組織に直接作用すると考えられている．世界中で研究が行われているマイオカインの機能解析のなかでも，運動により制御されるマイオカインの生理病態機能を明らかにすることは，「なぜ運動療法が健康によいか」を明らかにするのみならず，運動にかかわる疾患の病因解明と予防法・治療法の開発につながる可能性があるため，世界的に脚光を浴びている研究課題である．

運動により産生が増加するマイオカインとしてinterleukin-6（IL-6）がはじめて報告され，IL-6がインスリン抵抗性や炎症を制御することが示された[3]．また，運動により誘導されるPGC1-α依存的なマイオカインとして同定されたirisinは，白色脂肪細胞の褐色様脂肪細胞化に関与し，エネルギー代謝を調節することが報告されている[4]．Brain-derived neurotrophic factor（BDNF）は運動により発現が増加するマイオカインであり，心不全状態での運動能を改善することが報告されている[5]．さらに，心血管系に作用するマイオカインとしてneuron-derived neurotrophic factor（NDNF），follistatin-like 1やマイオネクチン（CTRP15）などが報告されている．

骨格筋にオートクライン的に作用し，骨格筋肥大や骨格筋再生などの骨格筋機能に影響するマイオカインとしてinsulin-like 6，ミオスタチン，NDNFやマイオネクチンなどが報告されている．

以下の項目では，骨格筋機能を制御するマイオカインであるNDNFとマイオネクチンについてわれわれのデータを中心として概説する．

2 NDNFの機能解析

われわれは，虚血状態での骨格筋において発現が増加するマイオカインとしてNDNFを見出した[6]．NDNFは脳や脊髄に発現し，神経細胞の遊走と増殖を促進するフィブロネクチンタイプⅢドメインを有する分泌タンパク質であると報告されているが，その機能はほとんど解明されていなかった．

われわれは，NDNFの内皮機能と血管病に対する作用を検討した．末梢動脈疾患モデルであるマウス下肢虚血モデルにおいて，NDNFの骨格筋での過剰発現は，下肢血流の回復を改善し，毛細血管密度を増加させた．培養血管内皮細胞においてNDNFはアポトーシスを抑制し，マトリゲル上での管腔構造形成能を促進した．その作用機序として，NDNFがAktシグナルを介して内皮型NO合成酵素（eNOS）を活性化し，内皮細胞機能を改善することが明らかとなっている．

NDNFの心臓病に対する作用についても検討した．骨格筋でのNDNFの過剰発現による血中NDNF濃度が増加した状態ではマウス心筋梗塞モデルにおいて左室収縮機能不全が改善し，心筋での毛細血管形成の促進とアポトーシスと肥大反応の抑制を伴っていた[7]．その作用機序には，NDNFによる心筋細胞におけるAktシグナルの活性化を介したアポトーシスの抑制作用と内皮細胞におけるAktシグナルの活性化を介した血管新生反応の促進作用が関与していた．以上より，NDNFは心血管系に対して保護作用を有するマイオカインであると示唆された．

NDNFの骨格筋機能に対する作用も解析した．坐骨神経切断による骨格筋萎縮モデルにおいて，NDNF欠損マウスでは対照マウスに比べて，骨格筋重量と骨格筋断面積は有意に低下していた[8]．同様にデキサメサゾン誘導性骨格筋萎縮モデルにおいても，NDNF欠損マウスは対照マウスに比べて，骨格筋重量と骨格筋断面積の低下を示した．一方，NDNFの骨格筋での過剰発現は，デキサメサゾン誘導性骨格筋萎縮モデルにおける骨格筋萎縮を改善し，骨格筋でのE3ユビキチンリガーゼであるAtrogin-1とMuRF-1の発現を抑制した．培養骨格筋細胞を用いた解析ではNDNFはデキサメサゾン誘導性の細胞萎縮を改善した．その作用機序には，NDNFによるAktシグナルの活性化やE3ユビキチンリガーゼであるAtrogin-1とMuRF-1の発現抑制が関与していた．したがって，NDNFは骨格筋萎縮に対して保護的に作用し，サルコペニア治療に対する標的分子になりうると考えられた（**図1**）．

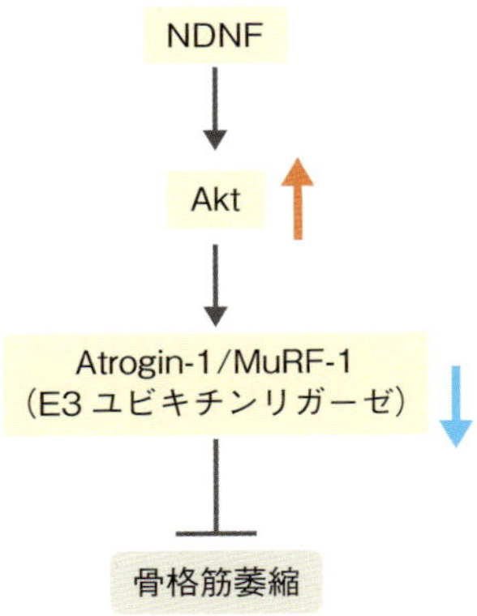

図1　NDNFによる骨格筋萎縮抑制作用
NDNFはAktシグナルの活性化を介してE3ユビキチンリガーゼであるAtrogin-1とMuRF-1の発現を抑制することにより骨格筋萎縮を改善する．

3 マイオネクチンの機能解析

マイオネクチンはアディポネクチンパラログであるC1q/Tnf-related protein（CTRP）ファミリーに属する分泌タンパク質である．アディポネクチンなどのCTRPファミリー分子のほとんどが脂肪組織に高発現を示すが，マイオネクチンは骨格筋に高発現を示すマイオカインであると考えられている．マイオネクチンは運動により発現が増加し，脂肪細胞や肝細胞における脂肪酸のとり込みを促進させることが報告されている[9]．われわれは，マウストレッドミル運動により，骨格筋組織におけるマイオネクチンの発現と血中マイオネクチン濃度が増加することを示した[10]．さらに，虚血性心疾患におけるマイオネクチンの役割を解析した．心筋虚血再灌流モデルにおいて，マイオネクチン欠損マウスは対照マウスと比較して，心筋虚血再灌流後の心筋梗塞サイズの増加を示し，虚血心筋でのアポトーシス反応と炎症性反応の悪化を伴っていた．一方，血中マイオネクチン濃度の増加を示す骨格筋特異的マイオネクチン過剰発現マウスは対照マウスと比較して，心筋虚血再灌流後の心筋梗塞サイズの縮小，虚血心筋でのアポトーシス反応と炎症性反応の低下を示した．したがって，マイオネクチンは心筋虚血再灌流障害に対して防御的に作用すると示唆された．また，トレッドミル運動は，対照マウスにおいて心筋虚血再灌流障害を改善するが，マイオネクチン欠損マウスにおいては心筋虚血再灌流障害をほとんど改善しないことより，運動による心保護作用にマイオネクチンが関与していると考えられた．

培養心筋細胞を用いた解析では，マイオネクチンは低酸素再酸素化刺激によって誘導される心筋細胞のアポトーシスを抑制した．また，心筋細胞において，マイオネクチンはsphingosine 1 phosphate（S1P）の分泌を促進し，分泌したS1Pが心筋細胞のcyclic AMP（cAMP）シグナルを刺激することによりAktを活性化させると考えられた．さらに，S1P/cAMP/Aktシグナルを阻害するとマイオネクチンによるアポトーシス抑制作用は解除された．したがって，マイオネクチンはS1P/cAMP/Aktシグナル経路を活性化することにより心筋細胞のアポトーシスを抑制すると考えられた．

さらに，培養マクロファージを用いた検討では，マイオネクチンはLPS誘導性の炎症性反応を抑制した．マクロファージにおける炎症性反応抑制作用にもマイオネクチンによるS1P/cAMP/Aktシグナルの活性化が関与していた．したがって，マイオネクチンはS1P/cAMP/Aktシグナル経路を活性化し，心筋細胞のアポトーシスとマクロファージの炎症性反応を抑制することで，心筋保護的に作用するマイオカインであると示唆された．

われわれは，マイオネクチンの骨格筋機能に対する影響についても解析した．若齢と高齢のマイオネクチン欠損マウスの骨格筋の表現型を評価した．若齢のマイオネクチン欠損マウスを若齢の対照マウスと比較しても，骨格筋重量，骨格筋断面積，筋力と運動能に有意な差は認めなかった．一方，高齢のマイオネクチン欠損マウスでは高齢の対照マウスと比較すると骨格筋重量と骨格筋断面積は低下しており，筋力と運動能も低下していた[11]．また，高齢の野生型マウスの骨格筋では若齢マウスの骨格筋と比べて，マイオネクチンの発現は著明に低下していた．さらに，老化促進および寿命短縮を示すSenescence-Accelerated Mouse Prone（SAMP）8マウスの骨格筋へのマイオネクチンの過剰発現により，加齢に伴う骨格筋重量と骨格筋断面積の低下が改善した．したがって，マイオネクチンは加齢に関連した骨格筋萎縮，筋力低下，運動能低下に対して負の制御因子として働くと考えられた．

マイオネクチンの骨格筋萎縮に対する防御機構のさらなる解析のために，マイオネクチン欠損マウスと対照マウスに対して坐骨神経切断による骨格筋萎縮モデルあるいはデキサメサゾン誘導性骨格筋萎縮モデルを作製した．これらの骨格筋萎縮モデルにおいて，マイオネクチン欠損マウスは対照マウスに比べて，骨格筋重量と骨格筋断面積の低下を示した．また，野生型マウスにおいて，萎縮骨格筋でのマイオネクチンは低下していた．一方，ゼラチンハイドロゲルを用いてのマイオネクチンの骨格筋への投与は野生型マウスでの坐骨神経切断による骨格筋萎縮を改善させた．

マイオネクチンの骨格筋保護機序の解明のため骨格筋におけるRNAシークエンス解析を行ったところ，AMP-activated protein kinase（AMPK）シグナル経路の関与が示唆された．マイオネクチン欠損マウスの萎縮骨格筋ではAMPKのリン酸化とその下流分子であるperoxisome proliferator-activated receptor gamma coactivator 1（PGC1）αの発現が低下していた．一方で，マイオネクチンの骨格筋への投与は萎縮骨格筋でのAMPKのリン酸化とPGC1αの発現を増加させた．また，マイオネクチン欠損マウスでは坐骨神経切断による萎縮骨格筋でのミトコンドリア機能障害が悪化していた．PGC1αはミトコンドリア機能の重要な調節因子であるので，マイオネクチン欠損によるAMPK/PGC1αシグナル活性の低下がミトコンドリア機能障害の悪化を引き起こし，骨格筋機能障害の悪化につながったと示唆される．

また，マイオネクチンの骨格筋萎縮抑制機序についても詳細に解析した．培養骨格筋細胞を用いた解析ではマイオネクチンはデキサメサゾン誘導性の細胞萎縮を改善した．そして，培養骨格筋細胞において，マイオネクチンは骨格筋肥大に関与することが報告されているPGC1αのアイソフォームであるPGC1α4の発現

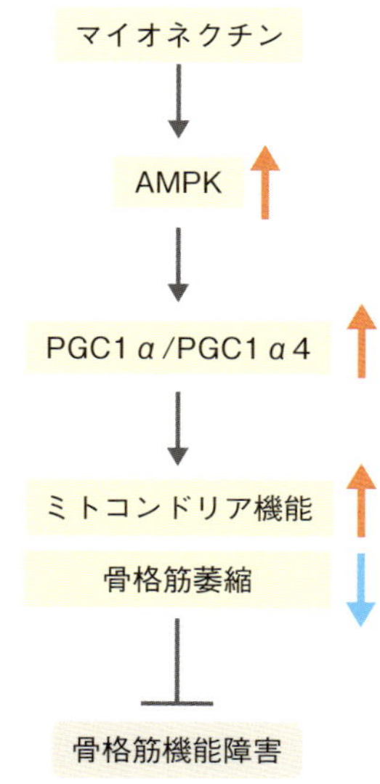

図2　マイオネクチンによる骨格筋機能に対する保護作用
マイオネクチンはAMPKシグナルを活性化し，PGC1αの発現増加を介してミトコンドリア機能を改善する，あるいは，PGC1α4の発現増加を介して骨格筋萎縮を改善することにより，骨格筋機能障害に保護的に作用する．

を増加させた．さらに，培養骨格筋細胞においてPGC1α4がAMPKαの下流に位置すること，マイオネクチンによるデキサメサゾン存在下での筋細胞萎縮改善効果にAMPKα/PGC1α4シグナルが関与することが示された．また，骨格筋特異的にAMPKαシグナルが不活性化したマウスにマイオネクチンを投与しても骨格筋萎縮抑制作用は認めなかった．よって，マイオネクチンはAMPKα/PGC1α4を介して骨格筋萎縮を抑制すると考えられた．したがって，マイオネクチンはAMPKシグナルを活性化し，PGC1αの発現増加を介してミトコンドリア機能を改善する，あるいは，PGC1α4の発現増加を介して骨格筋萎縮を改善することにより，骨格筋機能障害に防御的に作用するマイオカインであると考えられた（**図2**）．

以上を考え合わせると，運動により骨格筋でのマイオネクチンの発現や分泌が増加し，マイオネクチンは骨格筋自体だけでなく遠隔臓器である心臓に対しても保護的に作用すると考えられ，マイオネクチンは運動による臓器保護作用において重要なマイオカインとして働く可能性が示唆された．また，加齢などの骨格筋

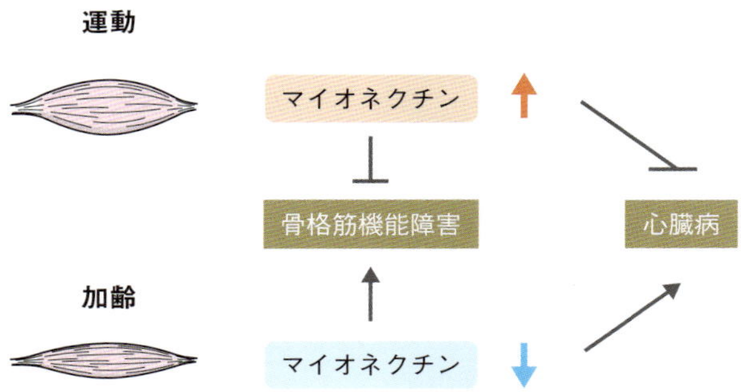

図3　マイオネクチンによる臓器保護作用
運動により骨格筋でのマイオネクチンの発現や分泌が増加し，骨格筋機能障害の改善のみならず心臓病の改善にもつながる．一方，加齢により骨格筋でのマイオネクチンの発現や分泌が低下した状態では，骨格筋機能障害と心臓病の進展につながる．

萎縮状態ではマイオネクチンの発現が低下することでサルコペニアが進展するのみならず心臓病の進展にもつながる可能性が示唆された（**図3**）．

おわりに

NDNFとマイオネクチンは骨格筋萎縮をはじめとする骨格筋機能障害に対して保護的に作用するマイオカインである．しかし，これらマイオカインの機能や作用機序については解明されていない点が多い．これらマイオカインの生理病態学的意義を詳細に明らかにすることは，サルコペニア／フレイルの病態解明や創薬開発へと発展する可能性があり，今後の研究成果が期待される．

文献

1）Pedersen BK & Febbraio MA：Nat Rev Endocrinol, 8：457-465, doi:10.1038/nrendo.2012.49（2012）
2）Ouchi N, et al：Circ J, 80：2073-2080, doi:10.1253/circj.CJ-16-0663（2016）
3）Pedersen BK, et al：J Muscle Res Cell Motil, 24：113-119, doi:10.1023/a:1026070911202（2003）
4）Boström P, et al：Nature, 481：463-468, doi:10.1038/nature10777（2012）
5）Matsumoto J, et al：Circulation, 138：2064-2066, doi:10.1161/CIRCULATIONAHA.118.035212（2018）
6）Ohashi K, et al：J Biol Chem, 289：14132-14144, doi:10.1074/jbc.M114.555789（2014）
7）Joki Y, et al：Circ Heart Fail, 8：342-351, doi:10.1161/CIRCHEARTFAILURE.114.001647（2015）
8）Ozaki Y, et al：Biochem Biophys Res Commun, 593：5-12, doi:10.1016/j.bbrc.2022.01.028（2022）
9）Seldin MM, et al：J Biol Chem, 287：11968-11980, doi:10.1074/jbc.M111.336834（2012）
10）Otaka N, et al：Circ Res, 123：1326-1338, doi:10.1161/CIRCRESAHA.118.313777（2018）
11）Ozaki Y, et al：Nat Commun, 14：4675, doi:10.1038/s41467-023-40435-2（2023）

＜筆頭著者プロフィール＞
大内乗有：1990年，大阪大学医学部医学科卒業．'94年から2003年，大阪大学医学部第2内科に所属．'01年，学位取得（大阪大学医学博士）．'03年から'10年，ボストン大学ワイタッカー心血管研究所に所属．'10年から名古屋大学大学院医学系研究科 分子循環器医学寄附講座に所属．研究については，マイオカインとアディポサイトカインを介した臓器間ネットワークの視点より，動脈硬化，虚血性心疾患を代表とする循環器疾患とサルコペニアなどの加齢関連疾患の病態解明と治療法の開発をめざしている．

Overview

全身性の代謝異常として捉えるサルコペニア

淺原弘嗣

骨格筋は体重の約40％を占める最大の臓器であり，単なる運動器としての機能だけでなく，さまざまな生理活性物質（マイオカイン）を分泌する内分泌器官としても注目されている．加齢に伴うサルコペニアの進行は，骨格筋量と筋力の低下をもたらすだけでなく，全身の代謝や他臓器の機能にも大きな影響を及ぼす．近年の研究により，骨格筋を中心とした臓器間ネットワークの実態が明らかになりつつある．

本章では，骨格筋と他臓器との相互作用について，最新の知見を概説する．まず**第5章-1**では，糖尿病・内分泌代謝の観点から，転写因子KLF15を中心とした骨格筋での代謝調節機構について解説する．KLF15は糖新生や分岐鎖アミノ酸代謝を制御する重要な因子であり，その機能異常はサルコペニアの進行と密接に関連している．

第5章-2では，肝臓との連関について，肝臓由来因子と骨格筋由来因子の相互作用，特に非アルコール性脂肪性肝疾患（NAFLD）との関連を述べる．骨格筋からのマイオカインが肝臓の脂質代謝に影響を与え，逆に肝臓からの因子が筋タンパク質代謝を調節するという双方向性の制御機構が存在する．

第5章-3では，肥満との関連について，脂肪組織から分泌されるアディポカインと骨格筋由来マイオカインとのクロストークに焦点を当てる．特に，炎症性サイトカインの役割と，それらによる筋タンパク質代謝への影響について詳述する．また，中枢神経系による骨格筋代謝調節についても，視床下部による自律神経系を介した制御機構を中心に解説する．

第5章-4では，運動機能の維持における骨格筋と腱の連関について，メカノバイオロジーの視点から考察を行う．腱は単なる力学的な連結組織ではなく，メカノ刺激を感知してダイナミックな生体機能応答を生み出す組織である．特に，メカノレセプターが腱の質的変化を及ぼし，骨格筋の機能に与える影響や，運動による腱の適応反応とその骨格筋への作用について最新の知見を紹介する．

最後に**第5章-5**では，がん悪液質におけるサルコペニア・フレイルの病態メカニズムについて，カヘキシアのマルチオミクス解析から得られた知見を含め，炎症性サイトカインを中心とした分子機構を解説する．特に，TNF-αやIL-6などの炎症性サイトカインによる筋タンパク質分解促進機構と，それに伴う全身性の代謝異常について詳述する．

これらの知見は，加齢に伴うサルコペニアの予防・治療戦略の開発に重要な示唆を与えるものである．本章を通じて，サルコペニアを単なる骨格筋の問題としてではなく，全身性の代謝異常として捉える視点を提供し，その予防・治療に向けた統合的アプローチの重要性を示したい．

1. 筋肉はなぜ減るのか
—糖尿病や不動化が引き起こす筋萎縮とKLF15経路の役割

小川 渉，平田 悠

サルコペニアは高齢化が進む社会の重要な医学課題であり，その予防薬・治療薬の開発のためには，筋量減少機構の理解が重要である．われわれは糖尿病や不動化による筋量減少機構について解析し，いずれの病態においてもKLF15を介したタンパク質異化が重要なプロセスであることを見出した．糖尿病では高血糖によるKLF15のユビキチン化抑制が，不動化ではCa^{2+}シグナル減弱によるKLF15の遺伝子発現増加が，KLF15経路の活性化にかかわることも明らかとした．これらの知見は筋量制御にかかわる新規な分子標的を提供することにより，サルコペニア予防薬や治療薬の開発につながる可能性がある．

はじめに

サルコペニアは，加齢による筋量減少と，それに伴う身体活動能力の低下を特徴とする病態であり，高齢化が進む社会の重要な医学的課題である．サルコペニアの発症には，加齢に伴うさまざまな生理変化が関与するが，特定の疾患が筋量を減少させ，サルコペニア発症に寄与することも知られている．その代表的な疾患が糖尿病である．また，どのような原因で筋量や筋力が減少しても，それによって引き起こされる身体活動の低下や不動化は，さらに筋量や筋力の減少を招くという悪循環を生じる．

われわれは，筋量増加薬や筋量減少予防薬の開発をめざし，筋量制御の分子機構の研究を行ってきた．本稿では，糖尿病や不動化による筋量減少のメカニズムについて，われわれの最近の成果を踏まえ概説する．

［略語］
CFP：cyan fluorescent protein
STZ：streptozotocin
YC3.60：Yellow Cameleon 3.60
YFP：yellow fluorescent protein

1 サルコペニアと糖尿病

1）インスリン作用の不足による筋量減少

糖尿病はサルコペニア発症促進要因の一つであり，加齢に伴う筋量減少や筋力低下を加速させる[1]．2型糖尿病をもつ65歳以上の個人のサルコペニア罹患率は20％を，1型糖尿病をもつ個人では40％を超えるとされ，糖尿病をもたない個人と比べ，それぞれ約1.7倍および3.5倍の罹患率に相当する[2]．

糖尿病によるサルコペニア促進にはさまざまな要因

Why does muscle mass decline?: The role of the klf15 pathway in muscle atrophy induced by diabetes and immobilization

Wataru Ogawa/Yu Hirata：Division of Diabetes and Endocrinology, Kobe University（神戸大学大学院医学研究科糖尿病・内分泌内科学）

が関与するが，主要なものはインスリン作用不足と考えられてきた．インスリンはタンパク質合成（同化）を促進し，分解（異化）を抑制する．また，インスリンは細胞増殖刺激作用も持つ．糖尿病におけるこれらのインスリン作用の障害は，筋量減少につながると考えられる．実際，骨格筋特異的にインスリン受容体やその下流のシグナル伝達分子を欠損したマウスは，それに伴い筋量が減少し，筋力も低下する[3)4)]．

一方，高血糖は糖尿病の根幹をなす病理現象であり，さまざまな糖尿病合併症の発症に寄与する．しかし，高血糖が筋量に及ぼす影響についての分子医学的検討はほとんど行われておらず，専門家の間でも高血糖が筋量に影響するという認識はなかった．一方，最近の疫学調査では，血糖コントロールの指標であるHbA1cとサルコペニア罹患率が相関することが報告され[5)]，これは，高血糖が筋量や筋力に影響を及ぼす可能性を示唆している．そこでわれわれは，高血糖が筋量減少に関与する可能性につき，分子医学的な検討を進めることとした．

2）KLF15を介したタンパク質異化亢進と筋量制御

膵β細胞に対する毒性物質streptozotocin（STZ）を用いたモデル（STZ糖尿病モデル）での検討を行った．STZマウスに投与すると，2週間以内に300 mg/dLを超える高血糖が生じ，STZ投与開始後3週間までに体重あたりのヒラメ筋や腸腰筋の重量が10～15％程度減少する[6)]．

KLF15は，肝臓において絶食時の代謝変化を制御する転写因子である．絶食時には，肝臓でKLF15の発現が増加し，タンパク質やアミノ酸の異化関連遺伝子や脂肪酸酸化およびケトン体産生関連遺伝子の発現を誘導する[7)]．タンパク質異化は糖新生基質の供給に寄与し，脂肪酸やケトン体が絶食時の主要なエネルギー源であることから，これらの遺伝子群の誘導は絶食に対する適応反応といえる．

KLF15がタンパク質異化制御に関わることから，筋萎縮時のタンパク質異化におけるKLF15の役割に注目した．STZ糖尿病モデルの骨格筋では，KLF15のmRNA量に変化はなかったが，タンパク質発現は約4倍に増加していた[6)]．さらに，骨格筋特異的KLF15欠損マウスでは，STZ糖尿病による筋量減少が抑制されたことから[6)]，KLF15を介したタンパク質異化は，糖尿病性筋萎縮の重要な病理プロセスと考えられる．

3）高血糖によるKLF15の誘導と上流の制御因子WWP1

STZ糖尿病では，インスリン作用も不足している．しかし，C2C12培養筋細胞を高濃度のグルコースで培養すると，KLF15のmRNA量に変化はみられなかったが，タンパク質発現の増加が観察された．一方，インスリンはKLF15の発現に影響を及ぼさなかったことから[6)]，高血糖がKLF15の発現誘導因子と考えられた．

C2C12培養筋細胞ではKLF15は定常状態で高度にユビキチン化されており，高濃度グルコース処理によりユビキチン化が減弱した[6)]．KLF15のユビキチン化に関与するE3ユビキチンリガーゼを探索した結果，WWP1が同定された．STZ糖尿病モデルの骨格筋および高濃度グルコースで処理したC2C12細胞では，WWP1発現が減少し，siRNAによるWWP1発現抑制はKLF15およびその下流のタンパク質異化関連遺伝子の発現を増強した[6)]．さらに，アデノ随伴ウイルスを用いてマウス骨格筋におけるWWP1の発現を抑制すると，筋線維の萎縮が生じたが，KLF15欠損マウスでは萎縮が抑制された[6)]．このことから，WWP1の発現減少はKLF15を介して筋萎縮を引き起こすと考えられた（**図1**）．

Akitaマウスはβ細胞機能不全により高血糖を呈する糖尿病モデルであり，生後6週までに筋重量が対照マウスに比べ約10％減少する[6)]．Akitaマウスの骨格筋においても，WWP1の発現低下およびKLF15の発現増加が認められた．また，SGLT2阻害薬は，尿細管のグルコース再吸収の抑制により，インスリン作用と独立して血糖を低下させる薬剤である．SGLT2阻害薬の投与により血糖値を低下させると，インスリン値には影響を与えずにWWP1の発現低下およびKLF15の発現増加が抑制され，筋萎縮も抑制された[6)]．この結果は，高血糖がインスリン作用と独立して筋萎縮の原因となることを示している（**図2**）．

従来，糖尿病による筋量減少は，インスリン作用不足に伴うタンパク質合成障害が主因と考えられてきた．しかし，本研究で高血糖がKLF15を介してタンパク質異化を活性化し，筋量減少につながることが明らかとなった．この結果は，適切な血糖コントロールが，糖尿病合併症の予防に加え，サルコペニア進行抑制にも

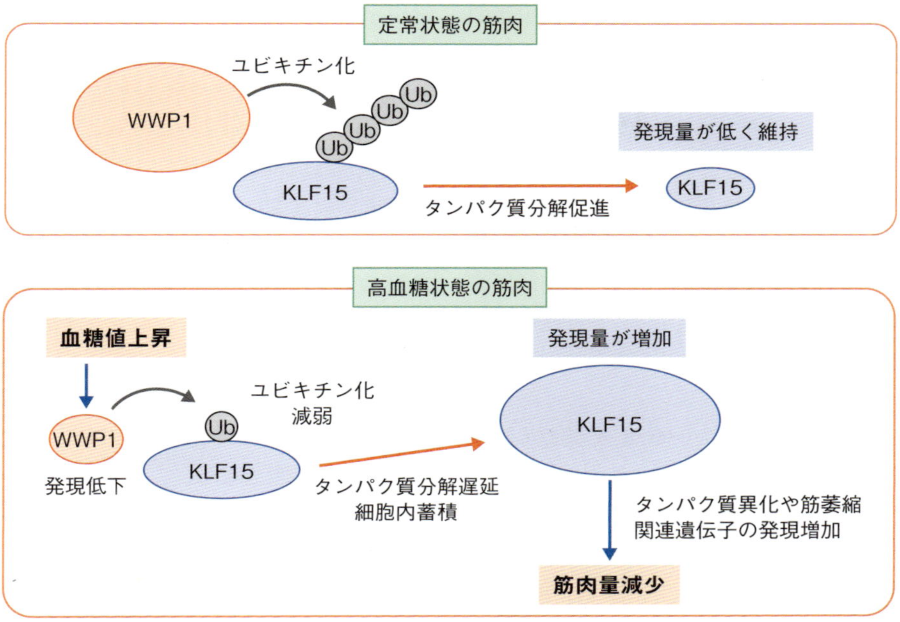

図1　WWP1/KLF15を介した糖尿病性筋萎縮のメカニズム
定常状態ではKLF15はWWP1によって高度にユビキチン化され，そのタンパク質レベルは低く維持されている．糖尿病状態ではWWP1の発現低下によりKLF15のユビキチン化が減弱して細胞内蓄積が生じ，タンパク質異化関連遺伝子の発現増加を通じて筋萎縮が生じる．

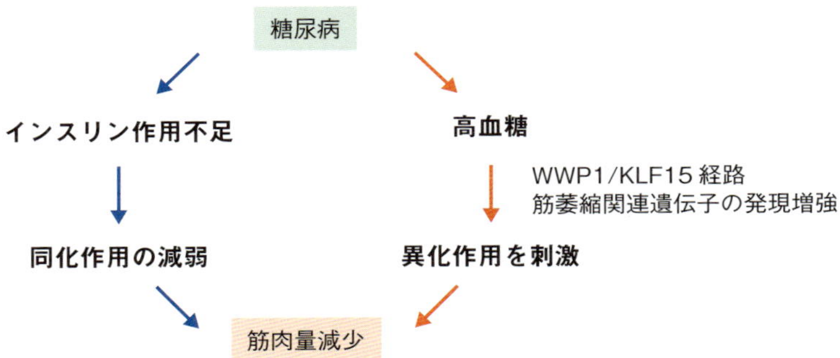

図2　糖尿病による筋萎縮のメカニズム
糖尿病ではインスリン作用の不足による同化作用の減弱に加え，高血糖が異化作用を刺激することによっても筋萎縮が促進される．

寄与する可能性があることを示している．

2 不動化による筋萎縮のメカニズム

1）不動化と筋量減少の悪循環

運動は主要な筋量増加刺激であり，身体活動低下や不動化は筋量減少を引き起こす．そのため，どのような誘因でサルコペニアが発症した場合でも，サルコペニアに伴う身体活動の低下がさらなる筋量減少を引き起こし，悪循環が生じる．また，高齢者が入院や手術により一定期間安静を強いられることで，身体活動能力が急速に低下し，サルコペニアやフレイル状態に進展する例も経験される．このような点を踏まえると，不動化による筋減少メカニズムのなかにも，サルコペニアの予防・治療薬の開発に資する重要な標的が存在すると考えられる．

活動低下や不動化による筋量減少機構の研究では，「運動による筋量増加シグナルの欠如」という観点が重視されてきた．しかし，運動による筋量増加が週単位で生じるのに対し，床上安静などの不動化では数日単位で急速な筋量減少がみられる．この時間経過の差を踏まえると，不動化による筋量減少には「筋量増加シグナルの欠如」だけではなく，積極的に筋量減少を促進する何らかの病理プロセスが作用していると考えられる．

2）不動化性筋萎縮におけるKLF15/IL-6経路の関与

そこで，われわれは不動化による筋量減少のメカニズムの検討を行った．ギプス固定や運動神経切除によってマウスの後脚を強制的に不動化した場合，不動化した脚の筋重量は数日以内に10～15％程度減少する．この際，骨格筋においてKLF15の遺伝子発現の増加とWWP1の遺伝子発現低下が観察された[8)]．さらに，骨格筋特異的KLF15欠損マウスでは，ギプス固定や神経切除による筋萎縮が抑制されたことから[8)]，KLF15を介したタンパク質異化は不動化性筋萎縮においても重要な病理プロセスと考えられる．

KLF15の下流で機能する因子を探索した結果，不動化によって発現が増加し，KLF15欠損によりその発現増加が抑制される液性因子として，IL-6を同定した[8)]．不動化では骨格筋でのIL-6発現が増加するとともに，IL-6の下流として知られるSTAT3のリン酸化が亢進しており，IL-6中和抗体を投与するとSTAT3のリン酸化が抑制され，筋萎縮も抑制された[8)]．これらの結果から，KLF15依存的に骨格筋で誘導されるIL-6は，骨格筋にオートクライン的に作用して筋萎縮を促進すると考えられる．

3）KLF15の上流制御因子としての Ca^{2+} シグナル

糖尿病の場合と異なり，不動化ではKLF15の遺伝子レベルでの発現増強が重要と考えられたため，KLF15遺伝子の誘導機構を解析した．C2C12培養筋細胞を用い，AMPKシグナル，βアドレナリン受容体シグナル，Ca^{2+} シグナル，各種サイトカインシグナル，メカノシグナルなど，運動や不動化で変化すると考えられるシグナルを刺激，あるいは抑制するさまざまな薬剤の効果を検討した．その結果，CaMKK阻害剤STO-609が，KLF15やIL-6遺伝子を含むタンパク質異化にかかわる遺伝子群の発現を増強させることを見出した[8)]．また，STO-609をマウスに投与した場合も，骨格筋のKLF15やIL-6遺伝子の発現が増加することを確認した[8)]．

筋収縮は，Ca^{2+} 濃度上昇によりアクチン・ミオシンの重合が促進されることで起こるため，筋収縮が抑制されている不動化で Ca^{2+} シグナルが減弱するのは一見当然のように思える．しかし，CaMKK阻害剤実験では，非刺激状態のC2C12細胞や安静状態のマウスを用いており，これは刺激による Ca^{2+} 濃度上昇を抑制したものではない．これを踏まえると，非刺激状態，すなわち基底状態の Ca^{2+} 濃度低下がKLF15発現を誘導する可能性が示唆された．

4）FRETによる高感度 Ca^{2+} バイオイメージング

そこで，骨格筋細胞の基底状態における Ca^{2+} レベルを検討するため，高感度な Ca^{2+} バイオイメージング技術を開発した（**図3**）．Yellow Cameleon 3.60（YC3.60）は，yellow fluorescent protein（YFP）とcyan fluorescent protein（CFP）の両者の間にcalmodulinおよびmyosin light chain kinaseのM13ペプチドを挿入してタンデムに連結した合成タンパク質である[9)]．Ca^{2+} が存在すると，YFPとCFPが近接し，蛍光共鳴エネルギー転移（FRET）が生じる．このYC3.60をmyosin light chainプロモーター下で筋線維特異的に発現させることで，Ca^{2+} レベルを骨格筋でモニタリング可能なマウスを作製した[8)]．

このマウスに麻酔を施し，筋を完全に弛緩させた状態で2光子顕微鏡を用いてFRETを測定したところ，24時間脚をギプス固定したマウスでは，対照マウスと比較してFRETが有意に減弱することが明らかとなった[8)]．

5）細胞外 Ca^{2+} 流入と基底状態 Ca^{2+} 濃度の制御

次に骨格筋の基底状態の Ca^{2+} 濃度の制御機構を検討した．基底状態の Ca^{2+} レベル低下がKLF15の発現増加を促すという仮説に基づき，Ca^{2+} シグナルを変化させる種々の薬剤の効果を検討した．その結果，小胞体からの Ca^{2+} 放出を抑制するdantroleneや細胞外 Ca^{2+} をキレートするEDTAにはKLF15の発現増加作用は認めらず，細胞外 Ca^{2+} をキレートするEGTAや広範な細胞膜 Ca^{2+} チャネルを阻害する薬剤は，KLF15発現を増加させた[8)]．これらの結果から，細胞外からの

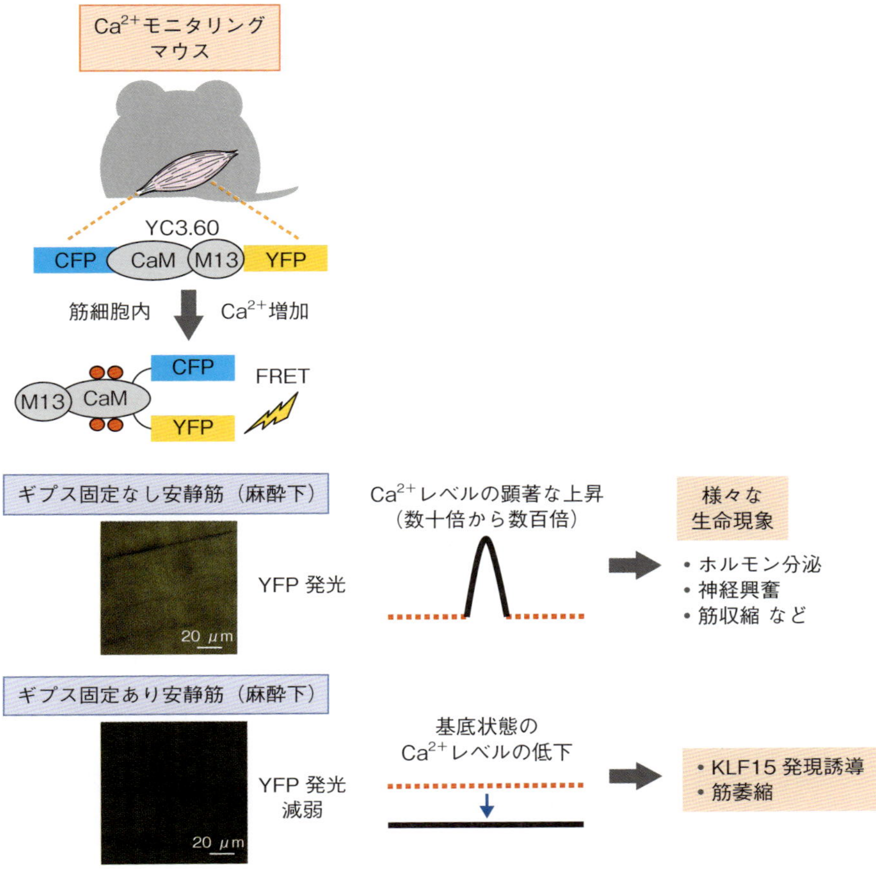

図3　基底状態のCa^{2+}レベルの低下が筋萎縮を促す
骨格筋でYC3.60を発現するマウスはCa^{2+}依存性にFRETを生じる．このマウスを用いて不動化により基底状態のCa^{2+}レベルが低下することが明らかとなった．一般的なCa^{2+}依存性の生命現象とは異なり，Ca^{2+}レベルの顕著な増加ではなく，基底状態のCa^{2+}レベルの低下が筋萎縮シグナルの発動にかかわることが明らかとなった．

Ca^{2+}流入が基底状態のCa^{2+}レベルを決定する要因であると考えられた．

さらに，マウス骨格筋の網羅的遺伝子発現解析を行ったところ，膜イオンチャネルであるPiezo1※1の発現が不動化により減少することを見出した[8]．Piezo1の発現低下は，骨折により肢をギプス固定した患者の骨格筋生検試料でも確認された．初代培養筋細胞をPiezo1閉鎖薬（GsMtx-4）で処理すると，定常状態のCa^{2+}濃度が低下し，萎縮関連遺伝子の発現が増強した[8]．また，Piezo1開口薬（Yoda1）をCa^{2+}モニタリングマウスの骨格筋に筋注すると，FRETが増強し，萎縮関連遺伝子の発現が抑制された．これらの結果は，Piezo1が基底状態のCa^{2+}レベルと萎縮関連遺伝子の発現を制御することを示している．

※1　Piezo1
機械刺激を感知する細胞膜イオンチャネル．アイソフォームであるPiezo2は皮膚メルケル細胞に発現し触覚感知を司る．この発見により，Piezo1，2を同定したPatapoutian博士は2021年度のノーベル医学生理学賞を受賞している．

3 Piezo1の役割と筋萎縮のメカニズム

この仮説をさらに検証するため，タモキシフェン誘導性に筋線維でPiezo1を欠損させるマウスを作成した．このマウスでは約2週間のPiezo1欠損によりKLF15やIL-6の発現が増強し，筋量が減少した[8]．さらに，Ca^{2+}

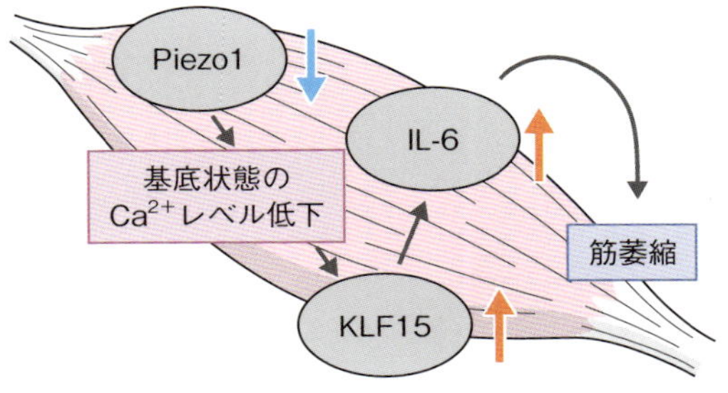

図4　Piezo1/KLF15/IL-6経路による筋萎縮
不動化ではPiezo1の発現低下がより基底状態のCa^{2+}レベルを低下させ，KLF15の発現を誘導する．KLF15はIL-6を介してタンパク質異化を活性化し，筋萎縮を促す．

モニタリングマウスを用いた検討により，Piezo1欠損が筋線維のCa^{2+}レベルを低下させることも確認された[8]．また，Piezo1欠損による筋量減少は，不動化による筋量減少と同様に，IL-6中和抗体で抑制された[8]．これらの結果は，不動化によりPiezo1の発現が低下し，基底状態のCa^{2+}レベルが低下，それに伴いKLF15-IL-6経路が活性化して筋萎縮を引き起こすというメカニズムを示している（**図4**）．

Piezo1機能と細胞内Ca^{2+}シグナルに関する新たな視点

本研究は，筋の生理やPiezo1機能に関する新たな視点を提供している．Piezo1は，機械刺激を感知する細胞膜イオンチャネルとして同定された分子であり，細胞膜への圧力を感知すると，プロペラ様構造をもつホモ3量体が回転し，チャネルポアを開いてイオンを通過させる[10]．しかし，非刺激状態の細胞にPiezo1阻害薬を投与した際に萎縮関連遺伝子の発現が増加するという事実や，麻酔下で筋が完全に弛緩した状態でもPiezo1欠損によりCa^{2+}レベルが低下したという事実は，非刺激状態でもPiezo1が一定程度開口しており，その開口が基底状態のCa^{2+}レベルを決定していることを示す．

一般に，Ca^{2+}シグナルが関与する生命現象は，筋収縮や神経興奮のように細胞内Ca^{2+}濃度が基底状態の数十倍から数百倍に増加することで生じる．一方で，基底状態のCa^{2+}レベルが低下することで発動する生命現象は，これまでほとんど報告がない（**図3**）．本研究の成果を踏まえ，「基底状態のCa^{2+}レベルの変化で発動する生命現象」や「基底状態のCa^{2+}レベルの決定要因」という視点を導入することで，Ca^{2+}シグナルにかかわる新たな現象の発見に繋がる可能性がある．

おわりに

われわれの研究成果は，筋肉が不動を感知するとタンパク質異化のスイッチが入り，筋萎縮が生じることを示している．肝臓と同様に，骨格筋では絶食や飢餓がKLF15の発現を増加させるが，これは絶食時にタンパク質異化で生じるアミノ酸を糖新生基質として肝臓に供給するためと考えられる．実際，骨格筋特異的KLF15欠損マウスは長時間絶食により，低血糖を示す．野生動物においては，「動かないこと」と「食物を取れないこと」が同義であることを踏まえると，不動化により積極的に骨格筋が異化するのは，予期される絶食（食物の供給不足）への対応なのかもしれない．

疫学調査により，運動習慣の不足とは独立して，座位時間※2の延長，つまり「動かない時間が長いこと」がさまざまな健康リスクと関連することが示されている[11]．「動かない時間を短くすること」はサルコペニア予防においても，有効である可能性がある．

本稿ではわれわれの研究成果を踏まえ，糖尿病や不動化による筋量減少機構について解説した．今後，この経路に作用する薬剤を同定し，筋萎縮を抑制する治療薬の開発につなげたいと考えている．

文献

1）Park SW, et al：Diabetes Care, 30：1507-1512, doi:10.2337/dc06-2537（2007）
2）Mori H, et al：J Diabetes Investig, 12：1050-1059, doi:10.1111/jdi.13436（2021）
3）O'Neill BT, et al：Cell Rep, 11：1220-1235, doi:10.1016/j.celrep.2015.04.037（2015）
4）Kuramoto N, et al：Sci Rep, 11：3447, doi:10.1038/s41598-021-83098-z（2021）
5）Sugimoto K, et al：J Diabetes Investig, 10：1471-1479, doi:10.1111/jdi.13070（2019）

※2　座位時間
座ったままの状態で過ごす時間であり，座位，半臥位，臥位でのエネルギー消費1.5メッツ以下のすべての覚醒行動と定義される．座位時間は，運動習慣の欠如とは独立してさまざまな健康リスクと関連することが注目されている．

6） Hirata Y, et al：JCI Insight, 4：e124952, doi:10.1172/jci.insight.124952（2019）
7） Takashima M, et al：Diabetes, 59：1608-1615, doi:10.2337/db09-1679（2010）
8） Hirata Y, et al：J Clin Invest, 132：1-13, doi:10.1172/JCI154611（2022）
9） Nagai T, et al：Proc Natl Acad Sci U S A, 101：10554-10559, doi:10.1073/pnas.0400417101（2004）
10） Murthy SE, et al：Nat Rev Mol Cell Biol, 18：771-783, doi:10.1038/nrm.2017.92（2017）
11） Edwardson CL, et al：PLoS One, 7：e34916, doi:10.1371/journal.pone.0034916（2012）

<筆頭著者プロフィール>
小川　渉：1984年神戸大学医学部卒業．内科研修の後，神戸大学医学部大学院，スタンフォード大学分子薬理学博士研究員などを経て，2009年神戸大学第二内科助手．以後，一貫して神戸大学で糖尿病・代謝疾患を中心とした診療活動，研究活動を行い，'14年より神戸大学大学院医学研究科糖尿病・内分泌内科学教授．糖尿病がサルコペニアの促進要因であることから，近年，筋量制御機構に興味をもち，筋量制御に関する研究を行っている．

2. 肝臓と骨格筋連関 —慢性肝疾患治療の新たな視点

由雄祥代

慢性肝疾患患者は，高齢化や低栄養，アミノ酸インバランス，高アンモニア血症，性腺機能低下，身体活動量低下などによりサルコペニアのリスクが高い．サルコペニアは肝発がんや予後に影響し，慢性肝炎患者の約30％，肝硬変患者の約40％に認められる．運動療法はサルコペニアやフレイルの改善だけでなく，予後改善効果も報告されており，有酸素運動とレジスタンス運動の併用は肝機能を悪化させることなく，運動能力や合併症抑制に有効である．今後は，運動療法が肝疾患患者に及ぼす効果の詳細な機序の解明が求められている．

はじめに

慢性肝疾患患者は，慢性炎症と代謝変動を病態基盤とし，高頻度にサルコペニア・フレイルを合併している．サルコペニア・フレイルは，予後および健康寿命に負の影響を与えると考えられており，予防・治療法の開発が望まれている．本稿では，肝疾患患者におけるサルコペニア・フレイルの実態，筋肉–肝臓，代謝，免疫連関に着目した知見について論述する．また，肝疾患患者における運動・栄養療法の重要性を紹介する．

［略語］
BCAA：branched-Chain Amino Acids（分岐鎖アミノ酸）
BDNF：brain-derived neurotrophic factor（脳由来神経栄養因子）
MASH：metabolic associated steatohepatitis（代謝性関連脂肪性肝炎）

1 肝疾患患者におけるサルコペニア

肝疾患関連のサルコペニアは，肝疾患患者において筋肉量の減少と筋力低下をきたした状態と定義する．慢性肝疾患患者は，高齢化しているだけでなく低栄養状態やアミノ酸インバランス，高アンモニア血症，性腺機能低下，身体活動量の低下などさまざまな病態を高頻度に合併することから，サルコペニアのハイリスクグループである[1]（**図1**）．われわれは肝硬変患者では，あらゆる免疫細胞の数・機能ともに低下が生じていることを報告してきたが，そのなかでサルコペニア制御が免疫に与える影響を検討している．サルコペニアは本邦の慢性肝炎患者の約30％，肝硬変患者の約40％に認められる[2]．サルコペニアは肝発がん，治療成績，予後にもかかわる重要な病態である[3][4]．日本肝臓学会では肝疾患患者におけるサルコペニア判定基準を提唱し，運動・栄養療法による介入が可能となっている（**図2**）[5]．しかしBIA（bioelectrical impedance analysis）法を用いたサルコペニア診断はクリニック

The crosstalk between liver and skeletal muscle: A new perspective in chronic liver disease treatment
Sachiyo Yoshio：Department of Human Immunology and Translational Research, National Center for Global Health and Medicine（国立国際医療研究センター研究所免疫病態研究部）

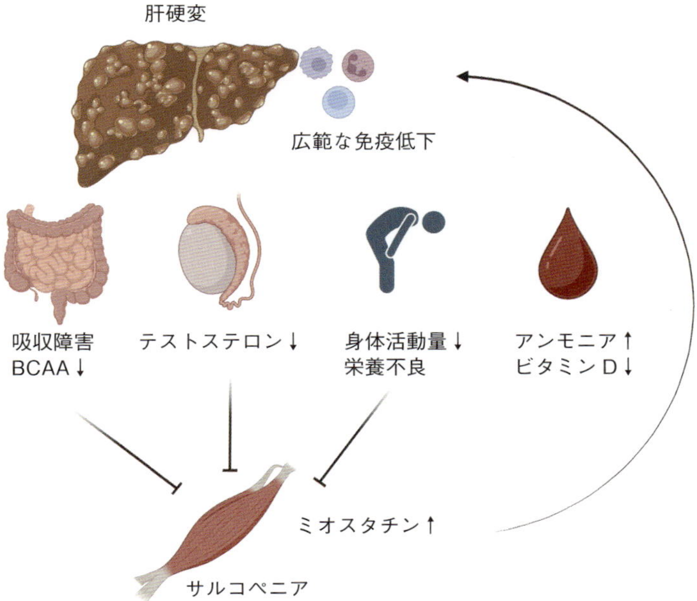

図1　肝疾患患者におけるサルコペニア発症機序
肝硬変患者では，栄養障害，男性ホルモンの低下，活動量低下，高アンモニア血症，ビタミンDの低下などにより骨格筋量減少と筋力低下，つまりサルコペニアを合併しやすい．（BioRenderにより作図）

	JSH
CT	男性：42 cm^2/m^2
	女性：38 cm^2/m^2
BIA	男性：7.0 kg/m^2
	女性：5.7 kg/m^2
握力	男性：＜28 kg
	女性：＜18 kg

BIA：生体電気インピーダンス法

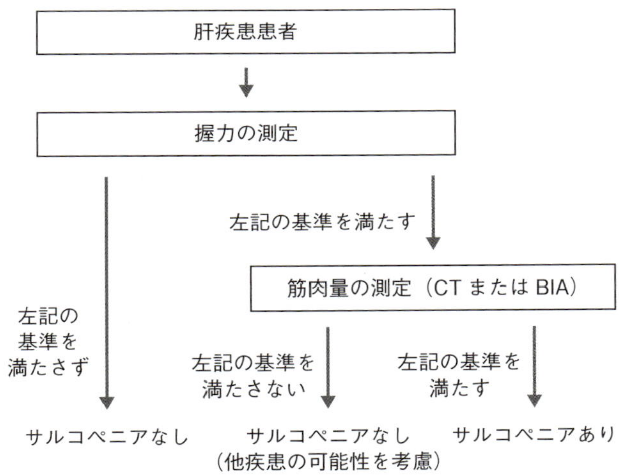

左上記のカットオフ値は，今後の検討により変更がありうる．

図2　日本肝臓学会サルコペニア判定基準（第2版）
肝疾患関連のサルコペニアは，肝疾患患者において筋肉量の減少と筋力低下をきたした状態と定義する．CT面積は第三腰椎（L3）レベルの筋肉量を原則として採用する．今回のデータは筋肉量計測ソフトを用いて導かれたデータを採用した．筋肉量計測ソフトをもたない施設においては簡易法としてL3レベルでの腸腰筋の長軸×短軸の左右合計（カットオフ値：男性6.0 cm^2/m^2，女性3.4 cm^2/m^2）やmanual trace法によるPsoas muscle index（カットオフ値：男性6.36 cm^2/m^2，女性3.92 cm^2/m^2）を用いてもよい．（文献5より引用；https://www.jsh.or.jp/medical/guidelines/jsh_guidlines/sarcopenia.html）

では困難であることも多く，運動・栄養療法による介入が必要な患者をより簡便に判別できるサルコペニア予測バイオマーカーの構築が望まれている．

1）MASLD※1におけるサルコペニア

慢性肝疾患患者における筋内脂肪沈着（myosteatosis），サルコペニック肥満（サルコペニアと肥満が併発した状態）の有病率はそれぞれ50％，20～40％とされ，これらも予後不良因子である[6]．MASLD病態進展とサルコペニアとの関連についてのメタアナリシス解析の結果，サルコペニアはMASLD患者において病態促進リスク因子であり，死亡率増加関連因子であることが報告された[7]．このことからMASLD患者においてもサルコペニアの早期スクリーニングと介入が重要である．

2）Alcohol-associated Liver Disease（ALD：アルコール関連肝疾患）におけるサルコペニア

アルコールの大量摂取はサルコペニアやフレイルのリスク増加をもたらす．その機序は，代謝・炎症・ミトコンドリア障害・オートファジーなどさまざまな要因が推定されている．

2 肝疾患患者におけるマイオカイン

骨格筋が分泌・放出するタンパク質はマイオカインとよばれ，筋肉の成長や修復のみならず，免疫・炎症・脂質代謝・認知機能などに重要な働きをもつ．Myostatin，BDNF，Decorin，IL-15，Irisin，MCP-1，FGF-2，CTSB，Angptl4などがマイオカインとして報告されている．

1）ミオスタチン（Myostatin, GDF-8）

ミオスタチンは骨格筋のみから産生される，TGF-βファミリーに属するタンパク質である．骨格筋の成長を抑止する作用をもつ．ミオスタチンは骨格筋内に活性酸素種（ROS）を産生しポジティブフィードバックにより骨格筋からのミオスタチン産生を促進する．肝硬変患者における高ミオスタチン血症が生命予後不良因子であることが報告され注目された[8]．血清ミオスタチン値は肝線維化ステージと正相関し，肝がん切除後の独立した全生存率予測因子であり，運動療法が血清ミオスタチン値を有意に低下させた[8]．ミオスタチンは肝星細胞および肝線維芽細胞に作用し，肝線維化促進に働く[9]．

2）BDNF（brain-derived neurotrophic factor）

BDNFは骨格筋および免疫細胞から産生される．主な産生細胞は神経系細胞である．BDNFは肝機能，栄養状態，リンパ球数（特にT細胞数）と相関する．肝硬変患者では健康成人と比較して血清BDNF値が低値であり，生体肝移植患者における術前血清BDNF低値は，術後敗血症発症関連因子であった[10]．

3）デコリン（Decorin）

骨格筋の構造維持，修復，機能向上に重要な役割を担っており，デコリンは筋組織の修復を促進する．主な産生細胞は線維芽細胞であり，細胞外マトリクス形成の過程で分泌される．肝細胞がん患者において，血清デコリン高値群では，6分間歩行距離が有意に高く，独立した予後良好寄与因子である[11]．

4）IL-15

骨格筋の他，免疫細胞・肝細胞・脂肪細胞からも産生される．骨格筋特異的にIL-15を過剰発現させたトランスジェニックマウスにおいては，耐糖能の改善や筋肉の質が向上する．IL-15受容体ノックアウトマウスでは，肝線維化が抑制される[12]．Metabolic Associated Steatohepatitis（MASH）マウスモデルでの検討により，運動によって筋肉から放出されるマイオカインIL-15が肝臓の脂肪化減少，骨髄由来マクロファージ※2の浸潤抑制に働くことで肝線維化進展抑止に貢献していることが明らかになった[13]．

3 肝疾患における運動・栄養療法

1）筋－肝－代謝－免疫連関

急性肝不全のマウスモデルにおいて，自発的な距離

> **※1　MASLD**
>
> metabolic dysfunction-associated steatotic liver disease，代謝機能障害関連脂肪性肝疾患．2024年NAFLD（Non-alcoholic fatty liver disease：非アルコール性脂肪性肝疾患）の新しい名称として発表された．MASLDの診断基準は，肝臓に脂肪が蓄積していることを前提に，以下のいずれか1つの条件を満たすことである．①肥満（アジア人ではBMIが23 kg/m^{2}以上），②2型糖尿病，③以下の代謝異常が2項目以上（腹囲の増加，高血圧，脂質異常症，耐糖能異常）．

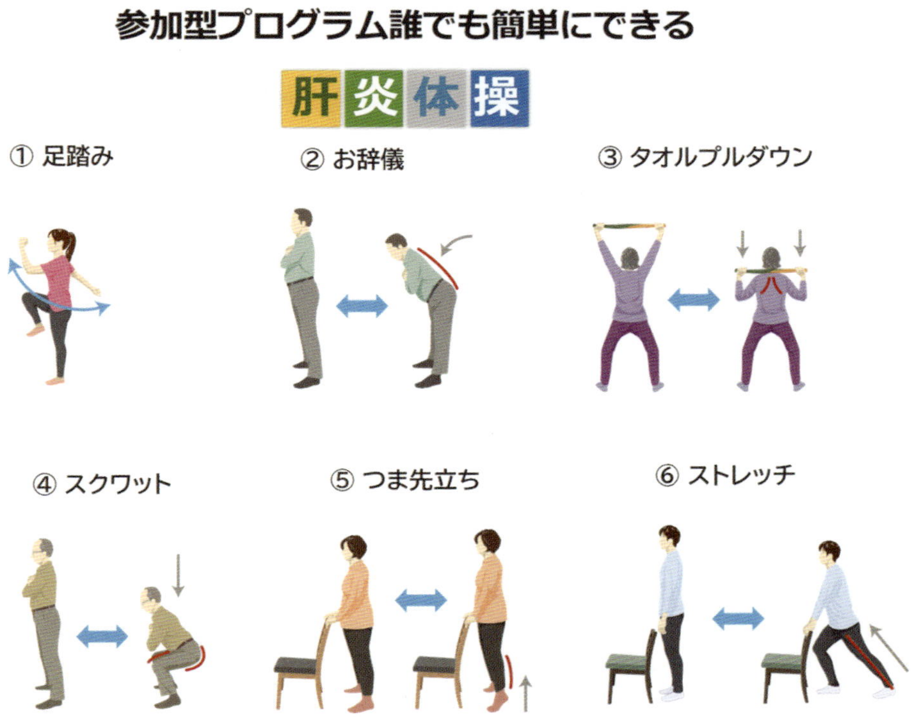

図3　肝炎体操
「肝炎体操」は久留米大学医学部医学科内科学講座 川口巧教授，久留米大学医学部医学科整形外科学講座 橋田竜騎講師によって開発された運動プログラムである．広い場所を必要としないその場でできる運動で，背中，太もも，ふくらはぎを鍛える効果がある．(https://www.kanen.ncgm.go.jp/gymnastics/gymnastics/kanen.taisou.html)（イラストは文献23より転載）

ランニングは肝臓内における炎症性TNF-αシグナル低下を開始させ，肝障害を抑制する[14]．肝虚血再灌流傷害マウスモデルにおいて，術前のトレッドミル運動が肝臓における好中球の動員および細胞外トラップの形成を抑制し，肝組織の損傷と，マウスの大腸腺がんの肝転移を減少させる[15]．MASHマウスモデルにおいて，トレッドミル運動は肝臓の脂肪化減少，免疫細胞から放出される炎症性サイトカインの発現減少，骨髄由来マクロファージの浸潤抑制をもたらし，線維化の進行を抑制する[13]．これらの報告は，運動が肝病態改善をもたらすメカニズムの一部を明らかにしたものである．

2）運動療法のエビデンス

肝疾患患者では身体活動量が低下している場合が多く，身体活動量の低下に伴い発がん率は上昇することが知られている[16]．また，肝疾患患者は高頻度に低栄養状態を合併する．慢性肝疾患患者における血中BCAA（branched-Chain Amino Acids）※3濃度は骨格筋量と正比例することがわかっており，適切なタイ

※2　骨髄由来マクロファージ

肝臓に局在するマクロファージは主にクッパー細胞と骨髄由来マクロファージに大別される．クッパー細胞は肝臓に常在するレジデントマクロファージで，異物除去や免疫恒常性の維持を担う．一方，骨髄由来マクロファージは炎症や損傷時に血流中の単球が肝臓へ浸潤し，骨髄由来マクロファージとなり主に炎症や線維化の促進に寄与する．

※3　BCAA

branched-Chain Amino Acids．必須アミノ酸であるロイシン，イソロイシン，バリンのことを指す．肝硬変患者において血中BCAA濃度が低下することが知られており，BCAA製剤の投与は肝性脳症の症状改善や低アルブミン血症の改善効果があり，非代償性肝硬変患者に対する保険適用がある．

ミングでBCAA製剤内服を併用することが望ましい[17]．肝がん患者における運動・栄養療法は骨格筋量増加・フレイル抑制・予後改善をもたらす[18)〜20]．立位・座位での運動が不可能である生体肝移植待機患者への大腿筋電気刺激が筋力維持をもたらす[21]．肝硬変患者における運動療法の安全性と有効性についてのメタ解析では，運動療法は肝硬変患者の肝機能を悪化させることなく，運動能力（6分間歩行距離）を有意に改善し，有酸素運動とレジスタンス運動の併用療法は肝硬変患者における重篤な合併症の発症を有意に抑制することが明らかとなった[22]．AMED（国立研究開発法人日本医療研究開発機構）肝炎等克服実用化研究事業において，われわれの研究班では肝疾患患者でも可能な肝炎体操を提唱している（**図3**）．健康成人における1回の肝炎体操でマイオカインの1つであるフラクタルカインが上昇することを報告した[23]．また，MASLD患者に肝炎体操を施行してもらうことで，肝線維化改善効果を認めた[24]．このように肝疾患患者における運動療法の臨床的エビデンスが積み重なってきており，保険適用が望まれる．

おわりに

肝疾患患者における運動・栄養療法の重要性は臨床上明らかになっているが，そのメカニズムについては不明な点が多い．運動・栄養療法がサルコペニア・フレイル改善につながるメカニズムを解明することは，予防策・治療法の開発につながり，肝疾患患者予後改善に貢献するため大いに意義がある．本稿が読者諸兄姉によるクリニカルクエスチョンに基づいた素晴らしい基礎研究を生み出す一助となれば幸いである．

文献

1）Mino M, et al：J Gastroenterol, 59：483-493, doi:10.1007/s00535-024-02092-0（2024）
2）Nishikawa H, et al：Hepatol Res, 46：951-963, doi:10.1111/hepr.12774（2016）
3）Oura K, et al：Cancers (Basel), 15：3243, doi:10.3390/cancers15123243（2023）
4）Tantai X, et al：J Hepatol, 76：588-599, doi:10.1016/j.jhep.2021.11.006（2022）
5）「肝硬変診療ガイドライン2020」日本消化器病学会・日本肝臓学会（2020）
6）Reichelt S, et al：Liver Int, 44：1483-1512, doi:10.1111/liv.15917（2024）
7）Li X, et al：Clin Nutr, 43：2005-2016, doi:10.1016/j.clnu.2024.07.006（2024）
8）Nishikawa H, et al：J Cachexia Sarcopenia Muscle, 8：915-925, doi:10.1002/jcsm.12212（2017）
9）Yoshio S, et al：Hepatol Res, 51：803-812, doi:10.1111/hepr.13667（2021）
10）Tsutsui Y, et al：Hepatol Res, 53：72-83, doi:10.1111/hepr.13834（2023）
11）Kawaguchi T, et al：J Clin Med, 28：936, doi:10.3390/jcm9040936（2020）
12）Jiao J, et al：J Hepatol, 65：344-353, doi:10.1016/j.jhep.2016.04.020（2016）
13）Tsutsui Y, et al：Hepatol Commun, 7：e0236, doi:10.1097/HC9.0000000000000236（2023）
14）Huber Y, et al：Cell Death Dis, 8：e2893, doi:10.1038/cddis.2017.266（2017）
15）Yazdani HO, et al：Hepatology, 73：2494-2509, doi:10.1002/hep.31552（2021）
16）Baumeinster SE, et al：J Hepatol, 70：885-892, doi:10.1016/j.jhep.2018.12.014（2019）
17）Hiraoka A, et al：Eur J Gastroenterol Hepatol, 28：940-947, doi:10.1097/MEG.0000000000000661（2016）
18）Hashida R, et al：Oncol Lett, 19：2355-2367, doi:10.3892/ol.2020.11345（2020）
19）Tsuchihashi J, et al：Cancers (Basel), 13：194, doi:10.3390/cancers13020194（2021）
20）Koya S, et al：J Gastroenterol Hepatol, 34：580-588, doi:10.1111/jgh.14538（2019）
21）Tsutsui Y, et al：Hepatol Res, 54：827-837, doi:10.1111/hepr.14027（2024）
22）Kawaguchi T, et al：J Gastroenterol, 59：216-228, doi:10.1007/s00535-023-02060-0（2024）
23）Hashida R, et al：Hepatol Res, 51：823-833, doi:10.1111/hepr.13670（2021）
24）Hashida R, et al：JGH Open, 7：231-234, doi:10.1002/jgh3.12876（2023）

＜著者プロフィール＞
由雄祥代：国立国際医療研究センター研究所免疫病態研究部テニュアトラック部長．肝疾患患者の診療，慢性肝疾患患者の予後改善に資する研究開発に従事．慢性肝疾患患者におけるサルコペニアが免疫低下に与える影響を明らかにすると同時に運動療法の慢性肝疾患患者予後改善効果について検討中．主な所属学会は，日本肝臓学会，日本消化器病学会，日本消化器免疫学会，日本臨床免疫学会，米国肝臓病学会，ヨーロッパ肝臓学会．

3. 脂肪組織と骨格筋の臓器連関

羽田幹子，岩部美紀，梁井香那子，荒谷紗絵，岩部真人

肥満は多様な疾患のリスク因子として広く認識され，その有病率は全世界的に増加している．肥満に伴う脂肪組織と骨格筋の変化は，個々の組織や臓器に留まらず，臓器間の相互作用にも影響を与え，肥満に関連する多様な疾患の発症につながる．脂肪組織と骨格筋の臓器連関においては，アディポカインやマイオカインが特に重要であるが，現在までに多くのアディポカイン，マイオカインが同定され，脂肪組織と骨格筋の臓器連関に関与することが示されている．今後のアディポカイン，マイオカイン研究の発展による，脂肪組織と骨格筋の臓器連関の詳細な解明は肥満症やサルコペニアの予防や治療への応用につながる可能性がある．

はじめに

肥満は，2型糖尿病，心血管疾患，一部のがんを含む，多様な疾患のリスク因子として広く認識されているが，1980年から2015年の間に70か国以上の国でその有病率は2倍以上に増加し，他の多くの国でもその頻度が継続的に増加していることが報告されている[1) 2)]．このため，肥満は公衆衛生上のきわめて重要な課題となっている．肥満は，脂肪組織や骨格筋などの主要な代謝器官に影響を与えることが知られている．本稿では脂肪組織と骨格筋の臓器連関について解説する．

[略語]
12,13-diHOME：12,13-dihydroxy-9Z-octadecenoic acid
AMPK：AMP-activated protein kinase（AMP活性化プロテインキナーゼ）
BAIBA：β-aminoisobutyric acid
GLUT-4：glucose transporter 4

1 肥満による脂肪組織と骨格筋の変化

1）肥満による脂肪組織の変化

脂肪組織は個体における余剰なエネルギーを中性脂肪の形で蓄える単なる貯蔵器官ではなく，多くの生理活性物質を分泌する内分泌器官としての機能も有することが広く知られるようになった．具体的には，白色脂肪細胞はエネルギーの貯蔵器官としての機能の他に，内分泌器官として多臓器に作用することで，代謝，炎症や食欲の調整に携わる．また白色脂肪組織は生殖器官などの他の組織や臓器の周囲を囲み，クッションとして機能する他，腸のバリア機能や免疫機能を調整する働きがあることも知られている[3) 4)]．このように脂肪組織は多様な機能を有しているが，肥満では白色脂肪細胞の肥大や，線維化，血管新生の低下，低酸素などに代表される脂肪組織変化が起こり，これにより多くの脂肪組織機能が徐々に低下し，肥満が誘発するさ

Metabolic crosstalk between adipose tissue and skeletal muscle
Mikiko Okazaki-Hada[1)] /Miki Okada-Iwabu[2)] /Kanako Yanai[1)] /Sae Aratani[1)] /Masato Iwabu[1)] ：Department of Endocrinology, Metabolism and Nephrology, Graduate School of Medicine, Nippon Medical School[1)] /Department of Biochemistry, Kagawa University Faculty of Medicine[2)]（日本医科大学大学大学院医学研究科内分泌代謝・腎臓内科学分野[1)] /香川大学医学部生化学[2)]）

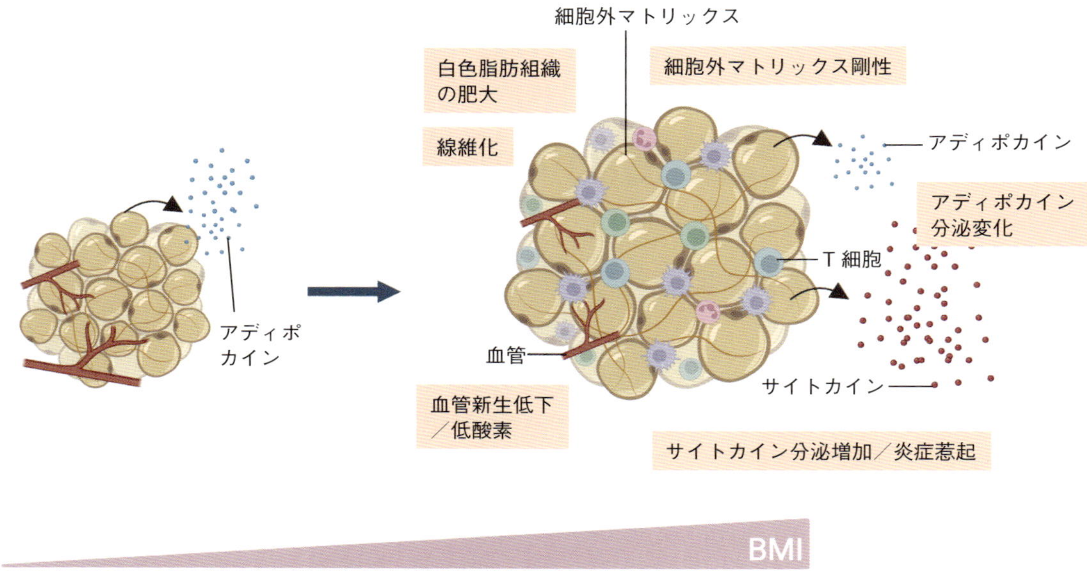

図1　肥満に伴う脂肪組織の変化
肥満では白色脂肪細胞の肥大や，線維化，血管新生の低下，低酸素などに代表される脂肪組織変化が起こる．これにより多くの脂肪組織機能が徐々に低下し，肥満が誘発するさまざまな疾患の発症に関与する．（文献5をもとにBioRenderを用いて作成）

まざまな疾患の発症に関与することが知られている（**図1**）[5]．例えば，肥満により変化した脂肪組織からはTNF-αやMCP-1などの炎症性サイトカインが分泌され，肝臓や骨格筋でのインスリンシグナル伝達を障害し，全身でのインスリン抵抗性が悪化することが明らかになっている[6]．またミトコンドリア量が多く，高い熱産生能を有し，エネルギー消費調整に関与する褐色脂肪組織は心血管や代謝系の健康を促進するが，肥満では褐色脂肪組織の萎縮や熱産生の障害が知られている[7]．

2）肥満による骨格筋の変化

筋肉量と寿命とに有意な相関があることが数多くの疫学的研究で報告されるなど[8]，骨格筋は健康維持の鍵となることが示唆されている．骨格筋は体重の約40％を占め，運動器としての役割以外にも，多臓器と連関し，全身に影響を与えていると考えられている．肥満は慢性炎症とインスリン抵抗性を惹起するが，インスリンは骨格筋内への糖とアミノ酸の取り込みを促進することから，インスリン抵抗性が生じると，骨格筋内のタンパク質合成が抑制されるとともに，筋線維の萎縮や筋肉の異化が促進され，その結果筋肉量の減少や筋力低下が進行する．また肥満に伴うミトコンドリア機能不全は骨格筋内脂肪蓄積を生じ，インスリン抵抗性をさらに増悪させる悪循環を招く[9]．

2 脂肪組織と骨格筋の臓器連関

1）アディポカインとマイオカイン

脂肪組織，骨格筋から分泌される生理活性物質はそれぞれ，アディポカイン，マイオカインと総称される．これらは，オートクライン，パラクライン，エンドクライン作用により脂肪組織や骨格筋自身，または遠隔の臓器や組織に作用する[5,10]．現在までに数多くのアディポカイン，マイオカインが発見されているが，これらは脂肪組織と骨格筋の臓器連関を知るうえでも重要な因子である（**図2**）．

2）脂肪組織と骨格筋の臓器連関

脂肪組織と骨格筋の臓器連関に関与するアディポカインやマイオカインの例はいくつかあげられる．まず，脂肪組織から分泌されるアディポネクチンは，骨格筋に作用する代表的な善玉アディポカインである．アディポネクチンは分子量約30 kDaの分泌タンパク質であ

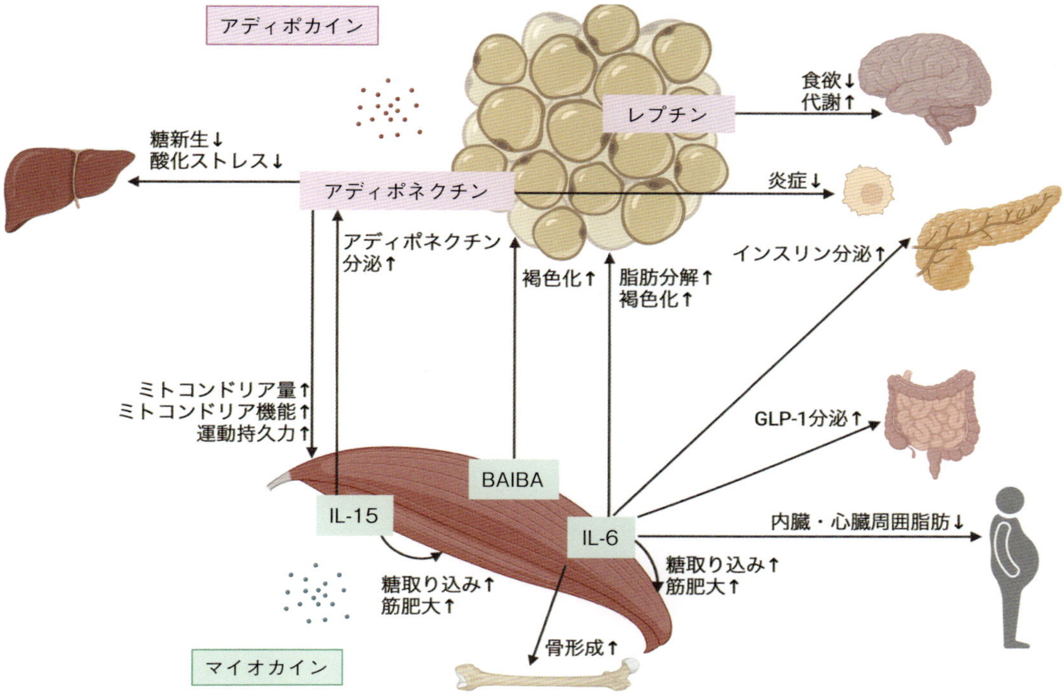

図2　脂肪組織と骨格筋と多臓器の連関

脂肪組織，骨格筋から分泌される生理活性物質はそれぞれ，アディポカイン，マイオカインと総称される．これらは，オートクライン，パラクライン，エンドクライン作用により脂肪組織や骨格筋自身，遠隔の臓器や組織に作用する．（BioRenderを用いて作成）

り，肥満状態ではその産生や分泌が低下することが示されている．脂肪組織から分泌されたアディポネクチンは，骨格筋のAdipoR1を介して，Ca^{2+}シグナル，AMPK/SIRT1経路を同時に活性化し，PGC-1αの発現量を増やし，それらを活性化することで，骨格筋のミトコンドリアの量と機能を改善し，その結果，代謝や運動持久力の改善が認められることを，われわれは以前報告している[11]．さらに，われわれはアディポネクチン受容体活性化低分子化合物（AdipoRon）が骨格筋や脂肪組織において代謝作用を改善させ，その投与により肥満によって短くなった寿命が回復することも明らかにしている[12]．

次に，運動により骨格筋から分泌される代表的なマイオカインであるIL-6も，脂肪組織と骨格筋の臓器連関に関与する．具体的には，IL-6は骨格筋のAMPKを活性化し，骨格筋細胞に発現している糖輸送担体であるGLUT-4の細胞内から細胞膜へのトランスロケーションを誘導し，糖取り込みを促進することで糖代謝を改善することが知られている[13]．IL-6はさらに，骨格筋内の脂肪酸のβ酸化を促進することや運動による内臓や心臓周囲脂肪の減少に寄与することも報告されている[14) 15]．また，IL-6と同様に運動で上昇するマイオカインとして知られているIL-15は脂肪細胞内の脂肪沈着を抑制し，アディポネクチンの分泌を刺激することで，全身の脂質代謝を調節する．さらにIL-15は，骨格筋自身に作用し，グルコース取り込みを促進し，インスリン抵抗性を改善するとともに，タンパク質合成を促進し，筋量増加に働くことも明らかとなっている[16]．その他，BAIBAは白色脂肪組織の褐色化を促進するマイオカインとして知られている．BAIBAは運動によりヒトで血中濃度が上昇し，耐糖能異常や脂質代謝異常，肥満症などの心血管疾患リスク因子を減少させることも報告されている[17]．

3）サルコペニア肥満

近年，肥満と筋肉量の減少・機能低下が併発する「サルコペニア肥満※1」が重要な病態として注目されて

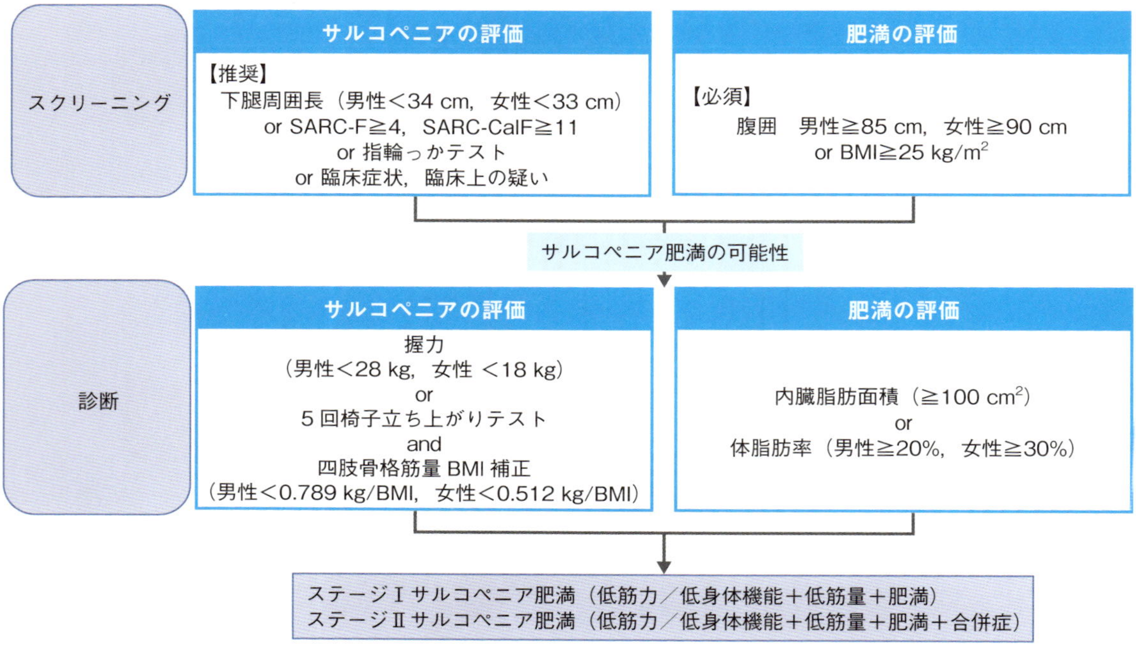

図3　日本におけるサルコペニア肥満の診断アルゴリズム
日本肥満学会と日本サルコペニア・フレイル学会の合同ワーキンググループにより，日本人の特徴を考慮したサルコペニア肥満の診断基準が作成された．サルコペニア肥満の診断アルゴリズムは，スクリーニングと診断の2つのステップで構成されており，本アルゴリズムは40歳以上75歳未満に適用される．SARC-Fはサルコペニアのスクリーニング方法であり，握力，歩行，椅子から立ち上がる，階段を上る，転倒についての項目を評価する．SARC-CalFはSARC-Fと下腿周囲長を組合わせた指標である．

いる．肥満に伴う内臓脂肪の蓄積は，炎症性サイトカインを介してインスリン抵抗性を引き起こし，筋肉の合成を抑制，異化を促進する．これにより筋肉量が減少し，インスリン抵抗性がさらに悪化するという悪循環が形成される[18]．サルコペニア肥満は身体機能の低下，代謝異常，心血管疾患，さらには死亡リスクの上昇とも関連しており[19]，その治療と予防は近々の課題である．サルコペニア肥満の治療においては，体重の減量に加えて，運動療法とタンパク質の適切な摂取が鍵となり，特に，運動療法の重要性が強調されている．

※1　サルコペニア肥満

サルコペニア肥満の定義や診断基準は長い間定まっていなかった．2021年にヨーロッパ臨床栄養代謝学会とヨーロッパ肥満学会によるサルコペニア肥満の定義と診断基準の合同声明が発表されたが，日本人にこの定義と診断基準を適用するには問題が残っていた．2024年に日本肥満学会と日本サルコペニア・フレイル学会のサルコペニア合同ワーキンググループにより，日本におけるサルコペニア肥満の診断アルゴリズムが公表された（**図3**）[25]．

3 運動療法による脂肪組織・骨格筋の臓器連関へのアプローチ

1）運動療法による脂肪組織・骨格筋への影響

運動は肥満の改善のみならず，血糖降下作用や高血圧症，脂質異常症などの心血管リスクファクターの改善，QOLやうつ状態，認知機能障害の改善効果など，多面的な作用が知られており，健康維持のためにも重要である．脂肪組織・骨格筋の臓器連関について考えるうえでも，運動療法はこの両者とその臓器連関にアプローチする治療法である．運動はエネルギー消費を増加させ，筋肉量の増加，インスリン感受性の改善，炎症の軽減を促進することで，代謝の改善に寄与する．また，運動はエネルギー代謝に関与する遺伝子の発現を増加させることが知られている．例えば，AMPK経路は運動中に活性化され，筋細胞での糖の取り込みと脂肪酸の酸化を増加させるとともに，ミトコンドリアの生合成および酸化代謝を調節し，エネルギー代謝を改善する．また，運動では，PGC1 αの発現が増加し，ミトコンドリアの生合成とエネルギー代謝の改善が促進されることも知られている[20]．

運動が褐色脂肪組織に与える影響もよく知られている．一例としては，運動後には褐色脂肪組織由来のリポカインである12,13-diHOMEが増加することが知られているが，12,13-diHOME濃度は酸素消費量と正の相関を示し，さらに，骨格筋での脂肪酸取り込みおよびβ酸化の促進に関与することが知られている[21]．

2）運動療法の課題と今後の展望

世界保健機関は全世界における死亡に対する危険因子として，高血圧，喫煙，高血糖に次ぐ第4位に，身体活動・運動の不足を位置づけており，本邦においても，身体活動や運動の不足は，喫煙，高血圧に次いで，非感染性疾患による死亡に対する3番目の危険因子であることが指摘されている．このように運動が健康維持のためにも重要であることは広く知られているが，実際には，運動を継続できている人口は少なく，運動不足は本邦のみならず国際的にも深刻な課題であることが示されている．具体的には，厚生労働省の運動習慣に関する令和4年国民健康・栄養調査では，1回30分以上の運動を週2回以上実施し，1年以上継続している者の割合は男性で35.5％，女性で31.1％に過ぎないことが報告され，世界保健機関も25％以上の成人が推奨量の運動（週150～300分の中等度の運動または週75～150分の高度の運動）が実施できていないと報告している[22]．運動の継続が難しい一因として，その効果が実感しにくい点があげられる．

現在運動療法の効果判定は，運動療法によって改善する可能性のある，糖代謝，脂質代謝，血圧，心肺機能，体力，心理面などを包括的に評価することが推奨されている．しかし，運動量の目安となる客観的指標がないため，実臨床ではその効果判定や患者へのフィードバックが必ずしも十分でないという問題がある．今後運動量やその効果を客観的に示す指標として新規アディポカインやマイオカインが同定され，その臓器連関についての解明が進めば，患者の運動療法継続やモチベーション向上に寄与する可能性があると考える．

また近年，運動は時間や量のみならず，その質も重要であることがいくつかの研究で示されはじめており，トピックとなっている．例えば，最近の研究では，仕事上の身体活動は健康に貢献しない可能性があるとの見解もなされるようになった．仕事上の身体活動は，くり返されるレジスタンス運動，単調で低持久性の運動，長期間の血圧上昇，不十分な回復，心理的ストレス，自律神経系への障害，環境負荷などの負担が多く，心血管イベントの発症を増加させることが示唆されている[23]．このように運動療法においては，その質にも留意する必要があり，今後，運動の質を評価するバイオマーカーが望まれるが，新規アディポカインやマイオカインもこの候補となると考えられる．

さらに，運動の健康への効果は明らかであるが，一方で心不全や腎不全などの内科的疾患を有する患者や，腰痛や膝関節痛などの整形外科的疾患を有する患者，高齢者は運動を実施することが困難な場合も多い．そのため，運動を模倣し，健康を実現する運動模倣薬の登場が望まれるが，脂肪組織と骨格筋の臓器連関に関連する研究が創薬へ展開されることも期待される．ヒトや動物モデルの研究を通じて運動が人体に与える影響を分子レベルで詳細に解明することを目的としたMolecular Transducers of Physical Activity Consortium（MoTrPAC）※2の設立に代表されるように[24]，運動が示す多面的な効果の機序を明らかにする研究は近年さらに注目を集め，日々進展している．運動のもつ多面的な効果のメカニズムを解明することは，肥満症や2型糖尿病，サルコペニア肥満などの疾患に対する予防法・治療法の道を切り開く可能性があると考える．

おわりに

本稿では，脂肪組織と骨格筋の臓器連関について，近年注目されているアディポカインやマイオカインに焦点を当てて概説した．脂肪組織と骨格筋の相互作用をさらに詳細に解明することは，肥満が多様な疾患を引き起こすメカニズムの理解につながり，肥満に関連する疾患に対する新たな予防法や治療法の開発にも寄与すると期待される．

※2　Molecular Transducers of Physical Activity Consortium（MoTrPAC）

2016年に米国国立衛生研究所（NIH）が中心となり立ち上げた，ヒトや動物モデルの研究を通じて身体活動が健康を改善し，病気を予防するメカニズムを研究するプロジェクト．

文献

1） Afshin A, et al：N Engl J Med, 377：13-27, doi:10.1056/NEJMoa1614362（2017）
2） Blüher M：Nat Rev Endocrinol, 15：288-298, doi:10.1038/s41574-019-0176-8（2019）
3） Zwick RK, et al：Cell Metab, 27：68-83, doi:10.1016/j.cmet.2017.12.002（2018）
4） Sakers A, et al：Cell, 185：419-446, doi:10.1016/j.cell.2021.12.016（2022）
5） Hagberg CE & Spalding KL：Nat Rev Mol Cell Biol, 25：270-289, doi:10.1038/s41580-023-00680-1（2024）
6） Hotamisligil GS, et al：Science, 259：87-91, doi:10.1126/science.7678183（1993）
7） Cypess AM, et al：N Engl J Med, 360：1509-1517, doi:10.1056/NEJMoa0810780（2009）
8） Heitmann BL & Frederiksen P：BMJ, 339：b3292, doi:10.1136/bmj.b3292（2009）
9） Prado CM, et al：Nat Rev Endocrinol, 20：261-277, doi:10.1038/s41574-023-00943-z（2024）
10） Severinsen MCK & Pedersen BK：Endocr Rev, 41：594-609, doi:10.1210/endrev/bnaa016（2020）
11） Iwabu M, et al：Nature, 464：1313-1319, doi:10.1038/nature08991（2010）
12） Okada-Iwabu M, et al：Nature, 503：493-499, doi:10.1038/nature12656（2013）
13） Carey AL, et al：Diabetes, 55：2688-2697, doi:10.2337/db05-1404（2006）
14） Wedell-Neergaard AS, et al：Cell Metab, 29：844-855.e3, doi:10.1016/j.cmet.2018.12.007（2019）
15） Christensen RH, et al：Circulation, 140：1684-1686, doi:10.1161/CIRCULATIONAHA.119.042287（2019）
16） Zhang L, et al：Mol Biol Rep, 50：2723-2734, doi:10.1007/s11033-022-07821-3（2023）
17） Roberts LD, et al：Cell Metab, 19：96-108, doi:10.1016/j.cmet.2013.12.003（2014）
18） Batsis JA & Villareal DT：Nat Rev Endocrinol, 14：513-537, doi:10.1038/s41574-018-0062-9（2018）
19） Liu C, et al：JAMA Netw Open, 7：e2417115, doi:10.1001/jamanetworkopen.2024.17115（2024）
20） Cani PD & Van Hul M：Nat Rev Gastroenterol Hepatol, 21：164-183, doi:10.1038/s41575-023-00867-z（2024）
21） Stanford KI, et al：Cell Metab, 27：1111-1120.e3, doi:10.1016/j.cmet.2018.03.020（2018）
22） Conroy G：Nature, 629：26-28, doi:10.1038/d41586-024-01200-7（2024）
23） Holtermann A, et al：Eur Heart J, 42：1499-1511, doi:10.1093/eurheartj/ehab087（2021）
24） Sanford JA, et al：Cell, 181：1464-1474, doi:10.1016/j.cell.2020.06.004（2020）
25） Ishii K, et al：Geriatr Gerontol Int, 24：997-1000, doi:10.1111/ggi.14978（2024）

<筆頭著者プロフィール>

羽田幹子：2013年日本医科大学医学部医学科卒業，日本医科大学付属病院 糖尿病・内分泌代謝内科で内分泌内科医として従事しているなかで臨床現場で生じた疑問についてさらに深く理解，解明したいと考え，'21年日本医科大学大学院医学研究科，内分泌代謝・腎臓内科学分野 博士課程に入学．運動の効果の機序解明に向けて日々研究に取り組んでいる．

4. 筋腱連関の分子基盤
—メカノトランスダクションと運動・加齢の制御機構

森田尚宏，中道　亮，洪　雅敏，淺原弘嗣

腱・靱帯組織は，従来，単なる力学的な連結組織として捉えられてきたが，近年の研究により，能動的な生体情報変換装置としての機能が明らかになってきた．本稿では，腱組織の階層構造と力学特性を概説し，インテグリンシグナリングや機械受容チャネルを介したメカノトランスダクション機構，免疫系による組織恒常性維持機構について最新の知見を紹介する．さらに，加齢に伴う腱組織の変性が単なる物理的な摩耗ではなく，細胞老化随伴分泌現象（SASP）などを介した生物学的プロセスであることを示し，高齢者の運動機能維持における腱組織の重要性について考察する．

はじめに

運動機能において，腱・靱帯といった線維結合組織は，筋力の伝達や関節の安定性確保を通じて運動パフォーマンスの向上に重要な役割を果たしている．近年の研究により，これらの組織は単なる力学的な連結組織ではなく，能動的な生体情報の変換装置として機能することが明らかになってきた．

骨格筋では，運動に伴う同化および異化のさまざまな経路がさまざま同定されており[1]，その根底にある機械的ストレスの感知および調整という点でメカノトランスダクション機能が注目されている．メカノトランスダクションとは，細胞や組織が機械的刺激を生化学的シグナルに変換するプロセスであり，組織の適応や恒常性維持に不可欠な機構である．

腱組織においても力学的刺激を生化学的シグナルへと変換するメカノトランスダクション機能を有することが明らかになってきた．その主要な分子機構としては，インテグリンを介した細胞–細胞外マトリックス間の接着シグナリング，Ca^{2+}などのセカンドメッセンジャーを介したシグナル伝達があげられる[2]．また，機械感受性イオンチャネルであるPiezo1[3) 4)]やTRPスーパーファミリー[5]，YAP/TAZを介したHippoシグナル伝達経路[6]も重要な役割を担っている．

腱組織は適度なメカニカルストレスに曝されることによりアナボリックな経路が活性化される一方で，過度な負荷は組織損傷のリスクを高める．腱炎は運動時の疼痛，圧痛，腫脹，パフォーマンス低下を特徴とし，

Molecular basis of muscle-tendon interaction: mechanotransduction and regulatory mechanisms in exercise and aging
Takahiro Morita[1) 2)] /Ryo Nakamichi[3) 4)] /Masatoshi Koh[1) 5)] /Hiroshi Asahara[1) 3) 4)] ：Department of Systems Biomedicine, Institute of Science Tokyo[1)] /Department of Orthopedics, Graduate School of Medical Science, Kyoto Prefectural University of Medicine[2)] /Department of Orthopedic Surgery, Okayama University Graduate School of Medicine, Dentistry, Pharmaceutical Sciences[3)] /Department of Molecular Medicine, The Scripps Research Institute[4)] /Department of Orthopaedics and Motor Organ, Juntendo University Graduate School of Medicine[5)]（東京科学大学大学院医歯学総合研究科医歯学系専攻システム発生再生医学分野[1)] /京都府立医科大学大学院医学研究科統合医科学運動器機能再生外科学[2)] /岡山大学病院整形外科[3)] /スクリプス研究所[4)] /順天堂大学大学院医学研究科整形外科・運動器医学[5)]）

エリートアスリートでは有病率が45％に達する．症状は長期化することも多く，その発症メカニズムはいまだ十分に解明されていない[7]．

このような腱組織の機能障害は，スポーツ障害としてだけでなく，近年，加齢に伴う腱組織の変性とそれが全身の運動機能に及ぼす影響についても関心が高まっている[8]．腱組織の老化は単なる組織の機械的劣化にとどまらず，フレイルやサルコペニアをはじめとする加齢性運動機能低下との関連が示唆されているが，その詳細なメカニズムについては今後の研究進展が期待される．

1 腱の構造と機械的性質

腱は高度に組織化された緻密な結合組織であり，その構造は階層的に構成されている．最小構成単位であるトロポコラーゲンは，2つのコラーゲンα1鎖と1つのコラーゲンα2鎖からなる三重らせん構造を形成する．これらが集合して分子間架橋を形成し，コラーゲン原線維となる．原線維の凝集体はエンドテノンに覆われてコラーゲン線維を形成し，さらに線維束を形成してエピテノンに覆われる．最終的にこれらの構造単位がパラテノンに覆われて腱が形成される（**図1**）[9]．

腱組織の特徴的な性質を決定づけるのが，コラーゲン線維間に形成される架橋構造である．架橋には酵素的（Enzymatic）架橋と非酵素的（Non-enzymatic）架橋が存在する．酵素的架橋はリシルオキシダーゼ（LOX：Lysyl Oxidase）によって形成され，組織の耐久性を高める一方，非酵素的架橋は加齢や糖化によって形成され，腱の柔軟性を低下させる．特に，加齢に伴う終末糖化産物（AGEs：Advanced Glycation End products）の蓄積は，腱の硬化や機能低下の主要因となることが，分子から組織レベルまでの解析で明らかになっている（**図1**）[10]．

この階層構造と架橋形成は，腱特有の力学的特性を生み出す．典型的な応力－ひずみ曲線では，最初の2％までの伸長で認められる“Toe region”でクリンプ構造が伸長する．続く2～4％の伸長範囲が“Linear region”となり，この領域でコラーゲン線維はクリンプパターンを失い，この線形領域の傾きが腱組織の剛性（ヤング率）を表す．4％以上の伸長では微小損傷が蓄積し，8～10％で破断に至る（**図2**）[11]．

このように，腱組織は精緻な階層構造と架橋形成により，独特の力学的特性を獲得している．加齢に伴うAGEsの蓄積による機械的特性の変化は，腱組織の機能維持や障害予防を考えるうえで重要な標的となる可能性を示している．

[略語]

AGEs： Advanced Glycation End products
ANKRD1： Ankyrin Repeat Domain 1
CTGF： Connective Tissue Growth Factor
CXCL13： C-X-C motif chemokine ligand 13
CXCR5： C-X-C Motif Chemokine Receptor 5
DAMPs： Damage-Associated Molecular Patterns
ECM： Extracellular Matrix
HMGB1： High Mobility Group Box 1
HSPs： Heat Shock Proteins
iNOS： Inducible Nitric Oxide Synthase
JAK/STAT： Janus Kinase/ Signal Transducer and Activator of Transcription
LOX： Lysyl Oxidase
Mkx： Mohawk homeobox
MTJ： Myotendinous Junction
NFATc： Nuclear Factor of Activated T cells, Cytoplasmic
PGE2： Prostaglandin E2
POG： Prim-O-glucosylcimifugin
RAGE： Receptor for Advanced Glycation End-products
RAS： Renin-Angiotensin System
SASP： Senescence-Associated Secretory Phenotype
Scx： Scleraxis
TGF-β： Transforming Growth Factor Beta
TLR： Toll-like Receptor
TRP： Transient Receptor Potential
TRPV4： Transient Receptor Potential Vanilloid 4
TSPCs： Tendon Stem/Progenitor Cells
YAP/TAZ： Yes-associated protein/ Transcriptional coactivator with PDZ-binding motif

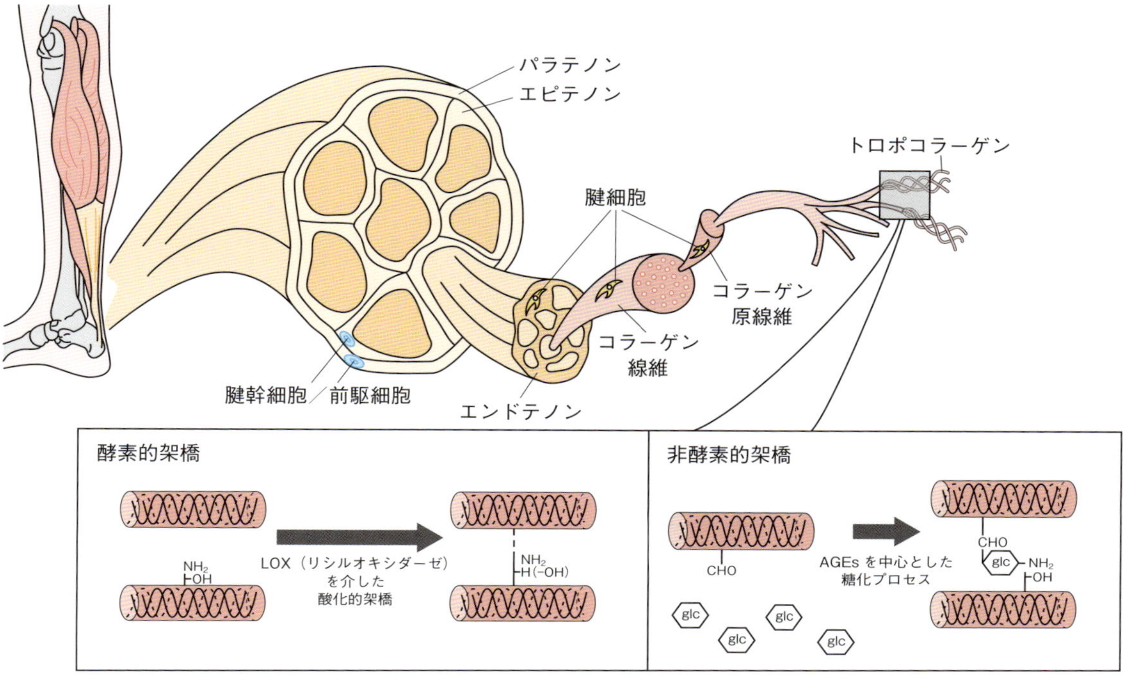

図1　腱組織の階層的構造と架橋形成の模式図
文献9，10をもとに作成

2 運動負荷に対する腱・靱帯組織の適応と分子メカニズム

腱・靱帯組織における運動負荷の影響は，その程度により相反する作用をもたらす．適度な運動は全身にアナボリックな作用※をもたらし代謝を改善する一方で，過度な運動はカタボリックな作用※を引き起こす．腱損傷の50％以上がスポーツ活動中の過負荷による生理学的限界を超える反復性の微小外傷に起因している[12]．

アスリートの臨床分析から，適切な運動による腱の強化が組織の剛性向上をもたらすことが確認されており[13]，その分子メカニズムとして，適切な機械的ストレスによるコラーゲンの発現上昇とタンパク質合成の増加が報告されている[7]．この腱組織の適応過程における重要な制御因子として，転写因子MkxとScxの役割が注目されている．

> **※　アナボリック/カタボリック**
>
> アナボリック（同化作用）は，ATPのエネルギーを利用して単純な分子から複雑な高分子を合成し，組織の成長や修復を促す還元的な過程である．一方，カタボリック（異化作用）は，複雑な高分子を段階的に分解してエネルギーや代謝物質を供給するとともに，組織の分解を進める酸化的な過程を指す．これらは生体内で相互に影響し合い，生体の恒常性維持や組織リモデリングに重要な役割を果たす．

Mohawk homeobox（Mkx）は，TALEドメインを有する非典型的なホメオボックス型転写因子として同定された[14]．Mkx欠損マウスでは腱の萎縮とコラーゲン線維の細径化が観察され[15]，腱の成熟・維持に重要な転写因子であることが示されている．トレッドミル運動により，機械的刺激応答性転写因子Gtf2ird1が核内移行してMkxプロモーターに結合し，その転写を促進する[16]．

また，Scleraxis（Scx）は腱靱帯細胞の発生に重要なbHLH型転写因子である[17]．Scx欠損マウスではTenomodulinの発現がほぼ完全に消失し，腱組織の形成不全が観察される[18]．トレッドミル運動を負荷したマウスでは，Scxの発現上昇とそれに続くTenomodulinおよびⅠ型コラーゲンの発現亢進が観察されている[19]．

一方，過度な運動負荷による組織応答においては，免疫系の関与が注目されている．骨格筋では，IL-6受

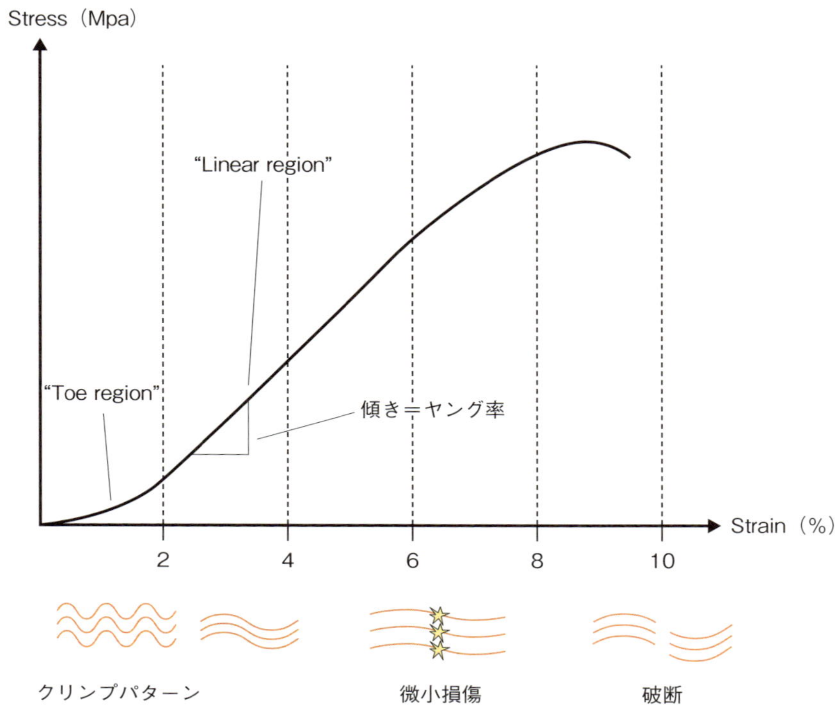

図2　腱靱帯組織の応力-歪み曲線
文献12をもとに作成

容体αシグナルを介した制御性T細胞の機能制御が筋機能の維持と再生に必須であり[20]，CD206陽性マクロファージによる線維脂肪前駆細胞の活性化制御[21]など，免疫系を介した組織恒常性維持機構の詳細が解明されつつある．

腱組織においても免疫系の関与が示唆されており，炎症の初期にHMGB1やHSPs，S100A8/A9などのDamage-Associated Molecular Patterns（DAMPs）がTLR-2/4やRAGEを介して炎症応答を誘導することで，炎症性マクロファージがiNOSやTNF-α産生，MMP活性化を行う．その後，組織内の間葉系細胞が産生するPGE2の作用により，マクロファージは修復性の形質へと変化し，IL-10やTGF-βを介して組織修復を促進することが報告されている[22]．しかし，過度な機械的負荷による炎症性応答がメカノセンサーを介して惹起される可能性が指摘されているものの[23]，生理的な状態における免疫系を介した組織恒常性維持機構の詳細はいまだ明らかとなっていない．

3 腱のメカノトランスダクション

腱・靱帯組織の機能発現の基盤となるのが，その精緻な階層構造である．腱は筋と連結しているだけでなく，腱紡錘（ゴルジ腱器官）を介してその伸長度を中枢へと伝達し，筋の過度な収縮や伸展を防ぐことで，筋腱の損傷を防ぐ機構として機能している[24]．このような古典的な機械受容システムに加え，近年では分子レベルでの力学的負荷の感知機構が明らかとなってきている．

腱組織における力学的刺激の感知には，複数の分子メカニズムが関与している．インテグリンはαとβのサブユニットからなるヘテロダイマーとして細胞膜を貫通し，細胞外マトリックス（ECM）と細胞骨格を直接結びつける．特に力が加わるとインテグリンは「キャッチ・ボンド」とよばれる力依存的な結合強化メカニズムを示し，その後「スリップ・ボンド」へと変化することで，腱細胞の負荷応答を巧妙に調整する．さらに，インテグリンのβサブユニットの細胞内領域にはタリンが結合し，アクチン細胞骨格とリンクすることでfocal adhesionの形成が開始され，focal adhesion kinase（FAK）がリクルートされて活性化する[2].

また，細胞膜上にはさまざまな機械受容性イオンチャネルが存在する．TRPV4は機械的刺激に応答するCa^{2+}透過性の非選択的陽イオンチャネルであり，腱や靭帯などの結合組織における整列したコラーゲンマトリックスの形成に重要な役割を果たす．TRPV4を介したCa^{2+}シグナリングは，細胞接着複合体におけるビンキュリンの張力形成を調節し，これによりコラーゲンマトリックスの整列した構造の維持に寄与する[5]．PIEZO1も重要な機械受容性Ca^{2+}チャネルの一つである[25]．腱特異的なPIEZO1の活性化は，カルシニューリン-NFATc経路を介して転写因子MKXとSCXの発現を誘導し，腱の力学的特性を向上させることが示されている[3].

さらに，腱組織において機械的負荷はYAP/TAZの核内移行と活性を制御する重要な因子である．機械的負荷の減少は，YAP/TAZシグナルの低下を介してクロマチンアクセシビリティを減少させ，MMP2，MMP3，MMP13，MMP14などのマトリックス分解酵素の発現を亢進させる．逆に，YAPの活性化は，機械的負荷の減少に伴うクロマチン状態の変化を抑制し，マトリックス分解プログラムの活性化を防ぐことで，組織の恒常性維持に寄与する[6].

最近では，筋腱移行部（MTJ：Myotendinous Junction）における新たな制御機構も明らかになってきた．レニン・アンジオテンシン系（RAS：Renin-Angiotensin System）の活性化がテノサイトの細胞外マトリックス（ECM）合成を促進することが示され，MTJが活発な代謝とシグナル伝達の場であることが実証されている[26].

このように腱のメカノトランスダクション経路の多層的な制御機構の理解は，アスリートの競技力向上における遺伝的背景の解明から，日常生活における適切な運動負荷の設定，さらには加齢による運動機能低下の予防まで，幅広い応用可能性を示している．

4 腱・靭帯組織における老化とは

腱の老化は，筋と連続する組織としての特性から，全身性の運動機能低下や廃用性萎縮，サルコペニアといった病態に密接に関連することが明らかになってきている[8]．老化に伴う腱の変化は，細胞から組織レベルまで多岐にわたり，その機能的影響は広範囲に及ぶ（**表**）.

形態学的な特徴として，加齢に伴う腱細胞核の形態変化があげられる．ラットの解析では，生後1カ月齢で観察される円形の核は，成長に伴い徐々に伸長し，19カ月齢までその形態が維持される．しかし，28カ月齢以降では再び円形化する傾向が認められる[27]．この高齢期における核の円形化は，組織の硬化により細胞レベルへの力学的負荷伝達が減少することに起因すると考えられている．組織レベルでは，コラーゲン線維の配向性の乱れと柔軟性低下が特徴的で，これらの変化は腱の強度低下と傷害リスクの上昇につながるとされている．

老化した腱では，細胞外マトリックス（ECM）のリモデリング能が低下し，構造的維持や修復機能が著しく劣化する．この現象の背景には，腱幹細胞/前駆細胞（TSPCs：Tendon Stem/Progenitor Cells）の老化が深く関与している．具体的には，TSPCsの増殖能・遊走能の低下，自己複製能の低下，腱細胞への分化能力の低下などが観察される[28].

TSPCsの老化に伴い，P16INK4a，P21などの老化関連遺伝子の発現上昇やJAK/STAT経路[29]，NF-κB経路の活性化が観察される[30]．これらの変化は細胞老化随伴分泌現象（SASP：Senescence-Associated Secretory Phenotype）を誘導し，持続的な炎症応答とマトリックスメタロプロテアーゼの活性化を引き起こし，組織の脆弱化を促進する．

腱幹細胞/前駆細胞（TSPCs）も加齢の影響を強く受け，特に糖代謝異常環境下では早期老化が誘導され，腱細胞としての性質が失われる．この過程では，ケモカインCXCL13がその受容体CXCR5を介して異所性骨化を促進することが示されている[31]．最近では，腱板（上腕骨と肩甲骨をつなぎ，肩関節を安定化させる筋腱）における包括的な遺伝子解析により49個の加齢関連遺伝子が同定され[32]，腱の加齢性変化の分子基盤解明に重要な進展がもたらされた．

腱組織の老化制御では，複数の分子標的が同定されている．miR-146aの過剰発現は老化マーカーやマト

表　腱組織における加齢性変化：分子・細胞レベルにみる変化の一端

分類	主要因子	特徴・影響
形態学的変化	核の形態変化	・加齢に伴う核の円形化（28カ月齢以降） ・組織硬化による力学的負荷伝達の減少
	コラーゲン構造変化	・コラーゲン線維の配向性の乱れ ・組織の柔軟性低下 ・腱の強度低下と傷害リスクの上昇
細胞機能の変化	TSPC機能低下	・増殖能・遊走能の低下 ・自己複製能の低下 ・腱細胞への分化能力低下
	遺伝子発現変化	・P16INK4a, P21の発現上昇 ・JAK/STAT経路の活性化 ・NF-κB経路の活性化
代謝・組織恒常性	SASP関連変化	・持続的な炎症応答 ・マトリックスメタロプロテアーゼの活性化 ・組織の脆弱化促進
	ECMリモデリング	・構造的維持機能の低下 ・組織修復能の低下
制御因子・治療標的	抑制性制御因子	・miR-146a（老化マーカー抑制） ・POG（NF-κB/mTOR経路抑制） ・メトホルミン（HMGB1転座阻害）
	促進性因子	・CXCL13/CXCR5系（異所性骨化促進）

リックスメタロプロテアーゼの発現を抑制し，腱細胞の老化とSASPを緩和することが，ヒトおよびラットの腱障害組織で確認されている[33]．Prim-O-glucosylcimifugin（POG）はNF-κBおよびmTORシグナル経路の抑制を介して腱幹細胞（TSPCs）の老化を防ぎ，オートファジーを誘導することで腱の再生能力を向上させる[34]．また，老化除去薬Senolyticsとして注目されるメトホルミンは，High Mobility Group Box 1（HMGB1）の転座を阻害することで老化マウスの腱における炎症と老化を抑制し，腱変性を改善することが示されている[35]．

おわりに

本稿では，腱組織が単なる力学的な連結組織ではなく，PIEZO1を介したメカノトランスダクション機構による生体情報の変換や，細胞老化随伴分泌現象（SASP）を介した組織環境の制御など，能動的な機能を有することを論じてきた．これらの知見は，加齢に伴う腱機能の低下が単なる物理的な摩耗ではなく，積極的な介入が可能な生物学的プロセスであることを示している．

運動器系において，骨格筋のサルコペニアや骨の骨粗鬆症については，加齢性変化に関する疾患概念が確立され，治療対象として位置付けられている．一方で，筋と骨を連結し，運動機能の安定性と力学的伝達に重要な役割を果たす腱・靭帯組織については，加齢性変化に関する明確な疾患概念が確立されていない．

今後は，加齢に伴う腱の変化を新たな疾患概念として捉え，高齢者の運動機能維持や健康寿命の延伸に向けた予防・治療戦略の開発を加速させることが期待される．

文献

1） Smith JAB, et al：Nat Rev Mol Cell Biol, 24：607-632, doi:10.1038/s41580-023-00606-x（2023）
2） Kechagia JZ, et al：Nat Rev Mol Cell Biol, 20：457-473, doi:10.1038/s41580-019-0134-2（2019）
3） Nakamichi R, et al：Sci Transl Med, 14：eabj5557, doi:10.1126/scitranslmed.abj5557（2022）
4） Passini FS, et al：Nat Biomed Eng, 5：1457-1471, doi:10.1038/s41551-021-00716-x（2021）
5） Gilchrist CL, et al：Proc Natl Acad Sci U S A, 116：1992-1997, doi:10.1073/pnas.1811095116（2019）
6） Jones DL, et al：Proc Natl Acad Sci U S A, 120：e2211947120, doi:10.1073/pnas.2211947120（2023）
7） Magnusson SP, et al：Nat Rev Rheumatol, 6：262-268, doi:10.1038/nrrheum.2010.43（2010）

8）Stowe EJ, et al：Aging Cell, 23：e14278, doi:10.1111/acel.14278（2024）
9）Matsushima T & Hiroshi A：J Biochem, 176：263-269, doi:10.1093/jb/mvae039（2024）
10）Ellingson AJ, et al：Eur Cell Mater, 43：130-152, doi:10.22203/eCM.v043a11（2022）
11）Wang JH：J Biomech, 39：1563-1582, doi:10.1016/j.jbiomech.2005.05.011（2006）
12）Tarantino D, et al：Int J Environ Res Public Health, 20：6681, doi:10.3390/ijerph20176681（2023）
13）Götschi T, et al：Front Bioeng Biotechnol, 10：858610, doi:10.3389/fbioe.2022.858610（2022）
14）Anderson DM, et al：Dev Dyn, 235：792-801, doi:10.1002/dvdy.20671（2006）
15）Ito Y, et al：Proc Natl Acad Sci U S A, 107：10538-10542, doi:10.1073/pnas.1000525107（2010）
16）Kayama T, et al：Mol Cell Biol, 36：1297-1309, doi:10.1128/MCB.00950-15（2016）
17）Schweitzer R, et al：Development, 128：3855-3866, doi:10.1242/dev.128.19.3855（2001）
18）Shukunami C, et al：Sci Rep, 8：3155, doi:10.1038/s41598-018-21194-3（2018）
19）Mendias CL, et al：J Orthop Res, 30：606-612, doi:10.1002/jor.21550（2012）
20）Becker M, et al：Cell Metab, 35：1736-1751.e7, doi:10.1016/j.cmet.2023.08.010（2023）
21）Nawaz A, et al：Nat Commun, 13：7058, doi:10.1038/s41467-022-34191-y（2022）
22）Russo V, et al：Cells, 11：434, doi:10.3390/cells11030434（2022）
23）Gracey E, et al：Nat Rev Rheumatol, 16：193-207, doi:10.1038/s41584-019-0364-x（2020）
24）Proske U & Gandevia SC：Physiol Rev, 92：1651-1697, doi:10.1152/physrev.00048.2011（2012）
25）Coste B, et al：Science, 330：55-60, doi:10.1126/science.1193270（2010）
26）Schmidt L, et al：Cell Rep, 43：114374, doi:10.1016/j.celrep.2024.114374（2024）
27）Tinguely Y, et al：J Orthop Res, 41：2186-2194, doi:10.1002/jor.25649（2023）
28）Kohler J, et al：Aging Cell, 12：988-999, doi:10.1111/acel.12124（2013）
29）Chen M, et al：Front Cell Dev Biol, 9：650250, doi:10.3389/fcell.2021.650250（2021）
30）Wang C, et al：Mol Ther Nucleic Acids, 27：562-576, doi:10.1016/j.omtn.2021.12.026（2022）
31）Chen Y, et al：Cell Mol Life Sci, 81：265, doi:10.1007/s00018-024-05302-3（2024）
32）Liu Y, et al：Bone Joint Res, 13：474-484, doi:10.1302/2046-3758.139.BJR-2023-0398.R1（2024）
33）Hsu CC, et al：Aging (Albany NY), 16：2702-2714, doi:10.18632/aging.205505（2024）
34）Wang Y, et al：Bone Res, 11：54, doi:10.1038/s41413-023-00288-3（2023）
35）Zhang J, et al：J Orthop Res, 41：1162-1176, doi:10.1002/jor.25470（2023）

＜筆頭著者プロフィール＞
森田尚宏：2018年，京都府立医科大学医学部医学科卒業後，整形外科医として臨床に従事．'23年，京都府立医科大学大学院運動器機能再生外科学に入学．同年10月から東京科学大学（旧 東京医科歯科大学）大学院システム発生再生医学分野に国内留学．以降は腱を起点とした運動機能の役割やその老化における変化に着目し，新たな疾患概念の確立や治療法の発見に向けた研究に従事している．

5. がん悪液質における サルコペニア・フレイル ―多臓器連関とマルチオミクスの観点から

樫尾宗志朗，河岡慎平

がん悪液質は筋肉や体重の減少を伴う複雑な代謝異常である．がん悪液質が進行すると個体は衰弱し，やがて死に至る．がん悪液質は，本特集で扱うサルコペニア・フレイルを随伴する症候群の1つといえる．本稿では，がん悪液質において観察されるサルコペニア・フレイルを，加齢によって生じるサルコペニア・フレイルと比較しながら概観する．また，がん悪液質を例に，サルコペニア・フレイルにかかわる臓器連関メカニズム，その全体像を捉えるためのマルチオミクスによるアプローチ，そして早期介入の可能性についても議論する．がん悪液質という観点からサルコペニア・フレイルを俯瞰して，一般的なサルコペニア・フレイルを理解する一助としたい．

はじめに

がん悪液質はカヘキシアともよばれ，がん患者にみられる重篤な代謝異常を伴う状態である．その特徴として，体重減少，筋肉減少，そして全身の機能低下があげられる．がん悪液質の定義として，2011年にFearonらによってつくられた定義が最もよく知られている．詳細には，過去6ヵ月間に5％以上の体重減少，またはBMIが20 kg/m^{2}未満で2％以上の継続的な体重減少，または筋肉の消耗で2％以上の継続的な体重減少が認められる患者が，悪液質と診断される[1)2)]．筋肉の消耗はがん悪液質の中心的な表現型であり，脂肪組織の減少などは定義には含まれていない．

サルコペニアは，加齢や疾患によって生じる筋肉量の低下や活動性の低下をさす言葉である．詳しくは，「筋量と筋力の進行性かつ全身性の減少に特徴づけられる症候群で，身体機能障害，QOL低下，死のリスクを伴うもの」と定義される．サルコペニアは，加齢以外

［略語］
BDNF： brain-derived neurotrophic factor
FGF： fibroblast growth factor
GDF-15： growth differentiation factor-15
GDNF： glial cell line derived neurotrophic factor
IGF-1： insulin-like growth factor-1
IL-6： interleukin-6
mTOR： mammalian target of rapamycin
TNF-α： tumor necrosis factor-alpha

Sarcopenia and frailty in cancer cachexia
Soshiro Kashio[1)] /Shinpei Kawaoka[2) 3)] ：Department of Genetics, Pharmaceutical Sciences Faculty, University of Tokyo[1)] / Department of Integrative Bioanalytics, Institute of Development, Aging and Cancer, Tohoku University[2)] /Inter-Organ Communication Research Team, Institute for Life and Medical Sciences, Kyoto University[3)]（東京大学大学院薬学系研究科[1)]／東北大学加齢医学研究所[2)]／京都大学医生物学研究所[3)]）

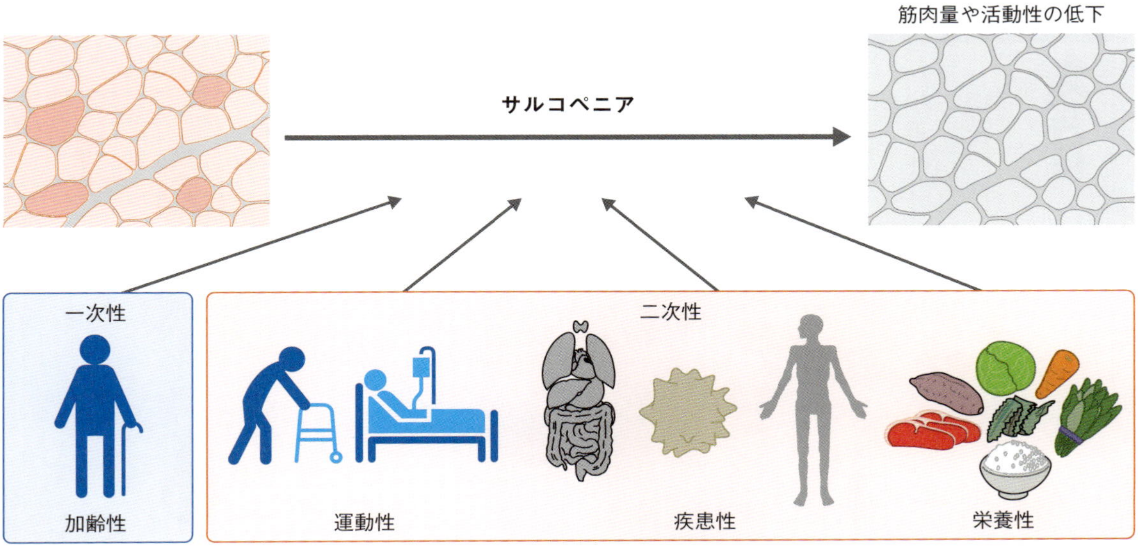

図1　がん悪液質を含むさまざまな要因によるサルコペニアの進行
サルコペニアは，加齢以外に明らかな原因がない一次性サルコペニアと，運動・疾患・栄養に関連する二次性サルコペニアに分類される．がん悪液質はサルコペニアの原因の1つであり，また，サルコペニアもがん悪液質が引き起こすアウトプットの1つと言える．（文献5，参考図書を参照）

に明らかな原因がない一次性サルコペニアと，運動・疾患・栄養に関連する二次性サルコペニアに分類される．この分類に従えば，がん悪液質に随伴するサルコペニアは二次性サルコペニアと考えられる（**図1**）．がん悪液質にはしばしば栄養不全や不動が伴い，加齢以外にがんという明らかな疾患原因があるからである．

サルコペニアは筋肉のみで説明できるものではないこともわかってきている．例えばがん悪液質に随伴するサルコペニアの場合，脂肪や肝臓を含む他の臓器とのネットワーク的な相互作用が重要であることが明らかになりつつある．多臓器連関[※1]によるサルコペニア進行のメカニズムについて，がん悪液質という特殊な例に学ぶことは多いと考えられる．

サルコペニアという現象の複雑性にかんがみて，マルチオミクスのような網羅的かつ多階層縦断的なアプローチも重要だろう．マルチオミクスとは，異なる階層のオミクスデータセット（例：トランスクリプトームやプロテオーム）を統合して解析することである．オミクスとはある階層の分子群を網羅的に調べる手法である．一方，計測の限界などが原因となり，必ずしもある階層のすべての分子を観察できるわけではない．このような場合，複数のレイヤーの情報を組合わせ，個々のデータの限界を補いあうことが，よりよいデータの解釈につながることがある．生命現象や疾患メカニズムの解明，さらには医療の発展につながる手法として注目されている．

本稿では，がん悪液質および加齢に随伴するサルコペニアを比較しながら概観し，その共通点と差異について述べる．また，がん悪液質における多臓器連関メカニズムを例にとって，サルコペニアを引き起こす臓器同士の重要性についても議論したい．

※1　多臓器連関・組織間相互作用
複数の臓器や組織が互いに影響し合い，全身の機能や病態に関与する現象．ホルモンやシグナル分子を介し，恒常性維持や病態進展に重要な役割を果たす．

1 がん悪液質サルコペニアと加齢サルコペニアの相違点

がん悪液質および加齢に伴うサルコペニアについて，筋肉の減少を引き起こす最終的な分子メカニズムは共通していると考えられている．いずれの場合も，筋肉におけるタンパク質の分解が促進され，合成が阻害さ

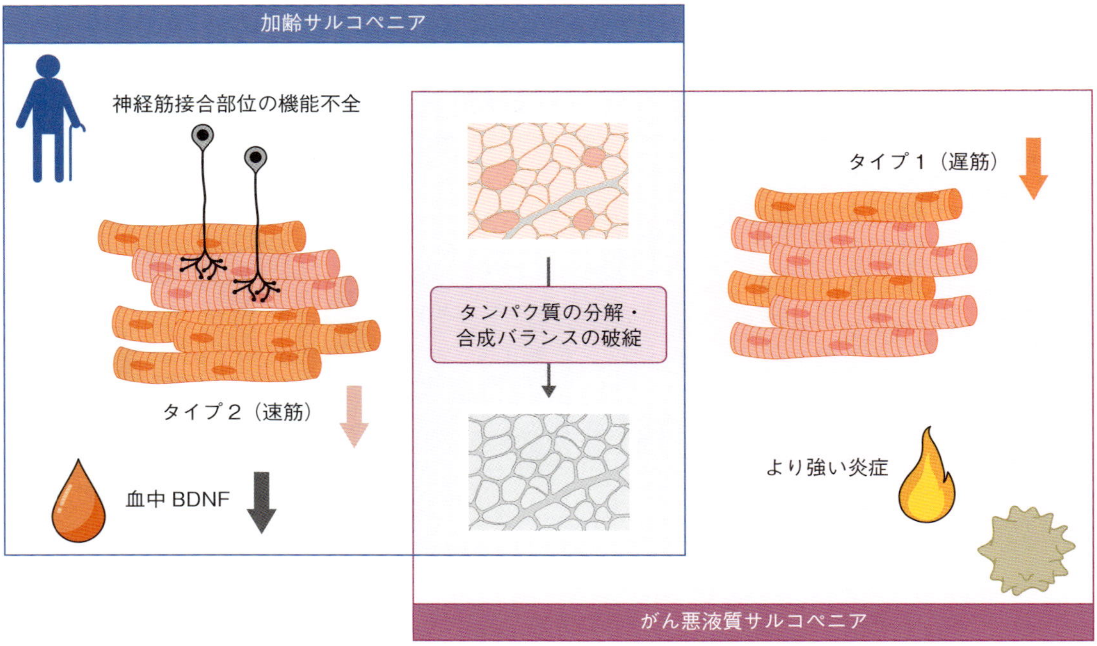

図2　加齢サルコペニアとがん悪液質におけるサルコペニアとの相違点
筋肉内で起こるタンパク質分解やタンパク質翻訳阻害のメカニズムは共通していると考えられる．一方，主な違いとして，加齢サルコペニアでは神経筋接合部位における変化やそれに伴うタイプ2線維の減少，血中のBDNFなどの低下がみられる．がん悪液質でのサルコペニアでは，より強い炎症や，不動に付随して生じるタイプ1線維の萎縮などに異なる点が存在する．（文献5，参考図書を参照）

れている[3) 4)]．タンパク質分解の促進には，TNF-α，IL-6などのサイトカインがかかわっている．NFκBやJAK/STATシグナルを介して，ユビキチンプロテアソームシステム系とオートファジー系が活性化してタンパク質分解が亢進するのだ．タンパク質合成の阻害については，IGF-1の減少に伴うAkt-mTOR経路の低下が報告されている．詳細な分子メカニズムに違いがある可能性はあるものの，タンパク質の分解・合成のバランスが破綻しているという点において，がん悪液質および加齢に伴うサルコペニアは類似していると考えてよい．

一方，筋肉の減少を誘発する要因は異なる．一般的には神経筋接合部位の変化，栄養不全，炎症，筋肉の不使用などが筋肉の減少の原因としてあげられる．これらのなかで，がん悪液質と加齢では，次の点が大きく異なると指摘されている（**図2**）[5)]．加齢サルコペニアにおいては，神経筋接合部位のリモデリング不全，タイプ2（速筋）線維の脱神経（denervation）が，骨格筋の萎縮に大きく貢献する．がん悪液質では，がんによる炎症や筋肉の不使用（運動をしないなど）が特にタイプ1（遅筋）線維の減少を引き起こし，結果として骨格筋量が減少していく．筋肉の減少に至る道筋に違いがあるということだ（**図2**）．

神経筋接合部位に関連するBDNFやGDNF，炎症性サイトカインなどの液性因子の動態が異なることも指摘されている．神経筋接合部位の形成と機能の調節は，FGF，BDNF，GDNFなどの分子によって制御される[6)]．例えば，高齢者の加齢サルコペニアでは，BDNF血清レベルが有意に低下し，筋力，身体能力，体重と正の相関関係を示す[7)]．老齢マウスにおいて，神経筋伝達が減少し，筋力が低下することも知られている．BDNF治療が加齢に伴う神経筋伝達の減少を防ぐという報告もある[8)]．がん患者については，血中BDNF量の変化について統一的な見解は得られていない[9)]．担がんマウスにおいて，褐色化した脂肪[※2]に局在するマクロファージがBDNFをさかんに分泌するようになり，

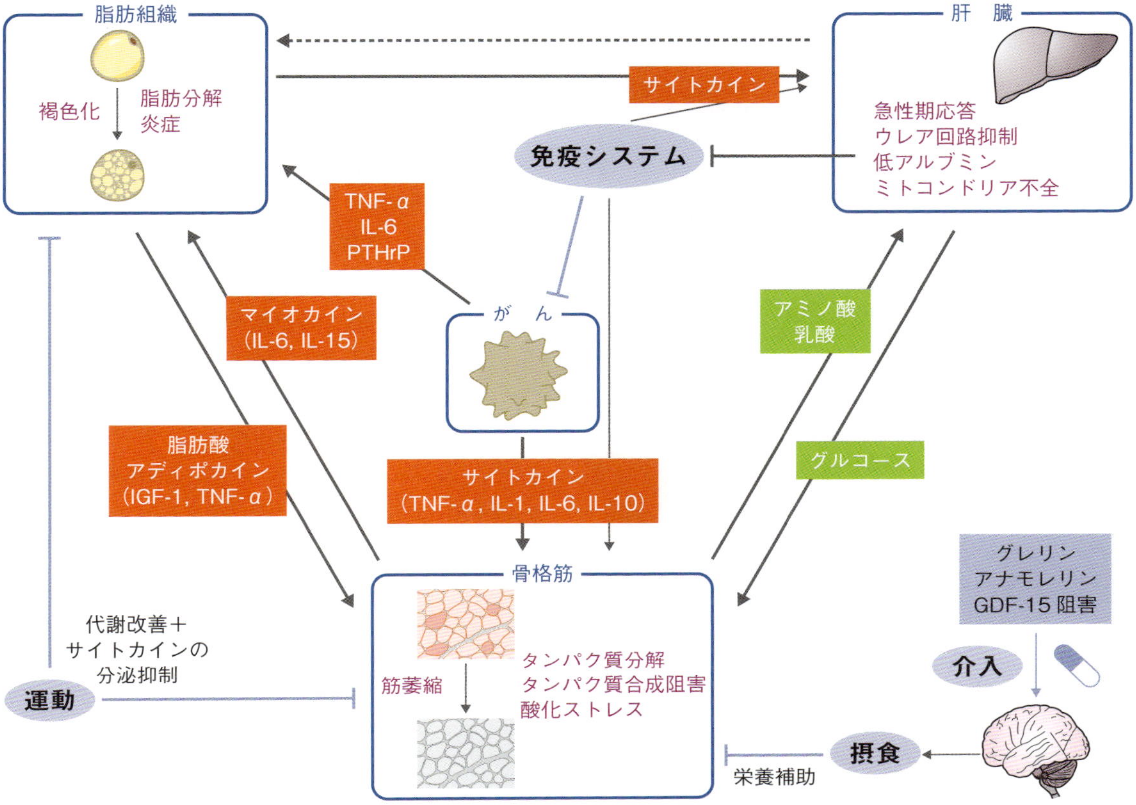

図3　がん悪液質における組織連関がもたらすサルコペニアと治療介入
伝統的に，がん悪液質研究は筋肉や脂肪といった「変化の見える」組織に着目してきた．一方で，さまざまな液性因子を介した組織連関によってがん悪液質が進行することもわかってきた．多臓器変容を網羅的に捉えることによって，がん悪液質やサルコペニア・フレイルの理解と治療介入の改善につながる．（文献2，4を参照）

交感神経を活性化し，これが褐色化の促進につながるという報告もある[10]．つまり，BDNFひとつとっても，加齢サルコペニアとがん悪液質でその病態生理機能が異なるようである．これらの分子群の挙動の違いが，がん悪液質における筋肉の萎縮と加齢サルコペニアを分ける要因である可能性は十分にある．

> **※2　脂肪の褐色化**
> エネルギーを中性脂肪として蓄える白色脂肪細胞が，エネルギーを熱として放出する褐色脂肪細胞の性質を獲得する現象．寒冷刺激や特定のホルモンにより誘導される．

2 がん悪液質における がん－脂肪－筋肉の連関

がん悪液質におけるサルコペニア・フレイルは，がんと筋肉の関係のみで説明しきれるものではない．おそらく加齢サルコペニアについても同様で，筋肉の減少を引き起こす道筋はおそらくは非常に複雑であると考えられる．本項では，がん悪液質におけるサルコペニア・フレイルの臓器連関メカニズムを解説し，加齢サルコペニアとの比較を試みる（**図3**）．

脂肪は筋肉と連関する組織の1つである．脂肪組織の減少はがん悪液質において顕著にみられる症状で，体重減少やフレイルの原因となる[11]．がんに伴う脂肪組織の減少は脂肪分解の活性化に起因する[3]．脂質分解酵素の遺伝学的欠失が，がんモデルマウスにおける脂肪の分解と減少，骨格筋の減少を予防することが報告されている．したがって，脂肪の減少が原因となって起こる筋肉の減少ががん悪液質におけるサルコペニアを説明する可能性がある．また，がんはサイトカインを介して脂肪組織に作用し，脂肪組織の褐色化や脂肪分解を誘導する．IL-6以外にも，肺がん由来のPTH（副甲状腺ホルモン）やPTHrP（PTH関連タンパク質）が脂肪組織とサルコペニアを引き起こすことが知られている[12) 13)]．

脂肪組織の減少と筋肉の減少の関連にはアディポカインもかかわっている[3) 14)]．脂肪組織から分泌されるアディポカイン（TNF-α，IGF-1）や遊離脂肪酸により，サルコペニアが惹起されるのだ．カヘキシア患者においてはサルコペニアよりも早く脂肪分解が起こっていることも報告されている．一方で，筋肉から分泌されるマイオカイン（IL-6, IL-15）も脂肪組織に影響を与え，脂肪組織の褐色化を制御することが報告されている．

前述に関連して，脂肪組織の減少はがん悪液質の定義に含まれていない理由について考察する．例えば，前立腺がんでは肥満と悪液質が同時に存在することがある．筋肉は減少しても白色脂肪組織が増加する「痩せないカヘキシア」が観察される[15)]．加齢や生活習慣により引き起こされるサルコペニアに付随する肥満も，前立腺がん患者においては特に重要な要素である．このような場合，前立腺がんの悪性度とBMIの相関関係は弱く，肥満にもかかわらず悪液質が進行することがある．このように肥満と悪液質による体重減少は一見対極的な病態に見えるが，共存しうることからも，がん悪液質の理解が一様にならないことがわかる．

3 肝臓の異常：マルチオミクスによるアプローチ

ここまで述べてきたとおり，がん悪液質研究の多くが筋肉や脂肪組織の変容に着目してきた．一方，近年の研究により，肝臓もがんの影響を受ける主要な臓器の一つとして着目されつつある．担がん個体における肝臓の異常は多岐にわたり，肝臓の異常によるエネルギーバランスの破綻ががん悪液質を加速させると考えられている[3)]．

肝臓が筋肉と連関してがん悪液質を進展させる機構として，まず急性期応答があげられる．肝臓の急性期応答はがんや免疫細胞が分泌するサイトカインによって惹起され，C反応タンパク質（CRP）をはじめとするタンパク質が大量に産生される．その結果，多量のアミノ酸が消費される．このアミノ酸の供給源として筋肉でのタンパク質分解が考えられている．加えて，コリ回路とよばれる筋肉と肝臓とを結ぶ代謝回路も存在する．がんや筋肉では解糖系が亢進するが，そこで産生される乳酸は肝臓において糖新生に利用される．乳酸は糖新生を介してグルコースを産生し，がんや筋肉の解糖系に寄与する．筆者たちのグループは空間トランスクリプトーム解析とシングルセル解析を駆使し，がん移植によって肝細胞は遺伝子発現パターンが撹乱されることも示している[16)]．さらに肝臓においてはミトコンドリアの機能不全や脂質代謝異常も観察されており，これらが複合的に働くことによって個体全体のエネルギーバランスの破綻につながると考えられている．

その他にも筆者たちはトランスクリプトーム解析とメタボローム解析を組合わせて，，担がんマウスの肝臓においてニコチンアミドメチル基転移酵素（NNMT）の発現量が増えることを見出した[17)]．先に述べたマルチオミクス解析が活躍した例である．がんがNNMTを介して宿主の肝臓の代謝異常，特にウレア回路[※3]の抑制を引き起こしている．興味深いことに，この担がんマウスにおいて，脂肪組織の減少が起こり運動量が下がっている状況下でも筋肉量自体は減っていない[17)]．先述した筋肉の消耗よりも早く脂肪分解が起こっていることも考慮に入れると[3) 14)]，サルコペニアに至る前段階のフレイルが，肝臓を基点として起こっている可能性も考えられる．

基点となりうる肝臓についてであるが，肝臓でつくられるアルブミンの低値は進行がん患者でみられる一方で，これが何を意味しているか不明であった．アルブミン量と患者の体内状態を相関づけるため，全身性

※3　ウレア回路

肝臓でアンモニアを無毒な尿素に変換し排出する代謝経路．酵素反応を通じて有害な窒素廃棄物を処理し，体内の窒素バランスを保つ．

炎症がなく前悪液質より前の状態の，転移性乳がん患者の血漿メタボローム解析や末梢血単核球の遺伝子発現解析を実施した[18]．その結果，低アルブミン状態が免疫抑制状態を意味することが示唆された．このような患者の多様性を加味した分析によって，より早期の変容を捉えることができ，そのなかで肝臓のがん悪液質におけるより上流におけるトリガーとしての役割も見えてきた．

マルチオミクス解析は，対象の全体像を捉え，現象を説明する変数を絞り込むことに役立つ．例えば筆者らのNNMTに関する研究は，NNMTががん悪液質にかかわるのではないか，という仮説に基づいてはじまった研究ではない．肝臓の異常を網羅的に記載する過程において，データに基づいてNNMTに着目した研究である．がんに起因する病態生理やサルコペニアといった，分子的な全体像が明らかにされていない現象を適切に理解するためには，マルチオミクス解析のような網羅的なアプローチがますます重要になるだろう．マルチオミクスに関しては，過去の実験医学「特集：がんと全身性代謝変容」や「特集：マルチオミクスを使って得られた最新知見」なども参考にしていただきたい（参考図書）．

4 がん悪液質における治療ターゲットと介入

がん悪液質によって減少した筋肉量はどのような介入によって回復しうるのか．関与する因子も多く見出されているものの，現時点では，治療の選択肢は少ない．現在の治療ターゲットとなる分子としては，グレリンとGDF-15があげられる．

グレリンは視床下部・下垂体に作用し，肝臓からのIGF-1分泌を亢進させる．また，食欲中枢に作用し食欲亢進を促す．グレリンの受容体のアゴニストであるアナモレリンは筋肉量や食欲の改善につながることが報告されている[19]．老化モデルマウスでは血中グレリンの増加がみられ，グレリンシグナル増強剤であるリクンシトがサーチュイン1の活性化を通して筋萎縮を抑制するという報告がある[20]．グレリンの増減が加齢への適応や加齢の進行にかかわることを示す成果であり，グレリンの投与は加齢サルコペニアに対する治療法としても期待される．

GDF-15は脳幹に作用することで，食欲不振と体重減少に寄与する[21]．担がんマウスやがん患者ではGDF-15が増加することが知られている．GDF-15の受容体であるGFRALノックアウトマウスでは，化学療法依存的な食欲不振と体重減少が抑制され，担がんマウスの生存率が改善した[22]．また，サルコペニアやフレイルを伴う急性入院の高齢患者においてGDF-15の血中濃度が増加することも報告されている[23]，GDF-15に対する抗体はがん悪液質治療の新しい軸として注目されており，今後，サルコペニア治療にも使われていく可能性がある．

これらの食欲に作用する治療戦略からも分かる通り，適切な栄養療法も，筋肉および脂肪組織の維持に寄与する．しかしながら，栄養の治療的側面ばかりが注目されており，予防的側面を評価する研究は少ない．運動は，筋肉および脂肪組織の代謝を改善し，炎症性サイトカインの分泌を抑制することが示されている[24]．しかし，栄養も運動も早期の介入が肝要であり，がん悪液質の病態の複雑さを考えると複数のアプローチの併用が重要であると考えられる．その最適化，すなわち個々人の背景に合わせたオーダーメイド医療が課題となる．その診断のための分子マーカーやメカニズムの詳細が希求される．

おわりに

本稿では，筆者らが専門とするがん悪液質を例にとって，サルコペニア・フレイルの理解を掘り下げることを試みた．サルコペニア・フレイルを正確に理解するためには，単一の臓器や組織を考えるだけでなく，臓器や組織のつながりを観察することが重要である．また，サルコペニア・フレイルの原因が何かということによって，理解を切り分けることも必要だ．これらに基づき，サルコペニア・フレイルの出鼻を早期に捉えて，治療介入への道筋を立てることが今後の課題である．この課題に立ち向かうために，時間軸・多臓器性・多階層性を意識したマルチオミクスはさらに求められるが，その生物学的意味を抽出できなければデータの羅列にとどまってしまう．独自性を有する切り口を見定めたうえでのアプローチが肝心であろう．オミクス解析の発展や新しい視座によってぼんやりと見えてきた全体像をさらに鮮明にするための，不断の努力と工夫が求められる．

文献

1） Fearon K, et al：Lancet Oncol, 12：489-495, doi:10.1016/S1470-2045(10)70218-7（2011）
2） Nakamura Y, et al：Cancer Sci, 115：715-722, doi:10.1111/cas.16078（2024）
3） Wang YF, et al：MedComm (2020), 3：e164, doi:10.1002/mco2.164（2022）
4） Setiawan T, et al：J Hematol Oncol, 16：54, doi:10.1186/s13045-023-01454-0（2023）
5） Moreira-Pais A, et al：Biogerontology, 22：459-477, doi:10.1007/s10522-021-09932-z（2021）
6） Wu H, et al：Development, 137：1017-1033, doi:10.1242/dev.038711（2010）
7） Miyazaki S, et al：Geriatr Gerontol Int, 21：27-33, doi:10.1111/ggi.14089（2021）
8） Greising SM, et al：J Physiol, 593：431-440, doi:10.1113/jphysiol.2014.282244（2015）
9） Çerçi B, et al：Cytokine Growth Factor Rev, 71-72：105-116, doi:10.1016/j.cytogfr.2023.07.003（2023）
10） Xie H, et al：Proc Natl Acad Sci U S A, 119：e2112840119, doi:10.1073/pnas.2112840119（2022）
11） Petruzzelli M, et al：Cell Metab, 20：433-447, doi:10.1016/j.cmet.2014.06.011（2014）
12） Kir S, et al：Nature, 513：100-104, doi:10.1038/nature13528（2014）
13） Kir S, et al：Cell Metab, 23：315-323, doi:10.1016/j.cmet.2015.11.003（2016）
14） Fouladiun M, et al：Cancer, 103：2189-2198, doi:10.1002/cncr.21013（2005）
15） Rocha-Rodrigues S, et al：Int J Mol Sci, 22：4469, doi:10.3390/ijms22094469（2021）
16） Vandenbon A, et al：Commun Biol, 6：97, doi:10.1038/s42003-023-04479-w（2023）
17） Mizuno R, et al：Nat Commun, 13：3346, doi:10.1038/s41467-022-30926-z（2022）
18） Nakamura Y, et al：bioRxiv, doi:10.1101/2023.09.05.556440（2023）
19） Garcia JM, et al：Lancet Oncol, 16：108-116, doi:10.1016/S1470-2045(14)71154-4（2015）
20） Fujitsuka N, et al：Mol Psychiatry, 21：1613-1623, doi:10.1038/mp.2015.220（2016）
21） Emmerson PJ, et al：Nat Med, 23：1215-1219, doi:10.1038/nm.4393（2017）
22） Breen DM, et al：Cell Metab, 32：938-950.e6, doi:10.1016/j.cmet.2020.10.023（2020）
23） Kamper RS, et al：J Cachexia Sarcopenia Muscle, 15：1549-1557, doi:10.1002/jcsm.13513（2024）
24） Leal LG, et al：Front Physiol, 11：570170, doi:10.3389/fphys.2020.570170（2020）

参考図書

・「特集：がんと全身性代謝変容」（河岡慎平／企画），実験医学 Vol.42 No.4, 羊土社（2024）
・「特集：骨格筋の維持機構を暴き、サルコペニアに挑む！」（上住聡芳／企画），実験医学 Vol.38 No.16，羊土社（2020）
・「総力戦で挑む老化・寿命研究」（今井眞一郎，吉野　純，鍋島陽一／編），実験医学増刊 Vol.35 No.20，羊土社（2017）
・「特集：マルチオミクスを使って得られた最新知見」（大澤　毅／企画），実験医学 Vol.38 No.8，羊土社（2020）

＜著者プロフィール＞

樫尾宗志朗：2018年東京大学大学院薬学系研究科 博士課程修了．博士（薬学）．同年より東京大学大学院薬学系研究科 助教（現職）．代謝とショウジョウバエ遺伝学を基盤に，体内環境や組織連関がさまざまな個体の生理を制御するメカニズムを研究．組織再生の遠隔制御や，個体を超えた組織連関として生殖・次世代への影響などに着目してきた．階層性を超えた生命現象の理解を通じて，個体の健康がどのように形成され，破綻するかを探求中．

河岡慎平：2012年東京大学大学院農学生命科学研究科 博士課程修了．博士（農学）．コールドスプリングハーバー研究所 博士研究員（'12年～'14年），JST ERATO佐藤ライブ予測制御プロジェクト グループリーダー・国際電気通信基礎技術研究所 主任研究員（'14年～'18年）を経て，'18年より現職（京都大学医生物学研究所 特定准教授），'21年より現職（東北大学加齢医学研究所 准教授），'23年より現職（日本学術会議 連携会員）．

Overview

栄養科学と創薬による包括的アプローチ

青木吉嗣

日本が直面する超高齢社会において，「健康寿命」の延伸は社会的・医療的に最重要課題の一つである．筋萎縮や筋疾患に関する最新の研究は，栄養科学と創薬の双方からアプローチすることで，疾患理解と治療法開発の新たな地平を切り拓いている．本章では，栄養学，腸内環境，骨格筋代謝，糖鎖生物学，ミオスタチン阻害，α-Klothoを中心とした多岐にわたる研究成果を概説し，それらがもたらす骨格筋生物学研究への影響と将来の展望を論じる．

第6章-1の清水は，食品成分の評価に特化した*in vitro*筋力測定技術を開発した．この技術は動物実験の代替手法として注目されており，筋細胞レベルで食品の機能性を直接評価する新たな道を提供している．また，第6章-2の青井は，腸内細菌と骨格筋との相互作用に注目し，腸内環境を制御することで筋萎縮の予防や治療が可能であることを示唆した．この研究テーマは，学際的研究のさらなる発展に新たな挑戦の場を提供している．第6章-3の本橋らは，NAD$^+$添加を介したミトコンドリア機能の活性化により，骨格筋の筋量維持にかかわるメカニズムを明らかにしつつある．この知見は，骨格筋機能維持のための新たな治療法開発に向けた重要な知的基盤を形成する．一方，第6章-4の金川は糖鎖の翻訳後修飾が筋疾患に与える影響を詳細に論じ，その機能的役割に基づく新たな研究視点を提示している．さらに，第6章-5の伊東らは高齢者の筋力維持と生活の質向上をめざし，ミオスタチン阻害を加齢性筋萎縮の治療標的として提案している．このアプローチは，加齢による筋機能低下に対する新しい介入法として期待されている．加えて，第6章-6の大澤は，長寿タンパク質α-KlothoがTGF-βシグナルを阻害することで寿命を延長しうる可能性を示し，その基礎研究成果を社会実装につなげる具体的な展望を論じている．

これらの知見は，骨格筋機能の維持・再生をめざした次世代治療法の基盤を形成する可能性を秘めている．本章が，若手研究者や医療従事者，学生らに対し，筋萎縮・筋疾患の理解と治療戦略を多角的に学ぶための指針を提供し，次世代を担う科学の発展に寄与することを期待する．

1. 骨格筋に作用する食品成分の開発 —*in vitro* 筋力測定技術の活用

清水一憲

骨格筋に作用する食品成分の探索や作用機序解明のため，培養筋細胞の筋力を測定するための技術（インビトロ筋力測定技術）が開発されている．この技術は，従来の動物実験や平面細胞培養に代わる新しい実験技術として非常に期待されている．本稿では，これまでに開発されたインビトロ筋力測定技術の概要を紹介し，さらに筆者らが開発した技術を用いて食品機能性成分であるL-アンセリンとケルセチンを評価した研究成果についても解説する．

はじめに

食はあらゆる生命活動の根幹をなし，健康を保つために欠かせないものである．通常，食の機能は三つに分類される．第一の機能は生命維持のための栄養機能，第二の機能は味覚や嗅覚に影響する嗜好機能，そして第三の機能は体調を調節して疾病を予防する生体調節機能である．特に第三の機能は，健康や病気との関連から社会的に大きな注目を集めており，新たな機能性分子の探索や作用メカニズムの解明が期待されている．これまで，実験動物を用いた食品の機能性分子の研究開発が数多く行われてきたが，ヒトとの種差による機能性分子の効能の違いが存在する場合がある．また昨今，動物愛護の観点から，多くの企業で動物実験の実施が減少している．このような背景から，食品の機能性分子がヒトでどのような生理活性をもつかを正しく評価することができる，優れた動物実験代替法の開発が求められている．

［略語］
MPS： Microphysiological systems（生体模倣システム）
PGC-1 α： Peroxisome proliferator-activated receptor gamma coactivator 1-alpha

動物実験代替法の一つに培養細胞を用いる評価法がある．培養骨格筋細胞は，核を一つもつ筋芽細胞が増殖し，それが融合することで核を複数もつ細長い筋管細胞となる．筋管細胞の分化が進むと，電気パルスなどの刺激に応答して収縮するようになる．収縮により発生する力（筋力）は，複数のシグナル伝達経路と構造タンパク質の複雑な相互作用を反映していると考えられるため，食品成分の機能性を評価する場合の重要な指標になると考えられる．しかし，プラスチック製マルチウェルプレートを用いた通常の平面培養では筋管細胞の筋力を評価するのは難しい．そこで，培養筋細胞の筋力を測定するための技術（インビトロ筋力測定技術）の開発が進んでいる[1) 2)]．

本稿では，これまでに開発されたインビトロ筋力測定技術を概説した後に，筆者らが開発したインビトロ

Development of food ingredients targeting skeletal muscle: utilizing *in vitro* techniques for measuring contractile force

Kazunori Shimizu：Department of Biomolecular Engineering, Graduate School of Engineering, Nagoya University（名古屋大学大学院工学研究科生命分子工学専攻）

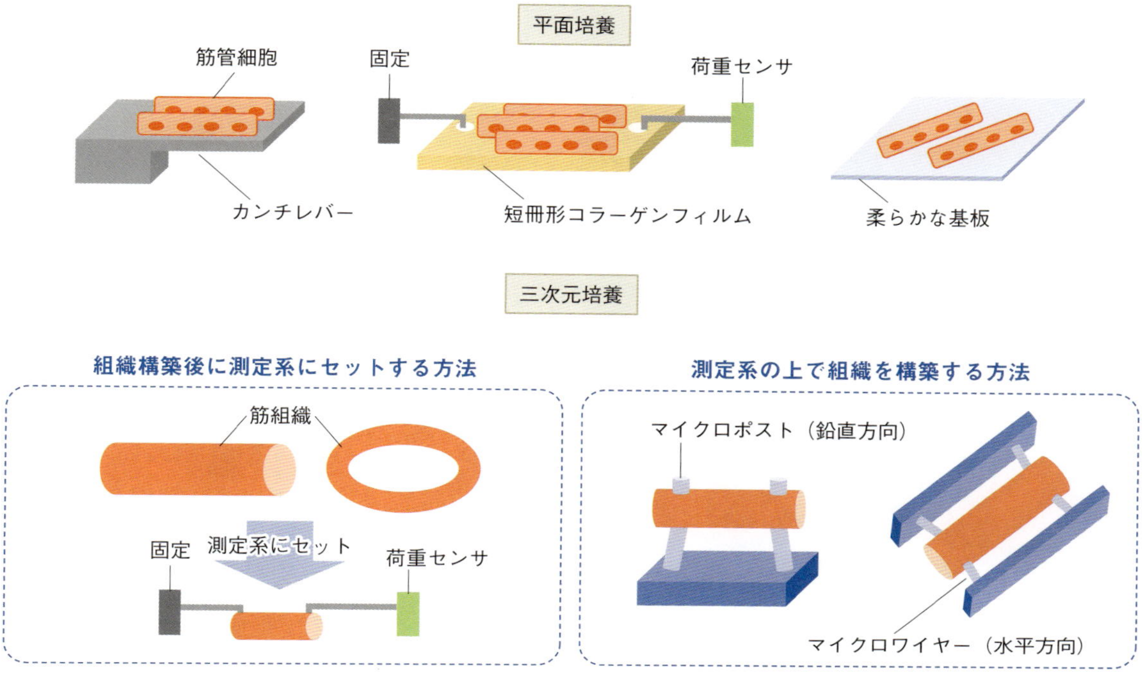

図1　インビトロ筋力測定技術

筋力測定技術を食品機能性成分の開発に応用した研究成果を紹介する．

1 培養筋細胞の筋力測定技術

これまでに開発されたインビトロ筋力測定技術は，平面培養した細胞の筋力を測定する技術と三次元培養した細胞の筋力を測定する技術の二つに大別される（**図1**）．

1）平面培養

前述したように，通常の平面培養法では筋力を測定することができないため，特別なデバイスや基板が用いられる．例えば，シリコン製カンチレバーと原子間力顕微鏡の検出システム（光てこ法）を応用した方法がある[3]．この方法では，カンチレバー上で培養した筋管細胞の筋力でわずかに動くカンチレバーの変位を，カンチレバー背面に当てたレーザーの反射光の位置変化として検出する．また同じくカンチレバーを用いた方法として，シリコンゴム薄膜製カンチレバーを用いる方法がある[4]．この方法では，カンチレバー上で培養した筋管細胞の筋力で大きく変化するカンチレバーの変位を光学顕微鏡で観察する．カンチレバーを用いない方法として，短冊型コラーゲンフィルムと荷重センサを用いた方法がある[5]．数百μm幅に加工したコラーゲンフィルムの上で筋管細胞を平面培養する．コラーゲンフィルムの片側を固定し，もう片側を荷重センサにつなげる．筋管細胞の収縮で縮むコラーゲン薄膜の発生力を荷重センサで検出する．また，柔らかな基板の表面の変形により，表面上で培養した筋細胞の筋力を評価する方法もある．例えば，柔軟なシリコンゴム薄膜基板が用いられ，筋管細胞の収縮によるシリコンゴム薄膜基板表面のシワ形成量を顕微鏡で観察する[6]．

2）三次元培養

三次元培養には，ハイドロゲルや多孔質材料などの足場を利用して骨格筋細胞を三次元培養する方法や，足場を利用せずに細胞だけで三次元組織を構築する方法がある．いずれかの方法で構築した三次元筋組織であっても，例えば荷重センサなどを組み込んだ筋力測定系にセットすることで，筋力を測定することができ

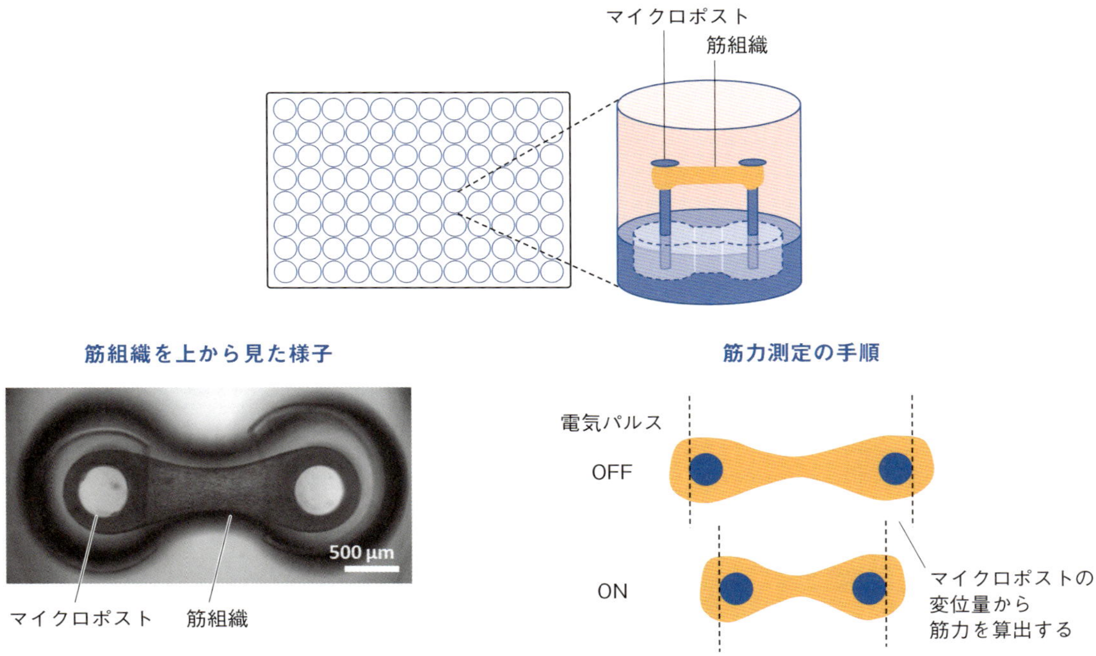

図2　筆者らが開発した96ウェルプレート対応の筋力測定系

る[7) 8)]．また，筋組織を構築した後に測定系にセットするのではなく，あらかじめ筋力測定系の上で三次元筋組織を構築する方法もある[9)～12)]．例えば，二本の柔軟な構造物（うち一本は柔軟でなくてもよい）を橋渡しするように，三次元筋組織を構築する．三次元筋組織の筋力で動く，柔軟な構造物の変位量を計測することで筋力を測定することができる．柔軟な構造物としては，鉛直方向に伸びたマイクロポストや水平方向の両端固定型マイクロワイヤー構造が使われることが多い．

いずれの方法を用いても筋力を評価することは可能であるが，それぞれの技術に一長一短がある．このため，おのおのの実験環境や研究目的に合わせて，最適な技術を選択する必要がある．

2 食品成分開発への応用

骨格筋を構成する筋線維は収縮特性や代謝特性の違いから，遅筋線維（タイプ1，持久力）と速筋線維（タイプ2，瞬発力）に分類される．ヒトと齧歯類では，速筋線維を構成するミオシン重鎖タンパク質の種類が異なる（ヒトではタイプ2bが発現しない）ことから[13)]，培養細胞を用いた食品成分の評価においてもヒト由来の骨格筋細胞を使用することが望ましい．筆者らは，独自のインビトロ筋力測定技術として，前述したマイクロポストを利用した96ウェルプレート対応の筋力測定系を開発した（**図2**）[14)]．この系を活用し，ヒト由来筋細胞から構築した三次元組織に対して，食品成分が与える影響を評価した[15) 16)]．

1）L-アンセリン

加齢とともに筋力が低下することで運動機能障害が起こり，要介護や要支援のリスクが高まると考えられている[17)]．そのため，筋力低下を予防することや筋力を増強させることは，健康寿命の延伸や生活の質の向上に貢献する可能性がある．筆者らは，筋力を増強させる可能性のある食品機能性成分としてL-アンセリンに注目した．L-アンセリンはイミダゾールジペプチド[※1]の一種であり，カジキやカツオなどの遊泳能力の高い回遊魚や鳥類に多く含まれる．特に骨格筋に関連する生理活性としては，L-アンセリンが運動誘発性筋損傷を改善すること[18)]や，L-アンセリンなどのイミダゾールジペプチドを含む鶏肉抽出物が脚力を増強する

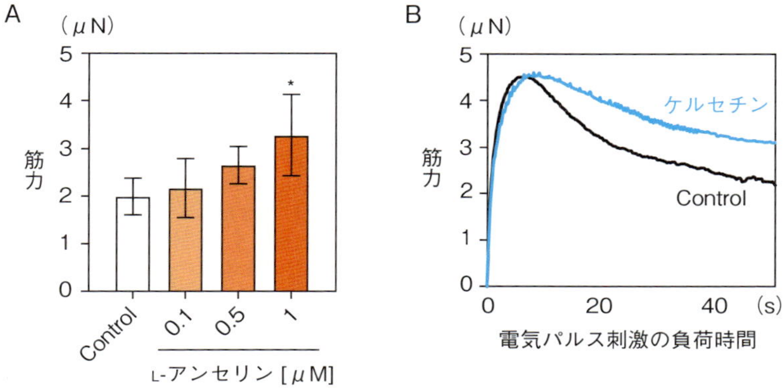

図3　96ウェルプレート対応の筋力測定系を用いた食品成分の評価
A）L-アンセリンがヒト三次元筋組織の筋力に与える影響を評価した．B）ケルセチンがヒト三次元筋組織の筋持久力に与える影響を評価した．（Aは文献15，Bは文献16より引用）

こと[19]が報告されている．こうした背景から，L-アンセリンが筋分化や筋力の向上に寄与すると考えられたが，ヒト骨格筋に対する直接的な作用は明らかになっていなかった．そこで，独自のインビトロ筋力測定技術を活用し，ヒト由来骨格筋細胞を用いて構築した三次元組織に対するL-アンセリンの作用を評価した[15]．

構築した筋組織に対してL-アンセリン（0，0.1，0.5，1 μM）を作用させ，筋力を測定した．その結果，1 μMの条件で筋力が有意に大きくなった（**図3A**）．筋組織内の筋管細胞を観察したところ，筋管細胞数は変化しなかったが，太さやサルコメア構造をもつ割合が増加した．また，筋組織に対して，L-アンセリンを構成するβ-アラニンと1-メチルヒスチジンを作用させ，筋力を測定した．その結果，筋力は変化しなかった．このことから，L-アンセリンの筋力増大作用にはジペプチド構造が重要であることが示唆された．L-アンセリンの作用機序にヒスタミン受容体の関与が示唆されたため，筋組織に対してヒスタミン受容体アンタゴニストとL-アンセリンを同時に作用させ，筋力を測定した．その結果，ヒスタミン受容体1アンタゴニストがL-アンセリンの筋力増大作用を消失させた．このことから，L-アンセリンの筋力増大作用にはヒスタミン受容体1が関与していることが示唆された．このように，インビトロ筋力測定技術を用いてL-アンセリンの評価を行い，L-アンセリンが筋力維持向上に寄与する機能性成分である可能性を見出した．

2）ケルセチン

筋持久力は運動能力の一つであり，心血管疾患発症リスクや転倒，死亡率と関連する[20][21]．そのため，筋持久力を向上させることは，健康寿命の延伸や生活の質の向上に貢献する可能性がある．筆者らは，筋持久力を向上させる可能性のある食品機能性成分としてケルセチンに注目した．ケルセチンはポリフェノール※2の一種であり，玉ねぎやブロッコリーなどのさまざまな野菜や果物に含まれる．特に骨格筋に関連する生理活性としては，齧歯類生体筋や齧歯類由来骨格筋細胞で，筋持久力に優れる遅筋線維を増やすことが報告されている[22]．しかし，ヒト骨格筋の筋線維タイプや筋持久力に対する直接的な作用は明らかになっていなかった．そこで，独自のインビトロ筋力測定技術を活用し，ヒト由来骨格筋細胞を用いて構築した三次元組織に対するケルセチンの作用を評価した[16]．

※1　イミダゾールジペプチド
イミダゾール基をもつヒスチジンを構成成分とするジペプチドの総称．アンセリン（β-アラニル-3-メチルヒスチジン），カルノシン（β-アラニル-ヒスチジン），バレニン（β-アラニル-1-メチルヒスチジン）などが含まれる．

※2　ポリフェノール
ベンゼン環に複数の水酸基が結合した化合物の総称．植物に存在する苦みや色素成分である．天然物として5,000種類以上が同定されており，ケルセチン，カテキン，アントシアニン，イソフラボンなどが含まれる．

インビトロ筋力測定技術を用いた評価に先立ち，通常の平面培養法を用いて，ケルセチン（0，1，3，10 μM）がヒト由来骨格筋細胞の筋線維タイプに影響するかどうかを検証した．その結果，10 μMの条件で遅筋線維が増加した．また，ケルセチン添加により，遅筋線維増加に寄与する転写共役因子であるPGC-1 αの遺伝子発現が増加していた．そこで，インビトロ筋力測定技術を用いて，ケルセチンがヒト三次元筋組織の筋持久力に影響するかを評価した．構築した筋組織に対してケルセチン（0，10 μM）を作用させ，筋持久力を測定した．筋持久力の測定では，電気パルス刺激をかけ続けることで筋組織を収縮させ続け，その間の筋力変化を観察した．その結果，ケルセチン添加有無にかかわらず，収縮させ続けたことにより筋力が徐々に減弱したが，ケルセチン添加によって，筋力減弱が有意に低減された（**図3B**）．これは，ケルセチンがヒト筋組織の疲労耐性を向上させたことを示唆する．また，収縮速度と弛緩速度が増加するなど，遅筋線維の特徴に一致した表現型を示した．このように，インビトロ筋力測定技術を用いてケルセチンの評価を行い，ケルセチンが筋持久力向上に寄与する機能性成分である可能性を見出した．

おわりに

本稿では，培養骨格筋細胞を用いた動物実験代替法の一つとして，インビトロ筋力測定技術を概説し，それを用いて食品機能性成分を評価した筆者らの研究例を二つ紹介した[15) 16)]．紹介した二つの例では，L-アンセリンとケルセチンという既知の食品機能性成分の未知の作用メカニズムの一端を明らかにすることができた．筆者らのインビトロ筋力測定技術は96ウェルプレートに対応した評価系である[14)]．今後，ラボオートメーション技術を応用し，スループット性を向上させることで，機能性成分の探索にも展開が可能であると期待される．本稿でとり上げたインビトロ筋力測定技術を含む先進の細胞培養技術は，MPS[※3]と総称される．食品だけでなく，医薬品・化成品・化粧品の研究開発においても活用がたいへん期待されており，革新的なMPSの開発が急速に進んでいる．今後ますますMPSの開発と活用が進むことで，食品機能性成分の社会実装に向けた研究開発が加速することを期待したい．

文献

1） Shimizu K, et al：J Biosci Bioeng, 115：115-121, doi:10.1016/j.jbiosc.2012.08.024（2013）
2） Vesga-Castro C, et al：Elife, 11：e77204, doi:10.7554/eLife.77204（2022）
3） Wilson K, et al：Lab Chip, 7：920-922, doi:10.1039/b617939h（2007）
4） Sun Y, et al：Acta Biomater, 9：7885-7894, doi:10.1016/j.actbio.2013.04.036（2013）
5） Fujita H, et al：Biotechnol Bioeng, 106：482-489, doi:10.1002/bit.22705（2010）
6） Hamaguchi H, et al：Sci Rep, 12：13818, doi:10.1038/s41598-022-17548-7（2022）
7） Juhas M, et al：Proc Natl Acad Sci U S A, 111：5508-5513, doi:10.1073/pnas.1402723111（2014）
8） Yamamoto Y, et al：J Biosci Bioeng, 108：538-543, doi:10.1016/j.jbiosc.2009.05.019（2009）
9） Vandenburgh H, et al：Muscle Nerve, 37：438-447, doi:10.1002/mus.20931（2008）
10） Afshar ME, et al：Sci Rep, 10：6918, doi:10.1038/s41598-020-62837-8（2020）
11） Shimizu K, et al：Bioengineering (Basel), 4：56, doi:10.3390/bioengineering4020056（2017）
12） Pallotta I, et al：Physiol Rep, 12：e70051, doi:10.14814/phy2.70051（2024）
13） Ennion S, et al：J Muscle Res Cell Motil, 16：35-43, doi:10.1007/BF00125308（1995）
14） Yamamoto K, et al：Biotechnol Bioeng, 119：2196-2205, doi:10.1002/bit.28125（2022）
15） Nagai A, et al：J Agric Food Chem, 71：8952-8958, doi:10.1021/acs.jafc.3c01685（2023）
16） Nagai A, et al：FASEB J, 38：e70009, doi:10.1096/fj.202400914RR（2024）
17） Kitamura A, et al：J Cachexia Sarcopenia Muscle, 12：30-38, doi:10.1002/jcsm.12651（2021）
18） Alkhatib A, et al：Nutrients, 12：1146, doi:10.3390/nu12041146（2020）
19） Sato M, et al：Nippon Shokuhin Kagaku Kogaku Kaishi, 59：182-185, doi:10.3136/nskkk.59.182（2012）
20） Vaara JP, et al：Int J Sports Med, 35：356-360, doi:10.1055/s-0033-1349092（2014）
21） Katzmarzyk PT & Craig CL：Med Sci Sports Exerc, 34：740-744, doi:10.1097/00005768-200205000-00002（2002）
22） Chen X, et al：Food Funct, 12：2693-2702, doi:10.1039/d1fo00031d（2021）

※3　MPS（Microphysiological systems）

生体模倣システムのことで，培養細胞を用いて臓器・組織の構造や機能を再現した先進の*in vitro*モデルの総称．オルガノイド，スフェロイド，Organ-on-a-chip，Multiorgan-on-a-chipなどのさまざまな革新的バイオエンジニアリング技術が含まれる．

<著者プロフィール>

清水一憲：2003年名古屋大学工学部化学・生物工学科卒業．'07年同大学院工学研究科博士後期課程短期修了，博士（工学）．'07～'09年豊田中央研究所勤務．'09～'13年京都大学大学院薬学研究科・特定助教．'13～'14年大阪大学大学院基礎工学研究科・助教．'14年より名古屋大学大学院工学研究科・准教授．その間，'09～'14年立命館大学R-GIRO・客員研究員，'18～'19年米国ボストン大学・Visiting Researcher．主にバイオマイクロデバイスの開発と応用研究にとり組んでいる．

2. 腸内環境から制御する骨格筋の代謝・萎縮

青井 渉

栄養素の消化・吸収の場である腸は，管腔内から異物の進入を防ぐバリアとして働く．腸管バリア機能が破綻すると，有害物質が循環中へ侵入し，骨格筋の代謝能を撹乱するとともに萎縮を促す．また，腸内に生息する細菌は宿主に多様な影響をもたらすことがわかってきた．腸内細菌は，食習慣，運動習慣に影響を受けながら，代謝産物を介して骨格筋の機能に干渉する．本稿では，腸内環境−骨格筋軸を基盤とした代謝・萎縮の制御機構を紹介し，腸内環境の介入によるサルコペニアの予防，治療の可能性について概説する．

はじめに

食物を摂取すると，口腔から食道，胃を経て小腸に到達する．この過程で消化された栄養素は，腸管上皮から体内に吸収され，残留物は便として排泄される．管腔内から血管やリンパ管に吸収された物質は，体内を循環して全身の細胞に運搬される．骨格筋のエネルギーやタンパク質の基質は，食物から摂取した栄養素であり，腸における消化・吸収機能は健全な骨格筋機能を支えるために不可欠である．食物中には，栄養素の他，さまざまな物質が含有され，なかには生体にとって有害なものも存在する．腸管は，体外（管腔内）と体内を隔てるバリアとして，有害物質の吸収を防ぎ，生体防御のための重要な働きをする．また腸内には約1,000種類，40兆個もの細菌が存在し，これらが宿主に多くの干渉をする．このような腸管や腸内細菌の働きが，遠隔にある骨格筋の機能に影響を及ぼすことがわかってきた．

[略語]

AMPK：AMP activated protein kinase（AMP活性化プロテインキナーゼ）
CCL-2：C-C motif chemokine ligand-2（C-Cモチーフケモカインリガンド2）
CML：Carboxymethyl-lysin（カルボキシメチルリジン）
CXCL-1：C-X-C motif ligand-1（C-X-Cモチーフリガンド1）
I-FABP：Intestinal fatty acid binding protein（腸型脂肪酸結合タンパク質）
IGF-1：Insulin-like growth factor-1（インスリン様成長因子）
IRS：Insulin receptor substrate（インスリン受容体基質）
LPS：Lipopolysaccharide（リポ多糖）

Gut environment regulates metabolism and atrophy of skeletal muscle

Wataru Aoi：Laboratory of Nutrition Science, Graduate School of Life and Environmental Sciences, Kyoto Prefectural University（京都府立大学大学院生命環境科学研究科栄養科学）

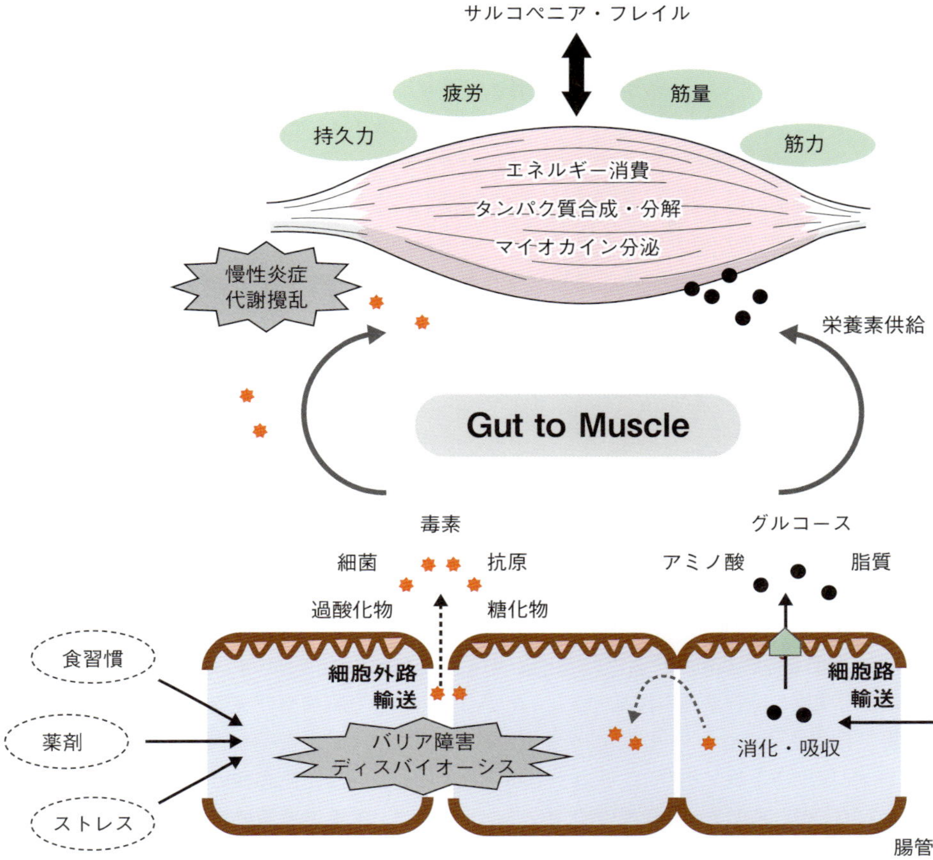

図1　腸から骨格筋への干渉：栄養素吸収とバリア機能
食物中の栄養素は，消化の過程を経て，腸で吸収される．循環中へ吸収された栄養素は，骨格筋のエネルギーやタンパク質の基質，また代謝シグナルの調節因子として働く．また，腸管は有害物質の吸収を防ぐバリアとして生体防御を担う．不適切な食習慣，ストレス，薬剤などによってバリア障害やディスバイオーシスが生じると，有害物質が体内へ流入し，慢性炎症や代謝攪乱につながる．低栄養やバリア障害が生じると，骨格筋のタンパク質分解を亢進するとともに，エネルギー消費やマイオカイン分泌能の低下を引き起こし，サルコペニア，フレイルのリスクを高める．

1 腸上皮バリア機能による骨格筋代謝・萎縮の制御

骨格筋の量や収縮能は，多くのホルモン，他臓器由来のサイトカイン，代謝物などの細胞外因子によって影響を受ける．食物中の栄養素は，骨格筋のエネルギー産生やタンパク質代謝の基質として不可欠であり，また非栄養素成分のなかには，タンパク質合成能やインスリン感受性，ミトコンドリア好気的代謝活性を高めるものも多く存在する．低栄養の状況では，このような食物由来成分の骨格筋への供給が滞り，異化が亢進するとともに，代謝能が減弱する．腸は食物由来成分の消化，吸収を担い栄養素の供給を支えるとともに，異物の進入を防ぐことで物質吸収の取捨選択において重要な役割を担う（**図1右**）．

腸管上皮細胞間の密着結合は，細菌，毒素，抗原などの侵入を防ぐバリアとして働く．このバリア機能が障害されると，それらの有害物質が，細胞間隙から血液中へ流入することで，炎症や代謝障害を惹起する（**図1左**）．このとき，骨格筋では炎症性サイトカインの増加とともにタンパク質分解が亢進する．多くの研究で，腸上皮バリア機能の障害が筋萎縮を誘発することが示されており[1]，バリアを維持することがサルコペニアの予防に寄与すると考えられる．腸上皮が障害を受けるとLPS，I-FABP，Zonulinなどが血液中へ漏出するため[2]，バリア機能を反映するバイオマーカーとしても期待されている．

最近，われわれは腸上皮バリアの破綻したモデルマウスを用いて骨格筋代謝能および運動能を検討した[3][4]．バリア機能が障害されると，しだいに糖負荷後の血糖値が上昇し，耐糖能異常を呈した．このとき，骨格筋においてインスリン依存性シグナル伝達系の減弱とともに，糖取り込み能の低下がみられた．ミトコンドリアでは電子伝達系酵素の活性が低くなり，好気的代謝能の低下が示唆された．さらに，持久性運動時間の短縮とともに筋グリコーゲン量およびpHの低下がみられたことから，好気的代謝能の低下にともない，解糖系に依存したエネルギー産生が高まることで，筋収縮能が減弱したことが考えられる．また血液中の代謝物を解析したところ，バリア機能を障害したマウスでは，糖化反応生成物であるCML濃度の上昇がみられた．培養筋管細胞へ糖化産物を作用させると，ケモカインCCL-2およびCXCL-1の発現が高まるとともに，Aktリン酸化レベルの低下やユビキチンリガーゼ発現の増加がみられる．バリア機能の破綻により血液中へ漏出した糖化産物が，骨格筋の炎症を惹起し，代謝システムを撹乱することが考えられる．

2 腸内細菌とサルコペニア

腸内細菌の組成，多様性は個人差が大きく，食習慣，運動習慣，喫煙，ストレスなどさまざまな要因によって影響を受ける．加齢の影響も大きく，多様性が減少するとともに宿主に影響を及ぼす菌の割合が変化することが知られている．特に短鎖脂肪酸（酢酸，酪酸，プロピオン酸）を産生する菌の減少や炎症性物質を産生する菌の増加がみられ，このようなディスバイオーシス※1が中高齢期における慢性炎症に関与すると考えられている．

16S rRNAアンプリコンシークエンスをはじめ，解析技術の発展により，サルコペニア患者における腸内細菌叢の特徴も調査されている．サルコペニアやフレイルを呈する高齢者は菌の総量や多様性が低いことが特徴づけられている[5][6]．個々の細菌に注目すると，サルコペニア患者では健常者と比べて，特徴的な菌の占有率を有する．例えば，サルコペニア患者の腸内細菌叢は，属レベルにおいて*Faecalibacterium*，*Prevotella*，*Lachnoclostridium*が少なく，*Bacteroides*，*Parabacteroides*が多いことが報告されている[6]．また，*Prevotella*／*Bacteroides*比が低いことと，*Coprococcus*およびLachnospiraceae科の占有率を指標として，サルコペニアの予測を可能とする研究もみられる[7]．一方，サルコペニア患者と健常者の間で多様性やそれらの菌に有意な差はないとする報告もあり，サルコペニアの成因や分子メカニズムが複雑であることがうかがえる．

いくつかの疾患では，サルコペニアを併発するリスクが高い．慢性腎臓病や肝疾患のような食事制限が必要な疾患では，エネルギーやタンパク質の摂取不足に陥りやすいことから，筋萎縮のリスクが高まる．さらに，サルコペニアを有する慢性の腎臓病や肝臓病の患者では，サルコペニアを有さない患者と比べて，α多様性（腸内細菌叢を構成する菌種の多さ）が低いことや，科レベルや属レベルで特徴的な菌の様相であることが報告され[8][9]，腸内細菌叢とのかかわりが議論されている．病原性細菌から排泄された有害物質が門脈に侵入すると，近傍に位置し，解毒を担う肝臓や，排泄を担う腎臓が障害されやすいことは想像に難くない．またディスバイオーシスにより慢性炎症が生じると，筋のタンパク質分解を促し，二次性サルコペニアにつながることが考えられる．

ヒトの腸内細菌叢が居住地域や人種によって影響を受けることを考えると，異なる地域，母集団の研究成果を必ずしも日本人に適用できるとは限らない．今後，日本人サルコペニアにおける特徴を把握し，腸内細菌叢と宿主表現型の関係を明らかにすることが望まれる．

※1　ディスバイオーシス

腸内細菌叢が乱れた状態．宿主に有用な物質を産生する菌が減少し，病原性細菌が増加する．不適切な食習慣，加齢，ストレス，服薬などにより生じる．

3 ポストバイオティクスによる骨格筋代謝・萎縮の制御

腸内細菌による宿主への干渉には菌の代謝によって産生される物質が関与する．腸内細菌が産生する有用物質をポストバイオティクスとよび，これを上手に利用する考えが発展してきた．腸内細菌やポストバイオティクスの機能性を検討する手法として，腸内細菌を保有しない無菌マウスを用いる研究や，腸内細菌を別個体に移植する研究がある．興味深いことに無菌マウスでは，骨格筋のIGF-1発現量およびタンパク質合成シグナル活性が低く，筋肉量や筋力の減少がみられる[10]．また，筋グリコーゲン貯蔵量が少なく，持久運動能力が低いことも報告されている[11]．このことから，サルコペニア，フレイルの発症や進展に腸内細菌が関与することがうかがえる．

腸内細菌は，アミノ酸，ビタミン，脂肪酸の他，多岐にわたる有機化合物を産生する．なかでも，よく知られるものが短鎖脂肪酸である．*Bifidobacterium* 属，*Faecalibacterium* 属，*Ruminococcus* 属の菌をはじめ，多くの腸内細菌が短鎖脂肪酸を産生する．短鎖脂肪酸は，腸内のpHを調整したり免疫細胞の分化を促したりすることにより，病原性細菌が定着するのを阻害する．さらに短鎖脂肪酸の影響は，腸局所だけでなく血流や神経を介して遠隔の臓器にも波及する．骨格筋への影響を調べた研究では，短鎖脂肪酸をマウスや培養筋管細胞に与えると，タンパク質合成やミトコンドリア生合成を高めることが知られている[12]．また，Bile salt hydrolase活性や7α-dehydroxylation活性をもつ菌は，胆汁酸の脱抱合や水酸化を調節し，血液中の胆汁酸組成を変化させることによって，骨格筋の糖取り込み能やタンパク質合成能に影響する[13] [14]．運動によって生じた乳酸の一部は，*Veillonella atypica* などの腸内細菌によってプロピオン酸に代謝され，筋のエネルギー代謝を支持することが示唆されている[15]．また，神経伝達物質アセチルコリンの前駆物質となるコリンも腸内細菌によって産生され，神経筋接合部の情報伝達に影響すると考えられている[10]．他にも，抗酸化や抗炎症にかかわる菌体外多糖や超硫黄分子など[16] [17]，多くの物質が腸内細菌によって産生される．このようなポストバイオティクスが，複合的に作用して骨格筋の量および機能を制御していると考えられる（**図2**）．

一方，ディスバイオーシスになると腸内環境を攪乱し，さらなる病原性細菌の定着，有害物質の産生を促す．粘液成分ムチンを分解する菌も増殖し，上皮バリア機能が脆弱となり[18]，ディスバイオーシスの影響が骨格筋へも波及する．また，腸内細菌が細胞外小胞を介して，筋の代謝能を障害することも知られている[19]．

4 腸内環境への介入による骨格筋制御の可能性

実験的研究において，若齢個体の腸内細菌を高齢個体に移植することにより，筋力や筋量の減少が改善することが示されている[20]．腸内環境への介入が，サルコペニアの予防，治療における一助になると考えられる．

腸内細菌叢の調整において食習慣の役割は大きい（**図3**）．ヒト，動物を対象とした多くの介入研究において，プレバイオティクスやプロバイオティクスの摂取により菌叢が改善することが報告されている．食物繊維の摂取は，短鎖脂肪酸をはじめ，骨格筋に有用な代謝産物を産生する菌を増加させる．また，発酵食品には菌そのものの他，菌が産生する多糖類やアミノ酸，オリゴペプチドが含まれ，それらが機能を発揮すると考えられている．そのため，サルコペニアの予防や治療を念頭に，腸内環境を標的とした栄養戦略は興味深い．水溶性食物線維や発酵乳を摂取させたマウスでは，加齢や疾患に誘発される筋萎縮やインスリン抵抗性が改善されることが報告されており[21] [22]，それらの効果を支持している．高齢サルコペニア患者を対象にしたプレバイオティクス※2やプロバイオティクス※3の介入研究も進められており，今後の展開が期待される．

※2 プレバイオティクス

ヒトの消化酵素により消化されず，腸内細菌によって代謝される食品中の成分．野菜，果物，全粒穀物，海藻などに多く含まれる．腸内細菌は，プレバイオティクスを基質として増殖したり，宿主に有用な物質を産生したりする．

※3 プロバイオティクス

腸内細菌叢の組成を改善することによって，宿主に有用な影響をもたらす生きた微生物．ヨーグルト，漬物，味噌などの食品に多く含まれる．もともと宿主の腸内に存在することや，安全性が保証されていることなどの条件を満たすものとされる．

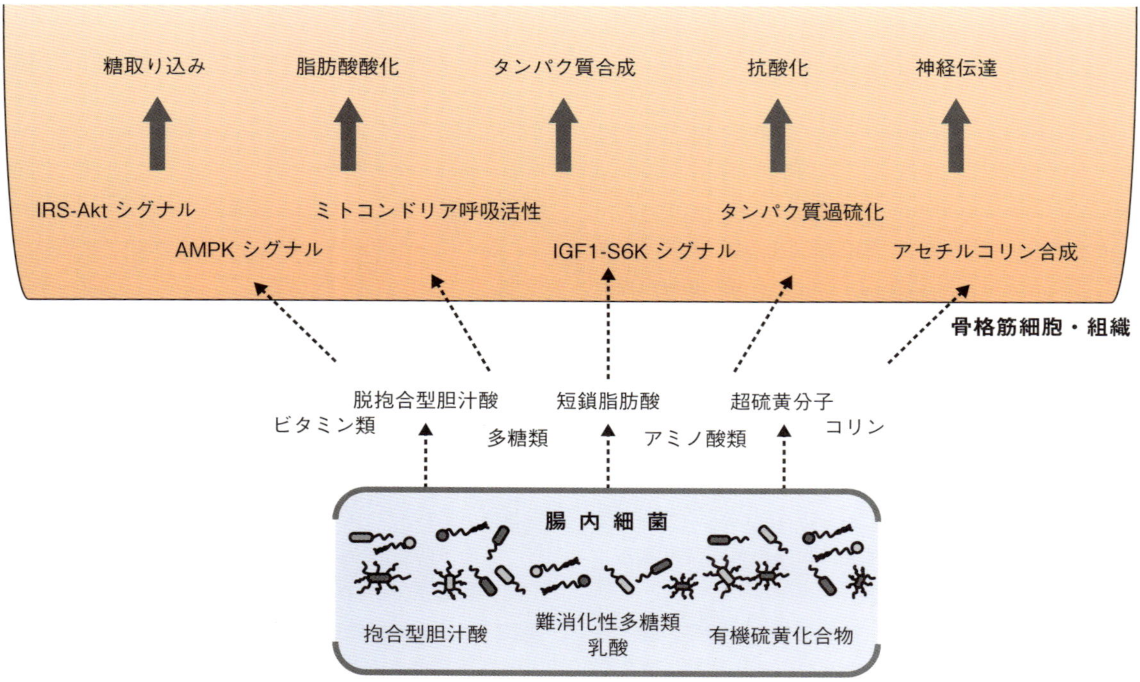

図2　ポストバイオティクスによる骨格筋機能への干渉
腸内細菌は，難消化性多糖類をはじめ，さまざまな物質を基質にして短鎖脂肪酸，アミノ酸類，多糖類，ビタミン類などのポストバイオティクスを産生する．ポストバイオティクスの種類は，菌種によって異なり，それぞれ宿主に多様な作用をもたらす．骨格筋においては，糖・脂質代謝を促してエネルギー産生を高めるもの，タンパク質の合成・分解系に作用して筋萎縮を抑制するもの，抗酸化や神経伝達を高めるものなどが知られている．

食物線維の他，腸で吸収されにくい食物由来成分の機能性が再考されている．例えば，ポリフェノール類のなかには，腸管において吸収率が低く，便中に排泄されるものも多い．そのため，食物を摂取して血液中濃度を高め，骨格筋に曝露するのは困難と考えられてきた成分も多くある．しかし，吸収されなかった成分が腸管内で菌叢を調整することで，ポストバイオティクスを介して間接的に骨格筋に影響を及ぼすことも示唆されている．日本人が摂取量の多い緑茶に含まれるポリフェノールのカテキンは，病原性細菌の増殖を抑え，ビフィズス菌のような有用菌を増加させる[23]．一方，脂肪や糖類，食品添加物を多量に摂取することにより，ディスバイオーシスのリスクが高まることもよく知られている．

運動習慣が腸内細菌叢へ及ぼす影響も興味深い（**図3**）．運動の効果は様式や強度，頻度などによって異なるものの，いくつかの介入研究により，腸内細菌の多様性や有用菌の占有率を高めることが報告されている[24]．われわれは，走運動を習慣化させたマウスの腸内細菌を移植したマウスにおいて，骨格筋のAMPKシグナルやIGF-1シグナルが高まることを観察した[13]．また，*Ruminococcus*属や*Butyricmonas*属が運動による筋力増加と関連することも観察され[25]，運動によって得られる代謝適応に腸内細菌－骨格筋軸が関与する可能性がある．今後，両者の因果関係の詳細が解明されることが期待される．

腸内細菌叢がサルコペニアを誘発する一因となる一方，骨格筋の機能が腸内細菌に及ぼす影響も無視できない．骨格筋特異的に高発現するAMPK $\gamma 3$の欠損マウスでは，野生型マウスと比較して*Butyricicoccus*属などいくつかの細菌の割合が低く，腸内細菌叢への干渉が示唆される[13]．すなわち，腸と骨格筋は多くの機能性成分を介して密接にクロストークしていることがうかがえる．

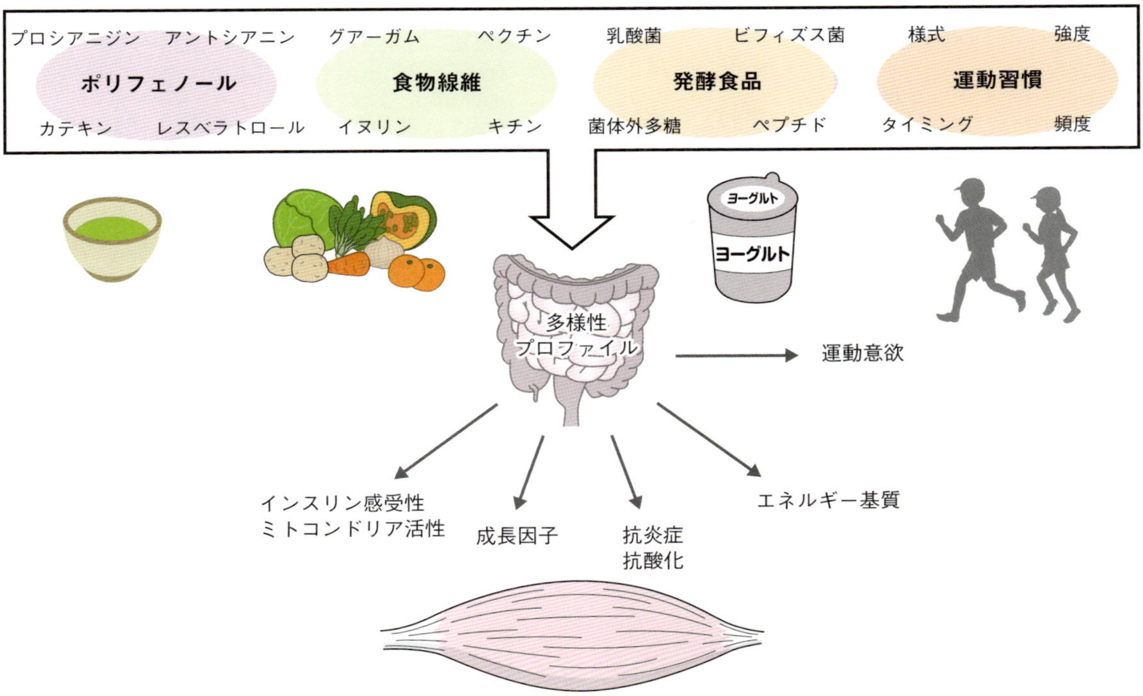

図3　食と運動による腸内細菌−骨格筋軸の調整
腸内細菌叢は，食習慣と運動習慣に大きく影響を受ける．ポリフェノールや食物線維（プレバイオティクス），発酵食品（プロバイオティクス）の摂取は，腸内細菌の多様性や組成を変化させる．運動の効果は，様式，強度，タイミング，頻度などによって異なる．腸内細菌叢の変化は，骨格筋のタンパク質合成やエネルギー代謝，抗酸化・抗炎症，運動意欲などに干渉することが知られている．

おわりに

加齢や疾患に伴う筋萎縮，筋力低下にはさまざまな因子が関与する．そのなかで，遠隔にある腸からのシグナルの影響が顕在化してきたことを述べた．その背景には，動物モデルや菌叢および代謝産物の解析技術が発展し，腸内細菌と宿主の関係が明るみになってきたことがある．循環中における腸内細菌代謝産物を利用して，腸内環境のバイオマーカーとして活用する試みもなされている．また内分泌経路に加えて，感覚神経を介した求心性シグナルが，中枢で統合され，遠心性神経を介して干渉する経路も無視できない．今後，サルコペニアと密接に関係する菌の種類・組成や代謝産物について，さらに掘り下げた研究が必要である．サルコペニアの予防，治療において，腸内環境の調整を標的とした新しい介入方法の確立に期待が高まる．

文献

1） van Krimpen SJ, et al：Nutrients, 13：1115, doi:10.3390/nu13041115（2021）
2） Stevens BR, et al：Gut, 67：1555-1557, doi:10.1136/gutjnl-2017-314759（2018）
3） Kodani H, et al：FASEB J, 38：e23715, doi:10.1096/fj.202302473R（2024）
4） Nishimura S, et al：Physiol Rep, 8：e14629, doi:10.14814/phy2.14629（2020）
5） Zhang L, et al：Aging Clin Exp Res, 32：2001-2011, doi:10.1007/s40520-019-01385-2（2020）
6） Song Q, et al：Front Nutr, 11：1429242, doi:10.3389/fnut.2024.1429242（2024）
7） Wu Y, et al：Turk J Biochem, 47：327-334, doi:10.1515/tjb-2021-0197（2022）
8） Margiotta E, et al：Toxins (Basel), 13：472, doi:10.3390/toxins13070472（2021）
9） Yamamoto K, et al：Sci Rep, 12：3674, doi:10.1038/s41598-022-07810-3（2022）
10） Lahiri S, et al：Sci Transl Med, 11：eaan5662, doi:10.1126/scitranslmed.aan5662（2019）

11）Kim HJ, et al：Exp Mol Med, 55：1820-1830, doi:10.1038/s12276-023-01063-4（2023）
12）Frampton J, et al：Nat Metab, 2：840-848, doi:10.1038/s42255-020-0188-7（2020）
13）Aoi W, et al：iScience, 26：106251, doi:10.1016/j.isci.2023.106251（2023）
14）Mancin L, et al：Trends Microbiol, 31：254-269, doi:10.1016/j.tim.2022.10.003（2023）
15）Scheiman J, et al：Nat Med, 25：1104-1109, doi:10.1038/s41591-019-0485-4（2019）
16）Ozma MA, et al：Infez Med, 30：180-193, doi:10.53854/liim-3002-3（2022）
17）Uchiyama J, et al：Cell Rep, 38：110479, doi:10.1016/j.celrep.2022.110479（2022）
18）Raimondi S, et al：Sci Rep, 11：11094, doi:10.1038/s41598-021-90553-4（2021）
19）Choi Y, et al：Sci Rep, 5：15878, doi:10.1038/srep15878（2015）
20）Mo X, et al：J Cachexia Sarcopenia Muscle, 14：2168-2183, doi:10.1002/jcsm.13294（2023）
21）Aoi W, et al：Biochem Biophys Res Commun, 612：176-180, doi:10.1016/j.bbrc.2022.04.097（2022）
22）Okamura T, et al：Nutrients, 14：1157, doi:10.3390/nu14061157（2022）
23）Guo X, et al: Int J Food Sci Technol, 52：1723-1730, doi:10.1111/ijfs.13479（2017）
24）Ortiz-Alvarez L, et al：Clin Transl Gastroenterol, 11：e00126, doi:10.14309/ctg.0000000000000126（2020）
25）Shigeta M, et al：Nutr J, 22：32, doi:10.1186/s12937-023-00859-4（2023）

＜著者プロフィール＞
青井　渉：2005年京都府立医科大学大学院医学研究科博士課程修了（生理学），'05年京都府立医科大学助手，'06年同志社大学スポーツ医科学研究センター講師，'08年京都府立大学助教，'14年スウェーデン・カロリンスカ研究所Guest Assistant Professor，'17年京都府立大学准教授．骨格筋の機能制御に注目した臓器連関研究，体力向上や疾病予防における食と運動に関する研究にとり組んでいる．

3. 筋サテライト細胞から紐解くサルコペニアと筋量維持機構 ―NAD$^+$添加によるミトコンドリア機能活性化との関連

本橋紀夫，青木吉嗣

超高齢社会を迎える本邦において健康長寿を維持するためには，骨格筋量を維持することが重要である．加齢性筋萎縮（サルコペニア）の予防・治療法開発を目的として，骨格筋を構成するタンパク質の合成，あるいは分解速度を制御する機構の解明研究がこれまで進められてきた．近年ミトコンドリアを中心とした筋代謝機能の重要性が指摘され，それは筋線維のみならず，筋サテライト細胞においても，その機能を維持することがサルコペニア予防に重要と報告される．本稿では筋線維・筋サテライト細胞における代謝機能に着目し，それに基づいたサルコペニアをはじめとする筋萎縮の予防・治療法開発の可能性について述べる．

はじめに

生体の約50％近くを占める骨格筋は，さまざまな要因によって肥大・萎縮をする可塑性をもつ組織である．例えば各種運動トレーニングによって筋は肥大し，加齢や疾患・不活動によって萎縮する．筋萎縮は筋力や運動機能低下に加え，代謝機能の低下も引き起こし，結果として生活の質や生命に深刻な影響を及ぼす．

骨格筋は2つの筋線維タイプの遅筋線維と速筋線維から成り立ち，運動や病態によって可逆的な変化が生じ，それは同時にミトコンドリア酸化系と解糖系の代謝的変化も伴う（**表**）[1]．例えば瞬発系トレーニングによって速筋線維（タイプⅡ）が亢進するのに対し，持久性トレーニングによって遅筋化（タイプⅠ）が進む．またサルコペニアでは速筋線維が萎縮し遅筋化が進む一方，ギプス固定や寝たきり等の廃用性筋萎縮では遅筋線維が萎縮する（**図1**）[2]．すなわち同じ「筋萎縮」が生じる疾患においても，筋線維タイプおよび代謝機能への影響は異なる可能性があるため，疾患の特性に応じた治療法が必要と考えられる．

従来サルコペニアに対する治療方針として，骨格筋を形成するタンパク質の合成あるいは分解速度を制御することで筋量を維持する方法が提案されてきた[3) 4)]．特に骨格筋量を負に制御するマイオスタチン遺伝子は，筋萎縮治療の分子標的として期待されさまざまな研究が行われている．動物実験の研究成果を受けて，筋疾患やサルコペニアに対する臨床試験も行われてきたが，筋萎縮に対する治療薬はこれまで承認されていない[4) 5)]．この現状は骨格筋量の制御機構がいまだ完全に理解されていないことが要因と考えられる．近年，骨格筋量の維持には，ミトコンドリアを中心とした代謝機能，さらには組織幹細胞である筋サテライト細胞の重要性が指摘され，筋肥大・萎縮を制御する新たな機構が提案されている．ここでは，筋量維持と筋代謝

Unveiling sarcopenia mechanisms through muscle satellite cells
Norio Motohashi/Yoshitsugu Aoki：Department of Molecular Therapy, National Institute of Neuroscience, National Center of Neurology and Psychiatry（国立研究開発法人国立精神・精神神経医療研究センター神経研究所遺伝子疾患治療研究部）

表　筋線維タイプの種類と特徴

	遅筋線維（赤筋）	速筋線維（白筋）		
	Type Ⅰ	Type ⅡA	Type ⅡD/X	Type ⅡB
収縮速度	遅い	速い（ⅡA＜ⅡD/X＜ⅡB）		
持久力	高い	低い（ⅡA＞ⅡD/X＞ⅡB）		
代謝経路	酸化系	酸化系／解糖系	解糖系	解糖系
ミトコンドリア量	多い	少ない（ⅡA＞ⅡD/X＞ⅡB）		
グリコーゲン貯蔵量	少ない	多い（ⅡA＜ⅡD/X＜ⅡB）		
ミオグロビン量	多い	少ない（ⅡA＞ⅡD/X＞ⅡB）		
筋線維径	細い	太い（ⅡA＜ⅡD/X＜ⅡB）		

機能の関連を筋線維，あるいは筋サテライト細胞に着目し，その機能とサルコペニア予防・治療の標的としての可能性について述べる．

1 筋サテライト細胞とサルコペニア

骨格筋に存在する筋サテライト細胞は筋再生の中心的役割を果たす筋幹細胞である．通常静止状態であるが，傷害など外部からの刺激によって活性化，その後増殖・分化し新たな筋線維の形成・再生に寄与する．また骨格筋の恒常性維持を目的として，筋サテライト細胞が継続的に筋線維に融合することが報告されている[6]．加えて近年，筋サテライト細胞機能の新たな可能性が提案された．運動に伴う筋肥大では筋サテライト細胞が筋線維に核を供給する重要な役割を持つため[7]，筋サテライト細胞が欠乏した骨格筋では運動トレーニングによる筋肥大効果は限定的となる[8]．したがって，骨格筋量の維持には筋サテライト細胞の数を維持することも重要な要素となる．

元来，活性化・増殖した筋サテライト細胞の一部は再び静止期状態に戻る自己複製機能を有しており，この機構が作用することで筋サテライト細胞の数が維持される[9]．しかし，サルコペニアや筋疾患によって筋サテライト細胞の機能が低下し，特に自己複製機構の破綻によって筋サテライト細胞数は減少する[10][11]．結果として筋再生遅延・不全をもたらし，同時に筋肥大抑制・筋萎縮促進も誘発すると予想される．したがって，萎縮した筋線維を肥大させるためには，筋線維を形成するタンパク質の合成能亢進・分解能抑制とともに，筋サテライト細胞の機能を改善し，その数を維持することが重要と考えられる．

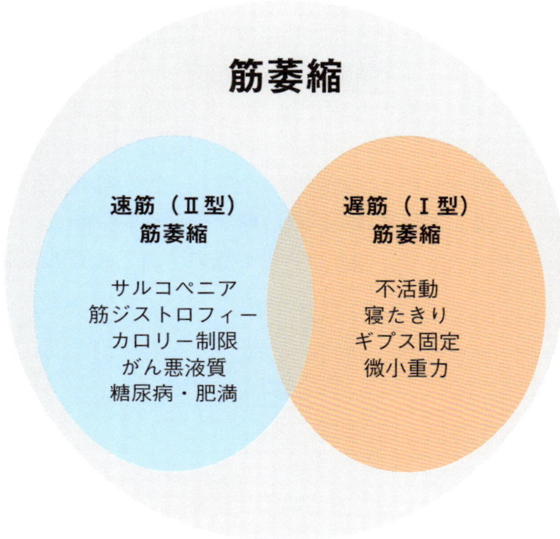

図1　さまざまな筋萎縮と筋線維タイプの関連
サルコペニアや筋疾患・生活習慣病である糖尿病や肥満では速筋線維が主に萎縮するが，不活動や寝たきりなどでは主に遅筋線維で萎縮が認められる．

2 筋サテライト細胞と筋線維タイプ

では筋サテライト細胞の自己複製機構はどのように制御されているのだろうか？ この制御には，筋サテライト細胞と間葉系幹細胞や血管内皮細胞を含むさまざまな細胞との細胞間相互作用，あるいは細胞外マトリックスや微小環境[12][13]などが関連すると報告されるが，われわれは筋サテライト細胞と筋線維タイプとの関連に着目して機構解明を試みた．

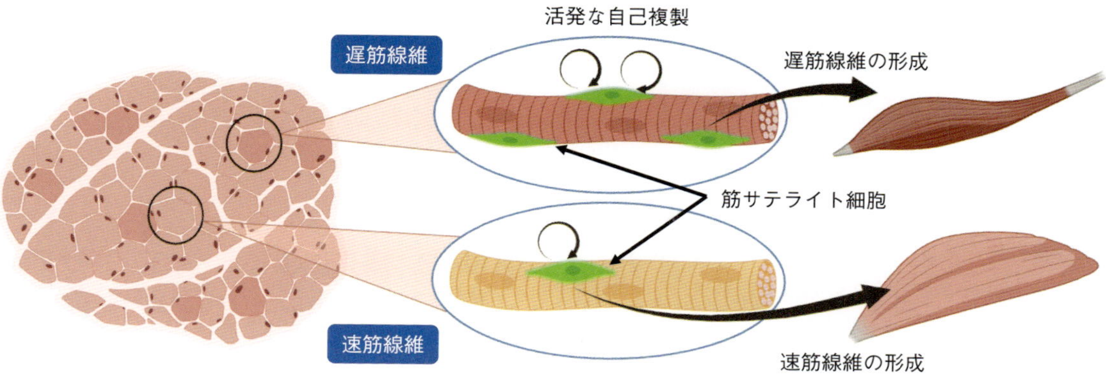

図2　筋線維タイプと筋サテライト細胞の関連
遅筋線維は，速筋線維に比べ筋サテライト細胞の数が多く，さらに高い自己複製能をもつ．遅筋由来筋サテライト細胞は遅筋線維を形成し，速筋由来細胞は速筋線維を形成する特徴をもつ．

収縮速度の違いによって分類された2種類の筋線維タイプは，さらにⅠ型，ⅡA型，ⅡD/X型，およびⅡB型に分類される（**表**）．これら筋線維タイプに伴ってエネルギー代謝システムが異なっており，速筋線維では嫌気的にエネルギーを産生する解糖系が発達しているのに対し，遅筋線維では主にミトコンドリア酸化系でエネルギーが産生される[1]．筋線維タイプとそれに付随する筋サテライト細胞との関連について調べると，筋サテライト細胞数は遅筋線維で比較的多く存在し，速筋線維では少ない[14]．さらに各筋線維タイプから単離した培養筋サテライト細胞の機能を解析すると機能的差異が認められる．例えば培養条件下で筋管を形成させると，速筋線維由来細胞は主に速筋を形成し，遅筋線維由来細胞は主に遅筋を形成する（**図2**）[14]．また酸素消費量を指標としたミトコンドリア酸化能は遅筋線維由来細胞において高く，さらに筋サテライト細胞の自己複製能においても速筋線維由来細胞に比べて，遅筋線維由来細胞で高い（**図2**）[15]．すなわち遅筋線維由来筋サテライト細胞には，自己複製機構を解明する鍵が隠されていると考えられる．

興味深いのは筋サテライト細胞数に対するサルコペニアの影響である．筋サテライト細胞数は加齢に従って減少することがよく知られるが，じつはそこには筋線維タイプとの関連がある．加齢によって減少するのは主に速筋線維に接する筋サテライト細胞であり，遅筋線維に存在する筋サテライト細胞は加齢の影響を受けにくいことがマウス・ヒトで報告されている[10) 11) 15]．つまり遅筋線維，あるいは遅筋線維を由来とする筋サテライト細胞には，サルコペニアを予防する重要な要素が含まれる可能性がある．われわれは遅筋線維が多く占めるヒラメ筋，および速筋線維が優位の前脛骨筋由来の筋サテライト細胞を用いてプロテオミクス解析を行い，自己複製機構の解明とサルコペニアとの関連について検討した．すると主に遅筋線維で構成されるヒラメ筋由来の筋サテライト細胞では，ミトコンドリアに関連するタンパク質の発現を多く認めた[15]．特にミトコンドリア呼吸鎖複合体の一つであるNADHデヒドロゲナーゼに関連するタンパク質がヒラメ筋由来の筋サテライト細胞で多く発現しており，この発現は筋サテライト細胞では加齢に伴って減少することをわれわれは確認した[15]．さらにマウス・ヒト筋線維においてもこの発現が減少することが確認されている[16) 17]．つまり筋サテライト細胞あるいは筋線維におけるミトコンドリア代謝機能低下が，自己複製機能やサルコペニアに関与することが予想される．

3 筋サテライト細胞とミトコンドリア活性

筋線維におけるミトコンドリア機能低下とサルコペニアの関連はこれまでも報告されており，ミトコンドリア呼吸鎖機能が優れた高齢者は，高い筋機能を保持していることが報告されている[18]．ミトコンドリア機能回復を企図した薬物・化合物などが近年次々と同定され，動物実験でその効果の検証が行われている[19]．では，ミトコンドリア機能低下が筋サテライト細胞の機能にどのように影響するのか？ 前述の通り筋サテライト細胞を用いたプロテオミクス解析の結果から，自己複製能の高い遅筋線維由来筋サテライト細胞では，ミトコンドリア呼吸鎖複合体ⅠやNADHデヒドロゲナーゼ複合体を構成するタンパク質の発現が高く，これらはミトコンドリア活性に大きく影響する．例えばNADHデヒドロゲナーゼ複合体の一つであるNdufs8は遅筋線維由来の筋細胞で発現が高いが，その発現を抑制するとミトコンドリア形態の変化と代謝活性低下を示す．一方Ndufs8を過剰発現するとミトコンドリア代謝は亢進し，さらに筋サテライト細胞の自己複製機能も亢進することから[15]，筋サテライト細胞の機能および数の維持にはミトコンドリア機能が関与すると考えられる．

では，ミトコンドリア活性が筋サテライト細胞の自己複製にどのように関与するか？ 一般にミトコンドリア呼吸鎖複合体は電子伝達系を介してATPを産生し，その過程においてNADHからNAD^+（ニコチンアミド・アデニン・ジヌクレオチド）が産生される．骨格筋内におけるNAD^+は解糖系をはじめとするさまざまな経路においてATP合成に関与する重要な補酵素であり，それと同時に骨格筋では脱アセチル化酵素であるSirtuinを活性化しエネルギー代謝を制御する．サルコペニアや筋疾患においてはミトコンドリア機能低下などによるNAD^+量減少とそれに伴うSirtuin不活性化が病態を進行させ，NAD^+補充によるSirtuin活性化がこれら疾患を改善する[20]．

筋サテライト細胞においても，静止期はエネルギー需要が少なくさらにミトコンドリア量も限られており，主に脂肪酸代謝を通じてATPを産生している[13]．このとき，アセチルCoAの使用を介してNAD^+量が増加するため，Sirtuin活性によるヒストン脱アセチル化が活発になっている[21]．したがって筋サテライト細胞におけるミトコンドリア機能不全は，NAD^+量の低下およびSirtuinの不活性化を招き，さまざまなタンパク質のアセチル化を招いたと考えられる．われわれはミトコンドリアが機能低下した筋細胞において，アセチル化したp53タンパク質の増加を認め，これが筋サテライト細胞の自己複製能低下を誘発したと考えている[15]．アセチル化したp53タンパク質はさまざまな細胞において，アポトーシスや自己複製能低下を誘発するが[22]，老化した筋サテライト細胞においてもミトコンドリア機能低下によって同様のことが生じたと予想される（**図3**）．

4 NAD^+補充によるミトコンドリア活性化と筋サテライト細胞の機能回復

前述の通りサルコペニアや筋疾患で認められる筋サテライト細胞の数・機能低下は，ミトコンドリア機能低下によるNAD^+量の減少が原因の1つであることが予想される．したがってこの機能回復の1つの手段として，NAD^+を補充する“NAD^+ boosting”療法が有効と考えられる．これまでNAD^+レベルを増加させるさまざまな介入（NAD^+前駆体処理やカロリー制限）が行われ，筋サテライト細胞の機能を改善することが報告されている．例えばNAD^+の合成中間体であるニコチンアミド・リボース（NR）やニコチンアミド・モノヌクレオチド（NMN）を摂取することによって体内のNAD^+量を上昇させると，筋疾患やサルコペニアをはじめ，糖尿病や肥満を含む様々な疾患において有効な治療効果を認めた[20]．

近年では中枢－骨格筋連関とNAD^+制御系との関連も注目され，特に視床下部におけるNMNトランスポーターSlc12a8がサルコペニア病態において発現低下している．この発現を回復させると全身性のエネルギー消費をはじめとした骨格筋機能低下の改善が示され[23]，骨格筋のみならず中枢系を介した骨格筋量維持にNMNが深く関与していることが明らかとなった．

われわれはミトコンドリア機能の低下した培養筋サテライト細胞に対してNMNを添加することでアセチル化p53タンパク質量を減少させ，結果として筋サテライト細胞のアポトーシス抑制と自己複製能の改善に成功した[15]．これまでNMN投与が骨格筋機能を改善することは示されてきたが，NMNはミトコンドリア機能を介して直接的に筋サテライト細胞に影響を与えることを示しており，NAD^+補充療法は筋線維と筋サテライト細胞の両方の維持にとって重要であることが改めて明らかとなった．

疾患モデル動物を用いたNMN効果検証研究の成果

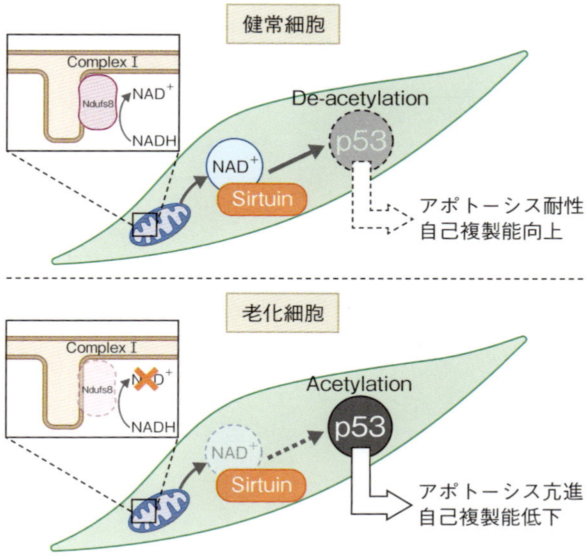

図3　ミトコンドリア活性によるNAD⁺産生と筋サテライト細胞の維持機構の関連
正常筋サテライト細胞では，ミトコンドリア呼吸鎖複合体の活性化によりNAD⁺が産生される．NAD⁺依存的脱アセチル化酵素であるSirtuin活性化により，p53タンパク質が脱アセチル化され，アポトーシス耐性や自己複製能が向上する．しかし高齢マウスより得られた老化細胞では，ミトコンドリア機能不全によりNAD⁺量が減少し，アセチル化p53タンパク質量が増加し，筋サテライト細胞のアポトーシスが亢進し，自己複製能が低下する．

を受けて，現在ではヒト臨床試験が活発に行われている．NMNが安全に長期投与可能であること，投与後の体内NAD⁺量は増加すること，そして糖代謝を改善する可能性があることが近年報告された[24]．今後NMNの長期投与がサルコペニアにどのような影響を及ぼすか注目されるところである．

おわりに

NAD⁺補充によって，低下したミトコンドリア機能，および筋サテライト細胞の自己複製能が回復したことから，NAD⁺補充療法はサルコペニアに対する予防のみならず，治療ツールとしても有望と考えられる．つまり根本的な骨格筋機能の「若返り」を期待させる成果とも言える．一方，この療法がすべての筋萎縮に対して有効であるかは今後明らかにされる必要がある．前述の通り，同じ筋萎縮症状を呈する疾患においても，障害を受ける筋線維タイプが疾患ごとに異なる．したがってすべての筋萎縮に対する予防・治療法開発のためには，疾患ごとの筋萎縮の分子生物学的特徴を把握しなければならない．われわれの生体には，それぞれ疾患に対して影響を受けやすい骨格筋と影響を受けにくい骨格筋が存在する．すなわち，そこに疾患の原因や筋萎縮予防・治療のヒントが隠されている．骨格筋は筋線維タイプで特徴づけされることが多い一方，近年では部位固有のポジショナルメモリーをもつことが明らかとなっており（**図4**）[15) 25)]，より骨格筋部位に着目したサルコペニア・筋疾患の病態研究から新たな予防・治療法開発の手掛かりを掴むことができる可能性が期待され，今後さらなる研究の進展が待たれる．

文献

1） Schiaffino S & Reggiani C：Physiol Rev, 91：1447-1531, doi:10.1152/physrev.00031.2010（2011）
2） Ciciliot S, et al：Int J Biochem Cell Biol, 45：2191-2199, doi:10.1016/j.biocel.2013.05.016（2013）
3） Sartori R, et al：Nat Commun, 12：330, doi:10.1038/s41467-020-20123-1（2021）
4） Jang JY, et al：Biomedicines, 11：1635, doi:10.3390/biomedicines11061635（2023）
5） Nielsen TL, et al：Cells, 10：533, doi:10.3390/cells10030533（2021）
6） Keefe AC, et al：Nat Commun, 6：7087, doi:10.1038/ncomms8087（2015）
7） Fukuda S, et al：Elife, 8：e48284, doi:10.7554/eLife.48284（2019）

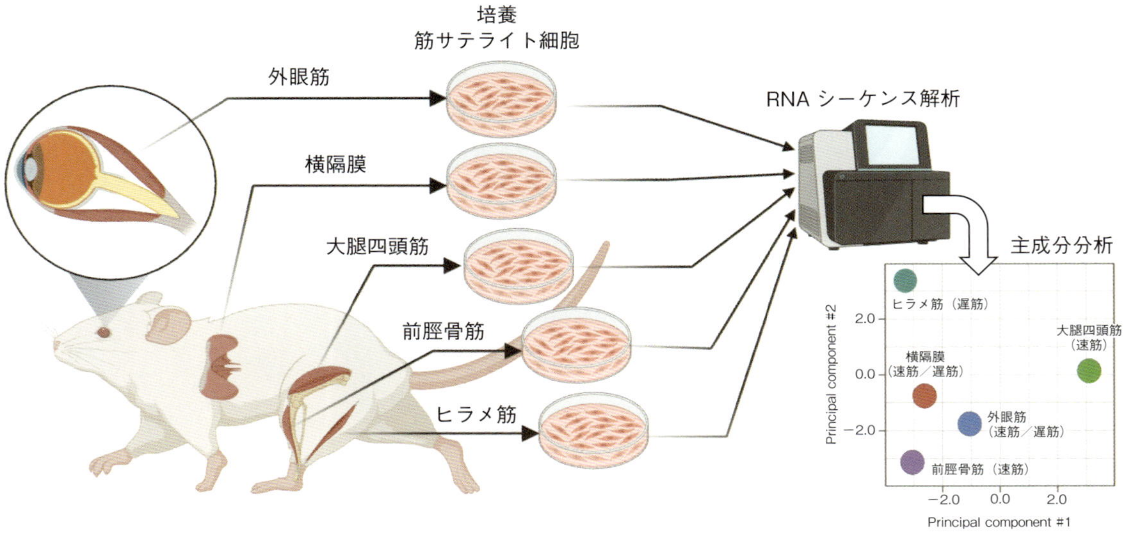

図4　骨格筋部位で異なる筋サテライト細胞の遺伝学的特徴
骨格筋のさまざまな部位から単離した筋サテライト細胞を用いてRNAシークエンス解析を行うと，遺伝子発現がそれぞれ大きく異なることがわかる．すなわち筋サテライト細胞の機能的差異は，筋線維タイプよりもむしろ骨格筋部位に依存することが予想される．

8）Bachman JF, et al：Development, 145：dev167197, doi:10.1242/dev.167197（2018）
9）Motohashi N & Asakura A：Front Cell Dev Biol, 2：1, doi:10.3389/fcell.2014.00001（2014）
10）Verdijk LB, et al：Age (Dordr), 36：545-547, doi:10.1007/s11357-013-9583-2（2014）
11）Day K, et al：Dev Biol, 340：330-343, doi:10.1016/j.ydbio.2010.01.006（2010）
12）Majchrzak K, et al：Front Cell Dev Biol, 12：1378548, doi:10.3389/fcell.2024.1378548（2024）
13）Sousa-Victor P, et al：Nat Rev Mol Cell Biol, 23：204-226, doi:10.1038/s41580-021-00421-2（2022）
14）Motohashi N, et al：Cell Death Differ, 26：1024-1036, doi:10.1038/s41418-018-0186-4（2019）
15）Motohashi N, et al：Cell Death Dis, 14：689, doi:10.1038/s41419-023-06192-2（2023）
16）Fernando R, et al：Commun Biol, 6：1240, doi:10.1038/s42003-023-05595-3（2023）
17）Short KR, et al：Proc Natl Acad Sci U S A, 102：5618-5623, doi:10.1073/pnas.0501559102（2005）
18）Dodds RM, et al：Exp Gerontol, 113：80-85, doi:10.1016/j.exger.2018.09.020（2018）
19）Affourtit C & Carré JE：Acta Physiol (Oxf), 240：e14107, doi:10.1111/apha.14107（2024）
20）Rajman L, et al：Cell Metab, 27：529-547, doi:10.1016/j.cmet.2018.02.011（2018）
21）Ryall JG, et al：Cell Stem Cell, 16：171-183, doi:10.1016/j.stem.2014.12.004（2015）
22）Zhong Q, et al：J Cachexia Sarcopenia Muscle, 14：1212-1227, doi:10.1002/jcsm.13241（2023）
23）Ito N, et al：Cell Rep, 40：111131, doi:10.1016/j.celrep.2022.111131（2022）
24）Yamaguchi S, et al：Endocr J, 71：153-169, doi:10.1507/endocrj.EJ23-0431（2024）
25）Yoshioka K, et al：Sci Adv, 7：eabd7924, doi:10.1126/sciadv.abd7924（2021）

<著者プロフィール>
本橋紀夫：2008年，早稲田大学大学院人間科学研究科修了，博士（人間科学）．'08年より国立精神・神経医療センター，ハーバード大学ボストン小児病院，ミネソタ大学幹細胞研究所，東京都健康長寿医療センター研究所を経て，'19年より国立精神・神経医療研究センター神経研究所遺伝子疾患治療研究部に在籍．'20年より遺伝子治療技術開発室長を務める．'23年より早稲田大学先進理工学部客員准教授を併任．

青木吉嗣：国立精神・神経医療研究センター神経研究所遺伝子疾患治療研究部 部長．2001年 東北大学医学部卒業．'11年 東京医科歯科大学大学院博士課程修了（医学）．'12年，オックスフォード大学生理・解剖・遺伝学部留学．'14年，同大ファカルティーメンバー（生理学）．'15年，同遺伝子疾患治療研究部 室長．'19年から同 部長．東京科学大学連携教授，東京農工大学工学部客員教授，早稲田大学先進理工学部非常勤講師を併任．

4. 糖鎖と筋疾患

金川 基

糖鎖はタンパク質の機能や安定性を制御する翻訳後修飾体で，その生理的役割は細胞接着や細胞間コミュニケーションなど多岐にわたる．近年，糖鎖異常を発症要因とする筋疾患の存在が明らかになるとともに，筋線維の維持や筋再生における糖鎖の病態生理学的意義もわかってきた．本稿では糖鎖生物学の基本を概説した後，糖鎖の生合成にかかわる遺伝子の異常を原因とする筋疾患について紹介する．また，筋恒常性や老化，サルコペニアに糖鎖がどのように関与するか，今後の展望を含めて考察したい．

はじめに

糖鎖は単糖（グルコースやガラクトースなど）がグリコシド結合によって鎖のように連なった化合物で，多くの場合はタンパク質や脂質に修飾された複合糖質としてさまざまな機能を発揮する．その重要さゆえにタンパク質の糖鎖修飾異常はさまざまな疾患の原因になることも知られている．しかし，糖鎖構造の多様性や不均一性，複雑な修飾機序などが障壁となり，現在でも糖鎖構造を読み解いたり，人工的に合成したりする手法は確立されておらず，糖鎖の生物学的意義について十分な理解は進んでいない．逆にいえば，糖鎖の構造や機能を読み解くことができれば，生命現象や疾患の解明につながるブレイクスルーがもたらされるとも期待される．実際，糖鎖がかかわる筋疾患の分子病態が解明されたことで治療法の開発にいたった例，新たな糖鎖成分の発見を通じて糖鎖生物学の知見が深化した例もある．本稿では，糖鎖生物学の基本を概説し，糖鎖が関与する筋疾患研究の最近の動向と将来展望を考察する．

［略語］

CDP： cytidine 5′-diphosphate（シチジン二リン酸）
CMP： cytidine 5′-monophosphate（シチジン一リン酸）
CTP： cytidine 5′-triphosphate（シチジン三リン酸）
FKRP： fukutin related protein（フクチン関連タンパク質）
ISPD： isoprenoid synthase domain containing（イソプレノイドドメイン含有）
POFUT： protein *O*-fucosyltransferase（タンパク質フコース転移酵素，*O*-フコース転移酵素）
POGLUT： protein *O*-glucosyltransferase（タンパク質グルコース転移酵素，*O*-グルコース転移酵素）
UDP： uridine 5′-diphosphate（ウリジン二リン酸）

Glycosylation and muscle diseases

Motoi Kanagawa：Ehime University Graduate School of Medicine（愛媛大学大学院医学系研究科）

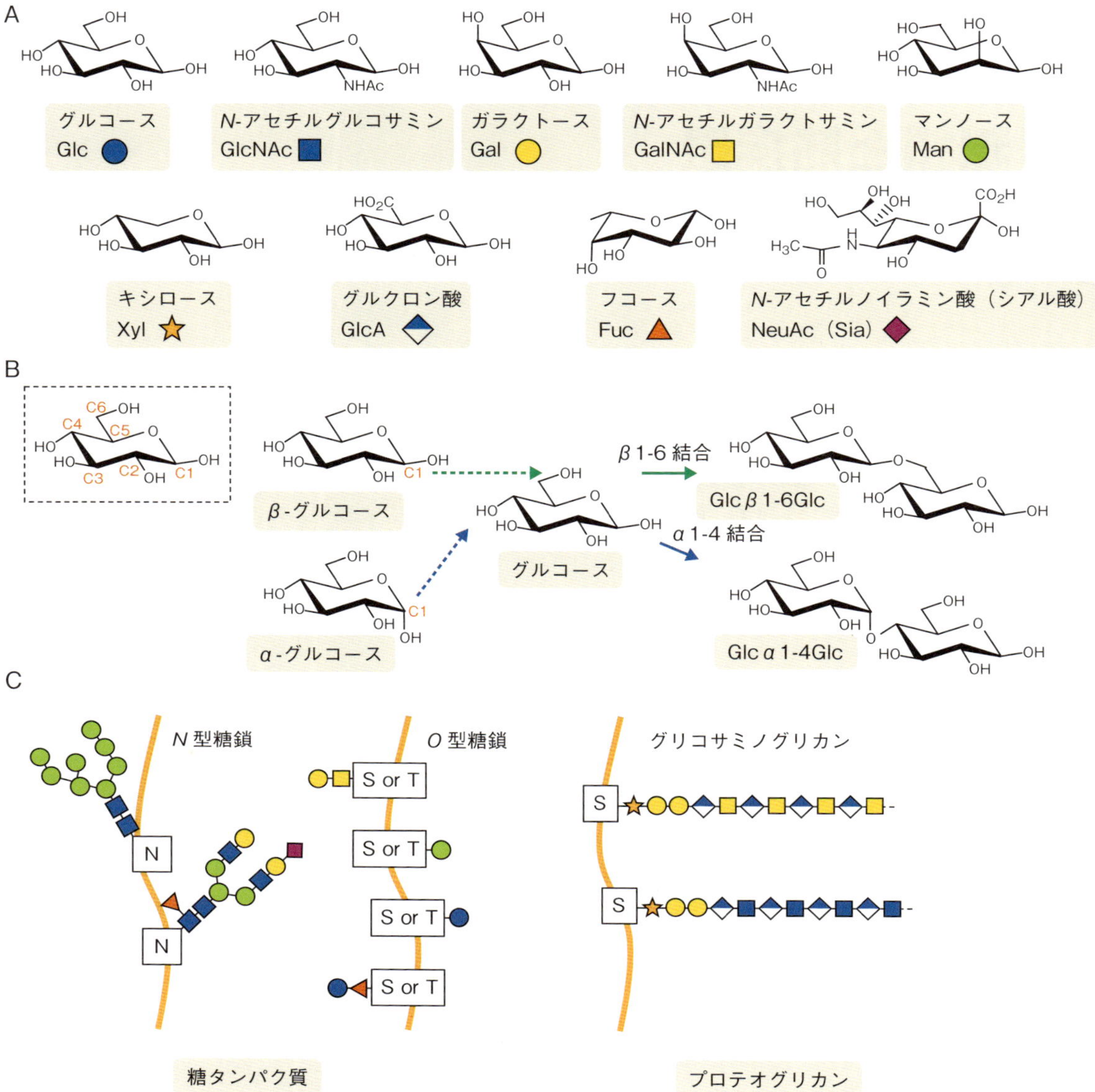

図1　糖鎖生物学の基本

A）糖鎖を構成する主要な単糖の構造，略語，シンボル．糖鎖構造は略語やシンボルによって表されることが多い．B）グリコシド結合．グルコースからなる二糖を例にあげる．単糖同士はグリコシド結合（共有結合）によって互いがつながる．結合に使われる水酸基の位置や結合様式（α結合，β結合）によってさまざまな異性体が生じうる．挿入図はグルコースを例とした炭素原子番号．アルデヒド炭素はC1とよばれる．C）糖タンパク質とプロテオグリカンの模式図．

1 糖鎖の基本

1）糖鎖の構造

糖鎖を構成する単糖の種類がいくつあるか，実のところ定かではないが，哺乳類細胞において主に使われる単糖を9種あげた（**図1A**）．また，単糖およびグリコシド結合の化学的特性から，同一の単糖からなる二糖であっても複数の立体異性体（αとβ）や位置異性体が生じる（**図1B**）．さらに，単糖上にはグリコシド結合に使われる水酸基が複数存在するため分枝構造をとることもできる．単糖へのリン酸化や硫酸化といった修飾，未知の単糖成分が存在する可能性まで考慮すれば，糖鎖はきわめて多様で複雑な構造をとりうることになる．この糖鎖特有の複雑性が研究の進展や糖鎖自体への理解を深める際の大きな問題ともいえる．

糖鎖には還元末端と非還元末端があり，糖タンパク質の場合は，還元末端側がタンパク質と結合している．多くの場合糖鎖はタンパク質のセリン/スレオニン残基の水酸基（*O*型糖鎖），あるいはアスパラギン残基のアミド窒素（*N*型糖鎖）とグリコシド結合を形成して修飾される（**図1C**）．*N*型糖鎖の還元末端に位置する単糖は*N*-アセチルグルコサミンで，*O*型糖鎖の還元末端に位置する単糖としては*N*-アセチルガラクトサミン，マンノース，グルコース，フコースなどが知られている．また，プロテオグリカンはグリコサミノグリカンよばれる二糖単位のくり返し構造をもつ多糖が，グルクロン酸–ガラクトース–ガラクトース–キシロース（還元末端）を介してタンパク質に結合した構造をとる．糖鎖生物学についてもっと知りたい方は，オンラインテキストブック等をご参照いただきたい（https://www.ncbi.nlm.nih.gov/books/NBK579918/）．

2）糖鎖の生合成

糖鎖は何段階もの過程を経て生合成されるが，その中心を担うのは糖転移酵素である．個々の糖転移酵素に応じて，供与基質（つなげる糖の供給源），受容基質（その糖の受け手側），形成するグリコシド結合の化学的な様式などに固有のものがある．つまり糖鎖の各パーツを1つつくるための専用酵素があり，複数の専用酵素が順番に働いていくことで，糖鎖がつくりあげられていく．糖転移酵素の供与基質としては，糖ヌクレオチドや脂質結合型糖（ドリコールリン酸など）が用いられる．多くの場合，糖鎖修飾は小胞体やゴルジ体で行われる．その一方で，細胞には糖鎖を分解する系も存在しており，リソソームでグリコシダーゼ（グリコシド結合を加水分解する酵素）によって行われる．このように糖鎖が機能を発揮するためには，糖転移酵素群の発現，供与基質や受容基質の生合成，出来上がった糖タンパク質の輸送，不要な糖鎖の分解など，非常に多くの細胞内イベントがかかわっており，糖転移酵素のみならず，このようなイベントにかかわるタンパク質をコードする遺伝子の変異も糖鎖異常疾患の原因につながることが知られている[1)2)]．

2 糖鎖異常と筋疾患

糖鎖はさまざまな組織で重要な役割を担っているため，糖鎖異常によって発症する疾患も存在する．糖鎖がかかわる筋疾患の例としてGNEミオパチーや筋ジストロフィーがあげられる．

1）GNEミオパチー

GNEミオパチーは，筋病理的には縁取り空胞を特徴とする遠位型ミオパチーで，糖鎖の主要成分の1つであるシアル酸の生合成に関与する*GNE*遺伝子の変異を発症要因とする．GNE酵素は，シアル酸生合成経路においてUDP-*N*-アセチルグルコサミンを*N*-アセチルマンノサミンへと，さらに*N*-アセチルマンノサミン-6-リン酸へと変換する酵素である（**図2A**）．そこから産生されたシアル酸はその後CMP-シアル酸へと代謝される．CMP-シアル酸は糖鎖にシアル酸を組込むための供与基質であるため，GNE酵素の変異によってシアル酸含有糖鎖の形成にも異常が生じると考えられる．このGNE酵素活性およびシアル酸代謝経路に基づいたGNEミオパチーの治療戦略が確立されているので紹介したい．

西野一三博士，野口悟博士らのグループは，GNE酵素異常によって不足する*N*-アセチルマンノサミン-6-リン酸やシアル酸を補充することで，GNEミオパチーモデルマウスの病態を治療できることを示し，代謝物補充療法の有効性を提唱した[3)]．その後，青木正志博士らによって，シアル酸の一種であるアセノイラミン酸の臨床試験がすすめられ[4)]，2024年にアセノベル®徐放錠の製造販売承認が取得された．糖鎖の生合成経路をもとに，疾患メカニズムの解明から治療法の開発に成功した特筆すべき成果といえる．

2）筋ジストロフィー

糖鎖異常を発症要因とする筋ジストロフィーの発見と病態解明に関しても本邦の研究者の貢献は大きい．福山型筋ジストロフィーは，福山幸夫博士によって疾患概念が確立された本邦特有の先天性筋ジストロフィーで，1998年に戸田達史博士らが原因遺伝子フクチン（*FKTN*）を発見し[5)]，2001年には林由起子博士

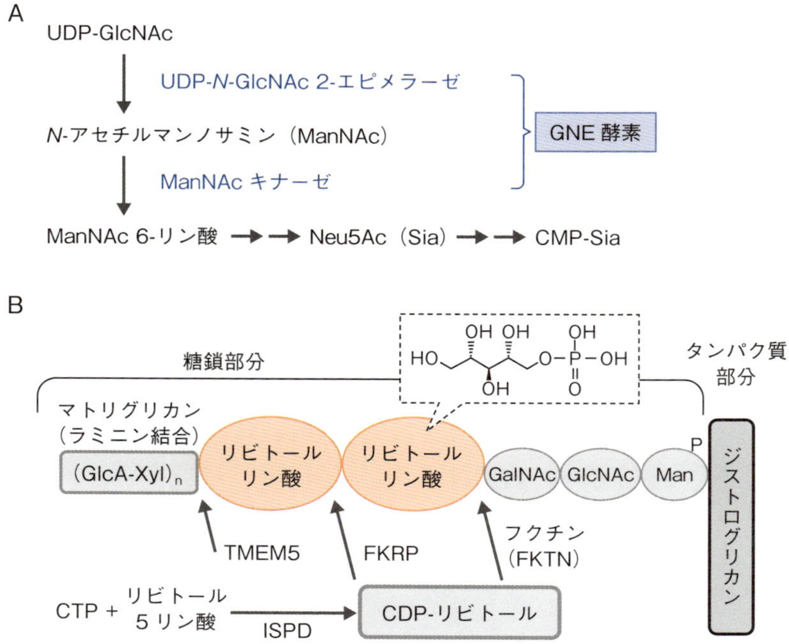

図2　筋疾患に関与する糖鎖の生合成経路
A）GNEミオパチーにかかわるシアル酸合成経路．GNE酵素は，UDP-*N*-アセチルグルコサミン2-エピメラーゼと*N*-アセチルマンノサミンキナーゼの2つの酵素活性をもち，シアル酸の生合成にかかわる酵素である．シアル酸はCMP-シアル酸の生合成にも必要なため，シアル酸糖鎖修飾にも影響が及ぶと考えられる．**B**）ジストログリカン異常症にかかわる糖鎖合成経路．ジストログリカンは*O*-マンノース型糖鎖が修飾されており，その還元末端に位置するグルクロン酸とキシロースからなる二糖のくり返し構造（マトリグリカン）がラミニン結合部位となる．マトリグリカンが形成されるためには，リビトールリン酸修飾が必要である．リビトールリン酸転移酵素はFKTNとFKRP，リビトールリン酸とマトリグリカンを結ぶ酵素がTMEM5．リビトールリン酸の供与基質がCDP-リビトールで，ISPDによってCTPとリビトール5リン酸から生合成される．

らがジストログリカンというラミニン※1受容体に糖鎖異常が生じていることを報告した[6]．同時期に遠藤玉夫博士らは，ジストログリカンには*O*-マンノース型糖鎖が修飾されており，これがラミニン結合に必要であることを発見した[7]．当時，哺乳類細胞に*O*-マンノース型糖鎖が存在することは知られておらず，糖鎖生物学の世界に大きなブレイクスルーをもたらした．その後，戸田博士と遠藤博士との共同研究によって，*O*-マンノース型糖鎖の生合成にかかわる酵素が同定され，その変異は福山型筋ジストロフィーの類縁疾患である筋眼脳病やWalker-Warburg症候群の原因になることも明らかになった[8) 9]．このようなジストログリカンの糖鎖異常を発症要因とする疾患群はジストログリカン異常症とよばれている．*O*-マンノース型糖鎖の非還元末端部には，グルクロン酸とキシロースからなる2糖のくり返し構造（マトリグリカンとよばれる）が存在し，これがラミニン結合ドメインとして機能している[10]．戸田博士と遠藤博士のグループはさらに2016年，ジストログリカン糖鎖のなかにはリビトールリン酸※2という新規の成分が含まれていることを発見し，同時にリビトールリン酸の生合成にかかわる酵素を4種同定した[11) 12]．フクチンはそのうちの1つで，CDP-リビトールという糖リン酸ヌクレオチドを供与基質として，リビトールリン酸を糖鎖に転移するリビトール

※1　ラミニン

基底膜成分の一種．α鎖，β鎖，γ鎖からなる三量体で，それぞれの鎖種の組合わせによってさまざまな型が存在する．骨格筋の基底膜ではα2，β1，γ1からなるラミニン-211（メロシン）が多く，ジストログリカンの糖鎖と結合することで筋細胞膜の安定性に寄与していると考えられる．

リン酸転移酵素である．リビトールリン酸はマトリグリカンの伸長に不可欠な修飾体であることから（**図2B**），リビトールリン酸の生合成に関与する酵素の変異によってマトリグリカンが伸長せずラミニン結合能を獲得できないことがジストログリカン異常症の発症分子機序であることが明らかになった．

肢帯型筋ジストロフィー（LGMD）R21はタンパク質グルコース転移酵素1（Protein *O*-glucosyltransferase 1, POGLUT1）を原因遺伝子とする[13]．POGLUT1は，Notch受容体の上皮増殖因子様リピート（EGFリピート）を*O*-グルコース修飾する酵素で，患者ではNotchシグナルの低下や衛星細胞数の減少，さらにはジストログリカンの糖鎖異常も観察される．*O*-グルコース修飾の異常から筋ジストロフィー発症にいたるまでの詳細は不明であるが，糖鎖と筋疾患の関係を考えるうえで非常に興味深く今後の研究の進展に期待したい．

3）リビトール補充療法

ここからは，リビトールリン酸の生合成経路に基づき，最近提唱されている代謝物補充療法を紹介する．イソプレノイドドメイン含有タンパク質（ISPD）は「リビトール-5リン酸＋CTP→CDP-リビトール」の反応を担う酵素で，その変異はリビトールリン酸修飾異常を招き，筋ジストロフィーの原因となる[11) 14)]．筆者らは，ISPD産物であるCDP-リビトールをプロドラッグ化し，筋組織へのデリバリー効率を高めることで，ISPD欠損マウスにみられる筋ジストロフィー病態の治療に成功し，ISPD変異ジストログリカン異常症に対するCDP-リビトール補充療法を提唱している[15]．さらにフクチンに次ぐ第二のリビトールリン酸転移酵素であるFKRP（LGMD2I/LGMDR9の原因遺伝子産物）に関しては，リビトール補充によってFKRP点変異マウスの糖鎖異常と病態が改善することが報告され[16]，現在，欧米でリビトール補充療法の臨床試験が進んでいる．

リビトール補充療法のメカニズムは不明だったが，最近，遠藤博士らのグループが，リビトールをリビトール-5リン酸へ変換する酵素を同定し，「リビトール補充→リビトール-5リン酸の増加→ISPD酵素反応促進→CDP-リビトール合成増加」，という機序を解明した[17]．FKRPはCDP-リビトールを供与基質として使う酵素であり，点変異によって酵素活性が低下していたとしても，過剰の基質によって酵素反応が進行し，ジストログリカンの糖鎖回復に至るものと考えられる．

ジストログリカン異常症をはじめ糖鎖異常症の原因の多くは酵素である．酵素はその特性から，活性を少しだけでも増強させたり，あるいはほんの少量でも酵素自体を目的組織にデリバリーさせたりできれば，治療につながると考えられる．したがって現在試行されている遺伝子治療をはじめ，さまざまなモダリティが治療効果を発揮する可能性があり，今後の治療研究の動向に注視したい．

※2　リビトールリン酸

糖アルコールリン酸の一種．化学構造を**図2B**に示す．バクテリアの細胞壁ペプチドグリカンの成分として知られていたが，脊椎動物の糖鎖成分として使われていることは2016年はじめて明らかになった．

3 骨格筋における糖鎖の意義

骨格筋における糖鎖の生理的役割については，糖鎖関連遺伝子の欠損動物を用いた研究から明らかになってきている．例えば，先に紹介したフクチンの骨格筋選択的コンディショナル欠損（cKO）マウスの研究から，ジストログリカンの糖鎖は，骨格筋の細胞膜と基底膜の連携を維持することで，骨格筋の伸収縮といった機械的負荷に対して細胞膜を物理的に保護する役目を担っていることが明らかになっている[18]．さらに，筋再生の中心を担う筋衛星細胞においても，フクチン欠損によって増殖能と分化能が低下し，筋再生障害が生じることから，衛星細胞におけるジストログリカン糖鎖の生理的重要性も示唆される[18]．筋線維における糖鎖機能に関する報告は少ないが，筋芽細胞を用いて筋分化や筋再生に関する糖鎖を明らかにする試みは増えてきており，そのいくつかを紹介する．

1）統合的グライコプロテオームと筋生物学

*N*型糖鎖は非常に多くの膜タンパク質や分泌タンパク質に修飾されているが，近年，質量分析法を用いた網羅的糖鎖解析によって，筋芽細胞の増殖から分化に応じて*N*型糖鎖のパターンも変動することが明らかになってきた．一方で，*N*型糖鎖修飾をうけるタンパク質は非常に多く，*N*型糖鎖修飾の阻害剤や糖転移酵素

欠損細胞を用いた実験では，筋分化や筋成熟における*N*型糖鎖の重要性を示すことはできても，詳細なメカニズムまでは踏み込めないという限界がある[19]．最近では，タンパク質と糖鎖を同時に測定する統合的グライコプロテオーム解析によって，筋分化と発現量・糖鎖修飾パターンが相関する糖タンパク質，すなわち筋分化や筋形成において重要な役割を担う糖タンパク質も特定されている[20]．つまり，統合的グライコプロテオームという新しい方法論的アプローチから，分化や恒常性の維持に重要な分子が同定され，筋生物学の理解がより深化していくものと期待される．

2）糖転移酵素と筋生物学

一方，ジストログリカン糖鎖とまではいかずとも，修飾をうけるコアタンパク質にある程度の選択性があり，構造が比較的ユニークな糖鎖については，糖転移酵素を標的とした研究から筋生物学に新たな知見をもたらした例もある．

例えば，コンドロイチン硫酸はプロテオグリカンに修飾されるグリコサミノグリカンの一種で，筋芽細胞から筋管が形成される際にその量が減少することが知られている．コンドロイチン硫酸の生合成にかかわる遺伝子のノックダウンや，分解酵素によるコンドロイチン硫酸の除去によって，筋管形成能や筋再生が促進される[21]．すなわち，コンドロイチン硫酸の量や質は筋分化の調整にかかわっていると考えられ，筋ジストロフィーなど筋変性・再生を伴う疾患の治療標的になる可能性を秘める．

タンパク質フコース転移酵素1（Protein *O*-fucosyltransferase 1, POFUT1）はフコースという単糖をタンパク質のセリン・スレオニン残基に転移する酵素で，その標的としてNotch受容体やNotchリガンドがある．*O*-フコース修飾はNotchリガンドの結合やNotch受容体の活性化に必要とされる．Notchシグナルは筋形成や再生に重要なシグナルで，筋老化，特に加齢に伴う筋衛星細胞の活性変化にかかわっている．マウスPofut1は老化筋で発現が低下しており，筋線維選択的にPofut1を欠損させると筋線維径の低下や筋力の減少，ファイバータイプの変化など老化筋様の表現型を呈す[22]．興味深いことに，衛星細胞や神経筋接合部にも老化様の異常が生じることから，筋線維における*O*-フコース修飾の異常が周辺細胞にもトランス的作用を及ぼしたものと考えられる．この報告は，糖鎖とサルコペニアを関連づけるものとして興味深い．

サルコペニアにはさまざまな細胞の機能変化が関与する．糖鎖もまたさまざまな細胞でさまざまな機能を担っている．多様な生物活性をもつ糖鎖がサルコペニアにかかわるのは確実と考えられるが，関連する報告は少ないのが現状であり，今後の研究の進展が期待される．なお前出のNotchシグナルにおける*O*-グルコース修飾と*O*-フコース修飾の意義については優れた総説があるので参考にしていただきたい[23]．

おわりに

本稿では骨格筋における糖鎖の生理的・病的意義について紹介してきた．これまでの研究は特定の糖鎖や酵素に焦点をあてたものが多く，単一遺伝子疾患の病態解明や治療戦略の開発に貢献してきたのは事実である．一方で，糖鎖の役割は非常に多岐にわたり，個体や組織の生理的・病的な状況に応答して変化すると考えられる．そのため，糖鎖変化を定量的・定性的にモニターできる技術があれば研究は大きく進展するであろう．現在のところ，既知の糖鎖であれば，質量分析法を活用して数mgの組織から100～200種の糖鎖を定量的に同定できるようになってきた．今後，サルコペニアモデルなどの網羅的糖鎖解析を通じ，糖鎖生物学的視点から筋疾患病態が解明され，革新的な治療戦略が導きだされることを期待する．

文献

1） Reily C, et al：Nat Rev Nephrol, 15：346-366, doi:10.1038/s41581-019-0129-4（2019）
2） Kanagawa M：J Neuromuscul Dis, 6：175-187, doi:10.3233/JND-180369（2019）
3） Malicdan MC, et al：Nat Med, 15：690-695, doi:10.1038/nm.1956（2009）
4） Suzuki N, et al：J Neuromuscul Dis, 10：555-566, doi:10.3233/JND-230029（2023）
5） Kobayashi K, et al：Nature, 394：388-392, doi:10.1038/28653（1998）
6） Hayashi YK, et al：Neurology, 57：115-121, doi:10.1212/wnl.57.1.115（2001）
7） Chiba A, et al：J Biol Chem, 272：2156-2162, doi:10.1074/jbc.272.4.2156（1997）
8） Yoshida A, et al：Dev Cell, 1：717-724, doi:10.1016/s1534-5807(01)00070-3（2001）

9) Manya H, et al：Proc Natl Acad Sci U S A, 101：500-505, doi:10.1073/pnas.0307228101（2004）
10) Inamori K, et al：Science, 335：93-96, doi:10.1126/science.1214115（2012）
11) Kanagawa M, et al：Cell Rep, 14：2209-2223, doi:10.1016/j.celrep.2016.02.017（2016）
12) Manya H, et al：J Biol Chem, 291：24618-24627, doi:10.1074/jbc.M116.751917（2016）
13) Servián-Morilla E, et al：EMBO Mol Med, 8：1289-1309, doi:10.15252/emmm.201505815（2016）
14) Riemersma M, et al：Chem Biol, 22：1643-1652, doi:10.1016/j.chembiol.2015.10.014（2015）
15) Tokuoka H, et al：Nat Commun, 13：1847, doi:10.1038/s41467-022-29473-4（2022）
16) Cataldi MP, et al：Nat Commun, 9：3448, doi:10.1038/s41467-018-05990-z（2018）
17) Hoshino S, et al：J Biochem, 175：418-425, doi:10.1093/jb/mvad115（2024）
18) Kanagawa M, et al：Hum Mol Genet, 22：3003-3015, doi:10.1093/hmg/ddt157（2013）
19) Annibalini G, et al：FASEB J, 38：e23797, doi:10.1096/fj.202400213RR（2024）
20) Blazev R, et al：Mol Cell Proteomics, 20：100030, doi:10.1074/mcp.RA120.002166（2021）
21) Mikami T, et al：J Biol Chem, 287：38531-38542, doi:10.1074/jbc.M111.336925（2012）
22) Zygmunt DA, et al：Mol Cell Biol, 37：e00426-16, doi:10.1128/MCB.00426-16（2017）
23) Haltom AR & Jafar-Nejad H：Glycobiology, 25：1027-1042, doi:10.1093/glycob/cwv052（2015）

＜著者プロフィール＞
金川　基：2001年北海道大学大学院理学研究科化学専攻博士課程修了．'01年ハワードヒューズ医学研究所／アイオワ大学（博士研究員），'06年大阪大学大学院医学系研究科（特任助教），'09年神戸大学大学院医学研究科（助教，講師）を経て，'20年2月より現職．留学中に糖鎖異常型筋ジストロフィーの発見に携わり，以来一貫して，糖鎖生物学的視点を含めた病態と治療法に関する研究を進めている．

5. ミオスタチン阻害によるサルコペニア治療

伊東史子，森川真大，宮園浩平

ミオスタチンはTransforming growth factor-β（TGF-β）ファミリーに属するサイトカインであり，骨格筋の分化・増殖を抑制する．そのため，ミオスタチンとその関連因子の阻害はがん悪液質やサルコペニア，フレイルなど，加齢に伴う筋力低下の治療ターゲットとして注目されている．特に下肢の筋力維持により自立した歩行が可能になり，転倒や寝たきり防止につながる．それゆえ，ミオスタチンとその関連因子の阻害剤は高齢者の身体機能の回復と生活の質向上をもたらす新たな治療法として期待されている．

はじめに

日本は超高齢社会を迎え，日常生活を健康上の問題なく送れる「健康寿命」を延ばすことが重要な課題となっている．特に，下肢筋肉の維持は寝たきりや転倒の予防に直結し，高齢者の生活の質（QOL）や生命予後にも大きく影響を及ぼす要因である．老化に伴い骨格筋量や筋機能が低下すると，QOLや生命予後に悪影響を与えることが明らかであり，骨格筋の機能回復や再生への関心が高まっている．

この分野で治療標的として注目されてきたのがミオスタチンである[1) 2)]．ミオスタチンはアクチビンや骨形成因子（BMP）と同じくTGF-βファミリーに属するサイトカインで，骨格筋の分化や増殖を抑制する役割をもつ．このため，ミオスタチンの阻害は筋萎縮性疾患やがん悪液質（カヘキシア）[※1]だけでなくサルコペニアの治療において有望なアプローチとなりうると期待されてきたが，ミオスタチンの中和抗体では臨床

［略語］

ALK：Activin receptor-Like Kinase（アクチビン受容体様キナーゼ）

BMP：Bone Morphogenetic Proteins（骨形成因子）

GDF：Growth Differentiation Factor（成長分化因子）

MID-35：Myostatin Inhibitory Domain peptide-35

TGF-β：Transforming Growth Factor-β（トランスフォーミング増殖因子）

Inhibition of myostatin for the treatment of sarcopenia

Fumiko Itoh[1)] /Masato Morikawa[2)] /Kohei Miyazono[3)] ：Laboratory of Stem Cells Regulation, Tokyo University of Pharmacy and Life Sciences[1)] /Division of Health Science, Advanced Comprehensive Research Organization（ACRO）, Teikyo University[2)] /Department of Applied Pathology, Graduate School of Medicine, The University of Tokyo[3)]（東京薬科大学生命科学部[1)] /帝京大学先端総合研究機構健康科学研究部門[2)] /東京大学大学院医学系研究科病因・病理学専攻応用病理学[3)]）

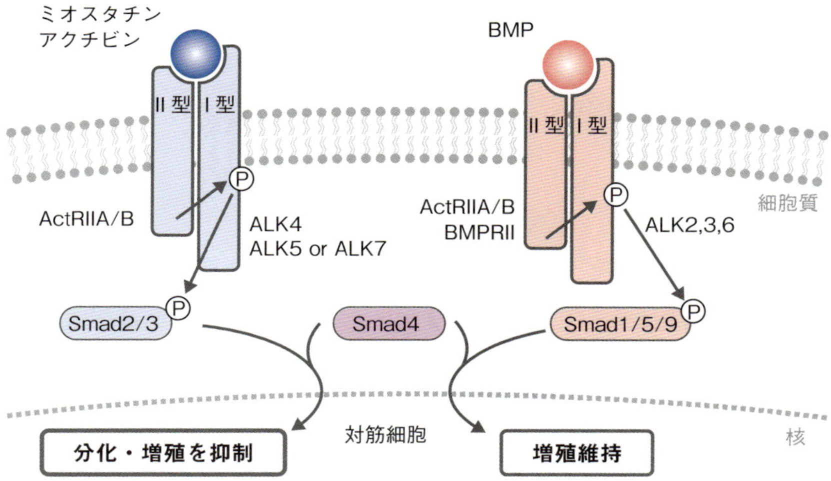

図1　ミオスタチンのシグナル伝達
ミオスタチンを含むTGF-βファミリーのリガンドは，細胞膜上のⅠ型およびⅡ型セリン/スレオニンキナーゼ受容体に結合し，細胞内シグナル伝達因子であるSmadを活性化する．ミオスタチンはALK4やALK5を介して，アクチビンはALK4やALK7を介してシグナルを伝える．ミオスタチンやアクチビンはSmad2とSmad3をリン酸化する一方，BMPはSmad1，Smad5，Smad9をリン酸化する．リン酸化されたSmadはSmad4と結合して複合体を形成し，核内へ移行して標的遺伝子の発現を調整する．筋細胞に対して，ミオスタチンやアクチビンは分化や成長を抑制するのに対し，BMPは増殖維持に働く．

的には期待された効果を得られていなかった[3]．現在，新しいモダリティのミオスタチンとその関連因子の阻害剤の開発が進められており，筋肉量を増加させる治療法として期待されている．

1 ミオスタチンのシグナル伝達機構

ミオスタチンは，TGF-βファミリーに属するサイトカインであり，骨格筋の分化と増殖を抑制する役割をもつ．TGF-βファミリーには，TGF-β，アクチビン，骨形成因子（BMP）などが含まれ，それぞれが異なる生理活性を示し，さまざまな細胞機能に関与する．ミオスタチンや他のTGF-βファミリー分子は，特異的なⅠ型およびⅡ型セリン/スレオニンキナーゼ受容体を介してシグナル伝達を行う[4) 5)]．

ミオスタチンがⅡ型受容体（ActRⅡB）に結合すると，恒常活性型のⅡ型受容体がⅠ型受容体キナーゼ（ALK）をリン酸化する．このリン酸化により，受容体特異的Smad（R-Smad）のC末端セリン残基がリン酸化される．リン酸化されたR-Smadは，共有型Smad（Co-Smad）であるSmad4と複合体を形成し，核内へ移行して骨格筋形成にかかわる遺伝子の発現を抑制する．TGF-βと同様に，ミオスタチンおよびアクチビンのシグナルは主にSmad2とSmad3を介して伝達されるのに対し，BMPシグナルはSmad1，Smad5，Smad9を介して伝達される（**図1**）．さらに，抑制型Smad（Ⅰ-Smad）であるSmad7はTGF-βファミリーのシグナル伝達を阻害し，TGF-β刺激によりその発現が誘導されることで，ネガティブフィードバック機構として機能する．

> **※1　がん悪液質（あくえきしつ）（Cancer Cachexia）**
> 進行がん患者にみられる代謝異常状態で，体重減少や筋肉の減少，倦怠感，食欲不振などを特徴とする．単なる栄養不足とは異なり，がん悪液質は腫瘍から分泌される炎症性サイトカインや代謝異常などが関与すると考えられている．しかし，根本的な治療法は確立されていない．

2 骨格筋に対するミオスタチンの作用

ミオスタチンは主に骨格筋から分泌され，骨格筋の

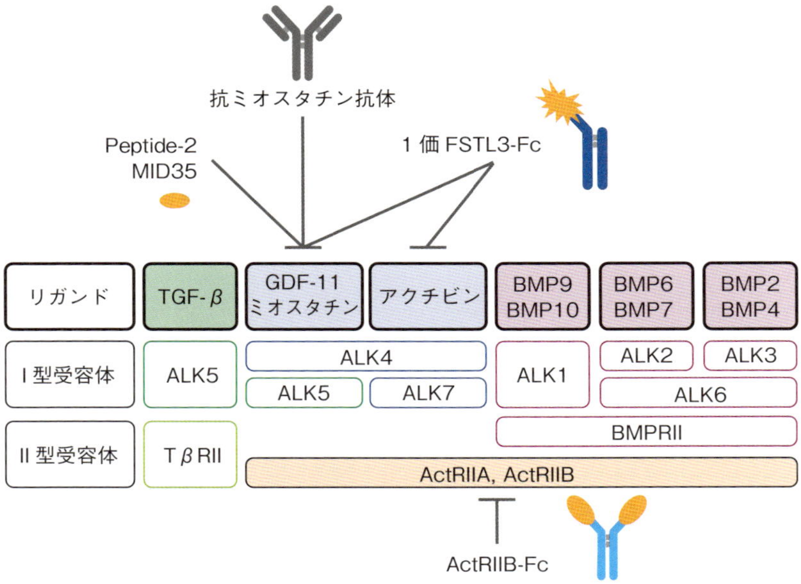

図2　ミオスタチンの阻害剤
TGF-βファミリーのリガンドは，それぞれ特異的なI型・II型受容体に結合する．抗ミオスタチン抗体やPeptide-2 MID-35, 1価FSTL3-Fcはリガンドをトラップしてその作用を抑制する．ActRIIB-Fcはミオスタチン以外にもTGF-βファミリーのリガンドに結合するため，ミオスタチン阻害に対する選択性は低い．

成長を抑制する「ブレーキ」として機能する．ヒトを含む多くの動物において，ミオスタチンシグナルの異常や低下が起こると，このブレーキ作用が解除され，骨格筋が肥大することが報告されている．また，ミオスタチン（別名GDF8）に加え，アクチビンやGDF11など構造が類似する分子も骨格筋の成長を抑制する役割をもつ[6]．これらのサイトカインは，骨格筋の組織幹細胞である筋衛星細胞の増殖を抑え，筋芽細胞から筋管への分化を抑制することで，筋肉の成長を負に制御している．一方で，同じTGF-βファミリーに属するBMP-2など多くのBMPは筋前駆細胞に作用して筋肉への分化を抑制し，骨芽細胞への分化を促進することが知られているが[7]，BMP7やGDF10（BMP3B）などのある種のBMP分子は，筋衛星細胞や筋芽細胞に対して増殖を維持し，分化を抑制する作用を有している[8) 9]．このように，骨格筋の成長と維持には，TGF-βファミリー分子によって制御されるバランスが重要であると考えられている．

また，ミオスタチンは不活性な前駆体として分泌され，プロペプチドと成熟型ミオスタチンが結合した複合体を形成している．プロペプチドによってミオスタチン活性は抑制されているが，Furinなどのプロテアーゼがプロペプチドを切断することで活性型ミオスタチンとなり，骨格筋成長の制御を行う．

3 ミオスタチン阻害薬の開発の歴史

ミオスタチンが骨格筋の成長を抑制することが明らかになると，この経路を阻害して筋量増加や筋力強化をめざすミオスタチン阻害薬の開発が活発に進められるようになった（**図2**）．しかし，治療効果の限界や副作用の問題により，現在まで臨床応用に至った製剤は存在しない．例えば，ミオスタチン単独を阻害する中和抗体は，期待されるほどの効果が得られておらず，他のTGF-βファミリー分子が代償的に筋肉の成長を抑制することが示唆されている．また，ミオスタチンとアクチビンを同時に中和する抗体カクテルも試みられ，マウスやサルでは骨格筋の肥大効果が確認された[10]．しかしヒトに対しては治療効果が低く，副作用が懸念されたため，第2相試験が中止された．

さらに，ミオスタチンのⅡ型受容体であるActRⅡB受容体の細胞外ドメインを利用して，ミオスタチンやその他のファミリー分子を同時に阻害するよう設計されたActRⅡB-Fc（ACE-031）が作製され[11]，デュシェンヌ型筋ジストロフィー患者の第2相試験において骨格筋肥大効果と運動機能の改善が示唆された．しかし，この製剤はBMP9やBMP10といった血管内皮細胞に重要な因子も阻害するため，鼻出血などの血管系有害事象が発生し，開発は中断された．このように，ミオスタチン阻害薬の開発は多様なアプローチが試みられてきたが，臨床試験で筋力や運動機能の明確な改善を示した製剤は現在のところ存在しない．なお，ActRⅡBの細胞外ドメインを改変したリガンドトラップ分子（ACE-536）[12] は現在，低リスク骨髄異形成症候群（MDS）でみられる貧血の治療薬（Luspatercept）として現臨床で使われている[13]．

4 新規ミオスタチン阻害薬の開発

1）Peptide-2/MID-35の開発

ミオスタチンはプロペプチドが結合した前駆体として不活化された状態で分泌される．このメカニズムをもとに，筆者らはミオスタチンのプロペプチド領域に存在する阻害活性部位を同定し，24アミノ酸から構成されるPeptide-2として報告した[14) 15]．Peptide-2はミオスタチンに結合してその転写活性を阻害（IC_{50} = 4.1 μM）するが，ミオスタチンと構造が類似するGDF11に対しても阻害作用を示した．Peptide-2をマウスの後肢筋肉に直接注射すると，投与部位で骨格筋の肥大および四肢の握力増強効果が確認されたが[16]，尾静脈内投与では筋肉への効果が認められなかった．

このPeptide-2をもとに，ミオスタチンに対する阻害効果を強化（IC_{50} = 0.019 μM）し，短鎖化および代謝安定性の向上を図った19アミノ酸からなるMID-35を作製した[17]．MID-35をマウスの後肢筋肉に直接注射すると，投与部位で骨格筋の肥大と四肢握力の増強が確認された．また，筋肉消耗が認められるがん悪液質モデルマウスを利用し，MID-35の作用を評価した．がん悪液質モデルマウスにMID-35を投与した群では，健康なマウスにPBSを投与した群と同程度の筋肉量が維持されており，筋肉消耗の抑制が確認された（**図3**）．

さらに，このMID-35を，日本でのみ承認されたがん悪液質治療薬・アナモレリン※2（グレリン受容体アゴニスト）[18] との併用で評価したところ，がん悪液質モデルマウスにおいて筋肉消耗を効果的に抑制し，筋力を改善，食餌摂取量も増加して延命効果が示された[17]．この併用治療の効果は，抗がん剤投与が難しい患者の状態を改善し，抗がん剤適用の可能性を高める新たな治療法としての展望を示している．今後，さらなる検証が必要である．

MID-35の効果をさらに高めるために，トレッドミルを使った運動療法を導入した．若年の正常マウスでは，MID-35の筋肉注射に加えてトレッドミルを使用することで筋肉の成長が加速され，投与部位で骨格筋の肥大が確認された．運動は筋肉に対する成長因子の感受性を高める効果[19] があるとされており，ミオスタチン阻害薬の併用は効率的な筋肉再生を促進する理想的な方法と考えられる．

2）1価FSTL3-Fcの開発

フォリスタチン（Follistatin，FST）は，内在性アンタゴニストとしてミオスタチン，アクチビン，GDF11に高い親和性で結合し，これらの作用を抑制する．FSTには複数のファミリー分子が存在するが，そのなかでも筋肉量の調節に関与するFollistatin-Like 3（FSTL3）に注目し，ミオスタチンやアクチビンに対する選択性を高めたFc融合タンパク質を作製した．一般的な方法で作製されたFc融合タンパク質は，2つのFc分子が結合したホモ二量体（2価FSTL3-Fc）を形成する．2価FSTL3-Fcをマウスの後肢筋肉に直接注射すると，投与部位で骨格筋の肥大が確認された．しかし，全身投与した場合，2価FSTL3-Fcは血清からすみやかに排除され，骨格筋に対する効果は観察されなかった．そこで，血中半減期を改善する目的で1価FSTL3-Fcを作製したところ，1価FSTL3-Fcの血中半減期は延長し，コントロールFcと同等であった（**図4**）．さらに，1価FSTL3-Fcを若年の正常マウスおよび筋ジストロフィーモデルマウスに投与した結果，両

※2　アナモレリン

グレリン受容体アゴニスト．グレリンは「食欲ホルモン」ともよばれ，脳の視床下部にあるグレリン受容体を刺激して食欲を促進する．アナモレリンはこのグレリン受容体に結合し，食欲の改善と筋肉量の維持を促進する．

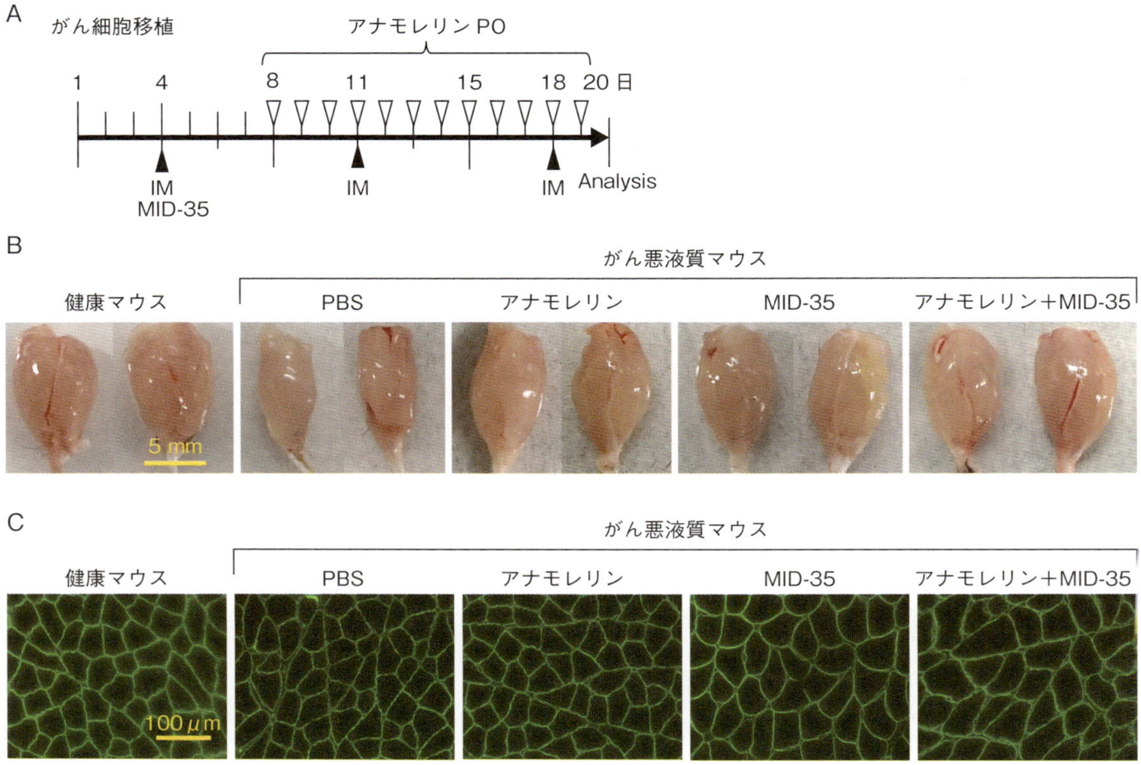

図3　筋肉消耗に対するMID-35の効果

A）実験スケジュール．C57BL/6マウスに肺がん細胞（LLC）を移植し，がん悪液質モデルマウスを作製した．本モデルに対し，MID-35を後脚筋肉に筋肉内注射（IM）し，アナモレリンを経口投与（PO）した．**B**）MID-35を投与した後脚（腓腹筋）像．がん悪液質モデルマウスでは筋肉消耗が認められるが，アナモレリンおよびMID-35投与群では筋肉消耗が改善された．**C**）腓腹筋の筋線維断面像．腓腹筋から薄切切片を作成し，ディストロフィン抗体で染色を行った．がん悪液質モデルマウス（PBS）では筋線維が萎縮していたが，治療群では筋線維断面積が有意に増加した．アナモレリンとMID-35の併用療法が最も効果的であった．（文献18より引用）

側後肢の骨格筋量が20％～30％増加し，前肢の握力も増強された．この効果は先行する製剤であるActRⅡB-Fcと同等であったが，FSTL3-Fcは他のTGF-βファミリー分子には影響を与えないため，ActRⅡB-Fcで確認されていた副作用（脾腫や耐糖能異常）は観察されなかった[20) 21)]．これにより，1価FSTL3-Fcは慢性疾患患者や高齢者など長期投与が必要なケースにも適用可能な治療選択肢として有望である．

おわりに

ミオスタチンを標的とした治療法の開発は，骨格筋の成長と機能維持を促進する新たな可能性を切り開くものとして注目されてきた．ミオスタチンやアクチビン，BMPといったTGF-βファミリー分子が複雑にかかわり合いながら骨格筋の動的バランスを維持するなかで，それらの分子間の相互作用や影響を考慮した阻害薬の開発が進められている．しかし，動物実験での成功により臨床応用が期待された一方で，臨床試験では治療効果の限界や予期せぬ副作用により課題が浮き彫りとなった．

こうした試行錯誤を経て，ミオスタチンシグナル経路のさらなる解明と，骨格筋に対する選択性および安全性の高い治療法の模索が今後も求められるだろう．しかしながら，抗ミオスタチン抗体が多数作成されたにもかかわらず，いずれも臨床的な効果が認められて

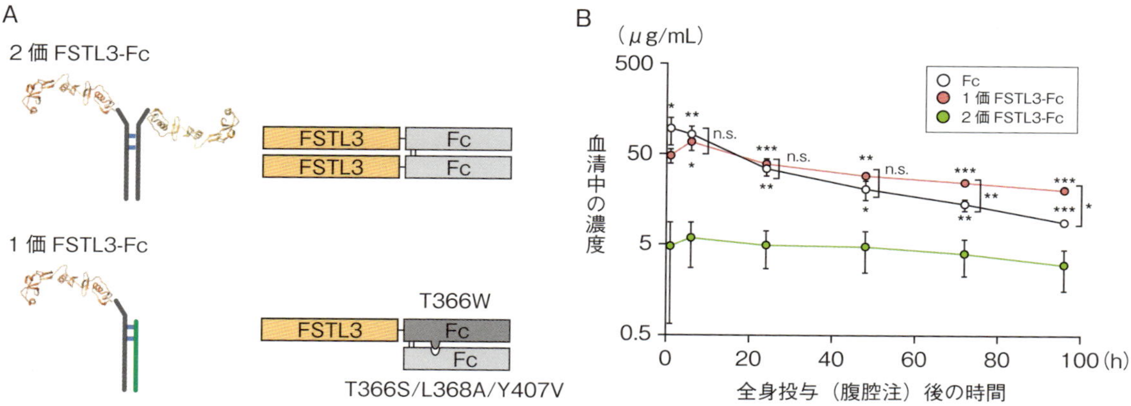

図4　FSTL3-Fcの構造とマウス血清濃度の推移

A）FSTL3-Fcの模式図．FSTL3の立体構造はProtein Data Bankのデータ（PDB ID：3SEK）を参照した．通常の方法で作製した場合，FSTL3-Fcはホモ二量体を形成し，2価FSTL3-Fcとなる．一方，Knobs-into-Holes（KiH）法の技術により，ヘテロ二量体となった1価FSTL3-Fcを効率的に作製できる．B）1価FSTL3-Fcをマウスに腹腔内投与後の血中濃度．＊$p < 0.05$, ＊＊$p < 0.01$ and ＊＊＊$p < 0.001$.（Bは文献21より引用）

いない．おそらくヒトでは，骨格筋を増加させるにはミオスタチンに加えてある種のTGF-βファミリー分子を複合的に抑制することが必要かもしれない．今後筋肉増強に対する効果的なTGF-βファミリー阻害メカニズムが解明されれば，筋萎縮性疾患，サルコペニア，デュシェンヌ型筋ジストロフィーなどの治療に向けて臨床応用への道が開けると考えられる．また，筋肉量の増加は代謝の亢進をもたらし，メタボリックシンドロームの治療や肥満の予防にも貢献する可能性がある．今後のミオスタチン阻害剤の開発においては，新たな分子標的の探索や，精密な阻害剤の設計など，多角的なアプローチが求められる．骨格筋機能の改善を通じ，超高齢社会におけるQOL向上に寄与する治療法の確立が，さらなる研究と技術革新によって実現されることを願っている．

文献

1）Parise G & Snijders T：Lancet Diabetes Endocrinol, 3：917-918, doi:10.1016/S2213-8587(15)00324-1（2015）
2）Baig MH, et al：Front Physiol, 13：876078, doi:10.3389/fphys.2022.876078（2022）
3）Lee SJ：J Clin Invest, 131：e148372, doi:10.1172/JCI148372（2021）
4）Morikawa M, et al：Cold Spring Harb Perspect Biol, 8：e148372, doi:10.1101/cshperspect.a021873（2016）
5）Heldin CH & Moustakas A：Cold Spring Harb Perspect Biol, 8：a022053, doi:10.1101/cshperspect.a022053（2016）
6）Walker RG, et al：Circ Res, 118：1125-41; discussion 1142, doi:10.1161/CIRCRESAHA.116.308391（2016）
7）Yamaguchi A, et al：J Cell Biol, 113：681-687, doi:10.1083/jcb.113.3.681（1991）
8）Borok MJ, et al：J Dev Biol, 8：4, doi:10.3390/jdb8010004（2020）
9）Uezumi A, et al：J Clin Invest, 131：e139617, doi:10.1172/JCI139617（2021）
10）Latres E, et al：Nat Commun, 8：15153, doi:10.1038/ncomms15153（2017）
11）Campbell C, et al：Muscle Nerve, 55：458-464, doi:10.1002/mus.25268（2017）
12）Suragani RN, et al：Nat Med, 20：408-414, doi:10.1038/nm.3512（2014）
13）Fenaux P, et al：Blood, 133：790-794, doi:10.1182/blood-2018-11-876888（2019）
14）Takayama K, et al：J Med Chem, 58：1544-1549, doi:10.1021/jm501170d（2015）
15）Ohsawa Y, et al：PLoS One, 10：e0133713, doi:10.1371/journal.pone.0133713（2015）
16）Ojima C, et al：Cancer Sci, 111：2954-2964, doi:10.1111/cas.14520（2020）
17）Hanada K, et al：Cancer Sci, 113：3547-3557, doi:10.1111/cas.15491（2022）
18）Wakabayashi H, et al：Curr Opin Support Palliat Care, 17：162-167, doi:10.1097/SPC.0000000000000658（2023）
19）de Santana DA, et al：Front Physiol, 12：759677, doi:10.3389/fphys.2021.759677（2021）
20）Ozawa T, et al：STAR Protoc, 2：100839, doi:10.1016/j.xpro.2021.100839（2021）
21）Ozawa T, et al：iScience, 24：102488, doi:10.1016/j.isci.2021.102488（2021）

<著者プロフィール>

伊東史子：2003年，Uppsala University（Sweden）博士課程修了（Carl-Henrik Heldin 教授，Peter ten Dijke教授）．'04～'07，'07～'09年日本学術振興会特別研究員，'09～'11年筑波大学人間総合科学研究科基礎医学系 助教（加藤光保教授），'11年より東京薬科大学生命科学部 准教授．TGF-βファミリーの役割解明をめざして，遺伝子改変マウスを利用して研究を推進している．

森川真大：帝京大学先端総合研究機構健康科学研究部門 准教授．TGF-βファミリー分子が関与する病態の解明およびこのシグナルを標的とした治療法の開発を目標としている．

6. TGF-β誘発サルコペニア
—介入療法の可能性について

大澤　裕

サルコペニアを軽減すれば，健康寿命ばかりではなく寿命も延長すると考えられている．われわれは，長寿タンパク質α-Klothoが，筋消耗性TGF-β分子群のシグナルを阻害することを見出した．TGF-βに対する低分子阻害化合物を，老化モデルα-Klothoノックアウトマウスに経口投与すると，遅筋線維から速筋線維へのスイッチが惹起され，筋力低下と筋萎縮は軽減し，驚くべきことに寿命が延長した．本稿では，TGF-βシグナル異常によって惹起されるサルコペニアの病態と，その介入治療の可能性について紹介したい．

はじめに

サルコペニアの発症メカニズムの全容は解明されておらず，エビデンスに基づく介入療法も実用化には至っていない．

α-Klothoはノックアウトマウスがサルコペニア，腎硬化症など多彩な老化表現型を示すため，長寿タンパク質と考えられている[1]．α-Klothoは，主に腎尿細管上皮細胞の1回膜通過型細胞膜タンパク質として発現する（膜型α-Klotho：m-α-Klotho）．そのC末端の短い細胞内ドメインが，プロテアーゼによって切断されると，血液中に分泌される（循環型α-Klotho：c-α-Klotho：**図1**）[2]．膜型α-Klothoは，骨細胞と骨芽細胞によって産生される線維芽細胞増殖因子23（FGF23）と協同して，尿細管におけるリン利尿を惹起する．このリン利尿作用が，膜型α-Klothoによる抗老化作用の基盤となると考えられている[3]．一方，循環型α-Klothoが，どのような機構で老化を抑制するのかについては，ほとんど解明されていない．

マイオスタチンは，第6章-5でも触れられているが，骨格筋特異的に発現して筋量を減少させるTGF-βファミリー分子である[4]．多くのTGF-βファミリー分子群と同様に，N末端のシグナルペプチド，プロドメイン（Prodomain），およびC末端の骨格筋量減少活性をもつアクティブドメインからなる前駆体タンパク質として速筋線維で生合成される．血中では，プロドメイン二量体が，アクティブドメイン二量体（リガンド）を包含し，その活性を抑制する不活性型複合体を

[略語]
ALK：activin receptor-like kinase
Bmp3b：Bone morphogenetic factor 3b
c-α-Klotho：circulating α-Klotho
Cdkn1A：cyclin-dependent kinase inhibitor 1A（p21）
GDF11：Growth and differentiation factor 11
m-α-Klotho：membrane α-Klotho
Smad：mad homologue
TGF-β：transforming growth factor-beta

TGF-β-induced sarcopenia: implication as a therapeutic target
Yutaka Ohsawa：Department of Neurology, Kawasaki Medical School（川崎医科大学 神経内科学）

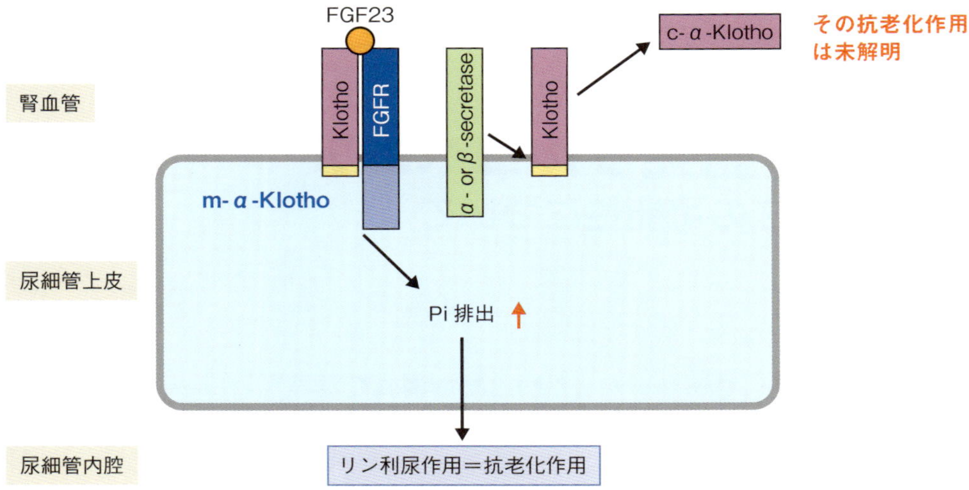

図1　長寿タンパク質α-Klotho
腎尿細管上皮の膜型α-Klotho（m-α-Klotho）と血管中の循環型α-Klotho（c-α-Klotho）（文献20をもとに作成）

形成している．この複合体におけるプロドメインが筋細胞の細胞外マトリクスで，プロテアーゼによってプロセッシングされると，活性型のリガンドが放出される．リガンドは，筋細胞膜上のⅡ型とⅠ型のセリン/スレオニンキナーゼ受容体を動員し，これら受容体のヘテロ4量体受容体が形成される．リガンドのⅡ型受容体（ActRⅡB/ⅡA）への結合・リン酸化によって，Ⅰ型受容体（ALK4/ALK45）がリン酸化され活性化する．この活性型Ⅰ型キナーゼ受容体によって細胞内の転写因子であるSmad2/3のリン酸化と，その核移行が惹起される．リン酸化Smad2/3はさまざまな標的遺伝子の特異的なプロモーター領域に結合することによって，その転写を調節し，骨格筋量を減少させると考えられている．すなわち，マイオスタチンは速筋線維から分泌され，血液を介したendocrine，および筋組織内でのautocrine/paracrine作用により筋量を負に制御すると考えられている[5]．

2011年に循環型α-Klothoが，TGF-β1のⅡ型キナーゼ受容体を阻害することで，マウスの片側尿管結紮による腎線維化を抑制することが報告された[6]．われわれは，マイオスタチンとTGF-β1の機能的類似性から，循環型α-Klothoは，骨格筋ではTGF-β1だけでなく，マイオスタチンを含む他の骨格筋消耗性TGF-βファミリー分子群をも抑制して，サルコペニアを予防するのではないかと考えた．

1 循環型α-KlothoはTGF-β誘発サルコペニアを抑制する

1）老化により循環型α-Klothoは減少し，骨格筋TGF-βは活性化する

野生型マウス血液中の循環型α-Klothoタンパク質量は，成体マウスでピークを迎え，その後加齢とともに低下した[7]．一方，骨格筋におけるTGF-β/マイオスタチンの細胞内シグナル（リン酸化Smad2（p-Smad2）/Smad2比），およびその標的遺伝子であるCdkn1A（p21）遺伝子発現レベルは，成体マウスから超高齢マウスにかけて有意に増加した．すなわち老化によってマウスでは血液中の循環型α-Klothoに減少し，一方，骨格筋TGF-βは活性化することが示された．

2）循環型α-Klothoは骨格筋消耗性TGF-β分子群を阻害する

無細胞系では，循環型α-Klothoは，Ⅱ型とⅠ型の受容体セリン/スレオニンキナーゼに結合した．筋芽細胞へのマイオスタチンリガンドの結合は，循環型α-Klothoの添加によって用量依存性に減少した．そこで，筋芽細胞において，筋消耗性TGF-β/マイオス

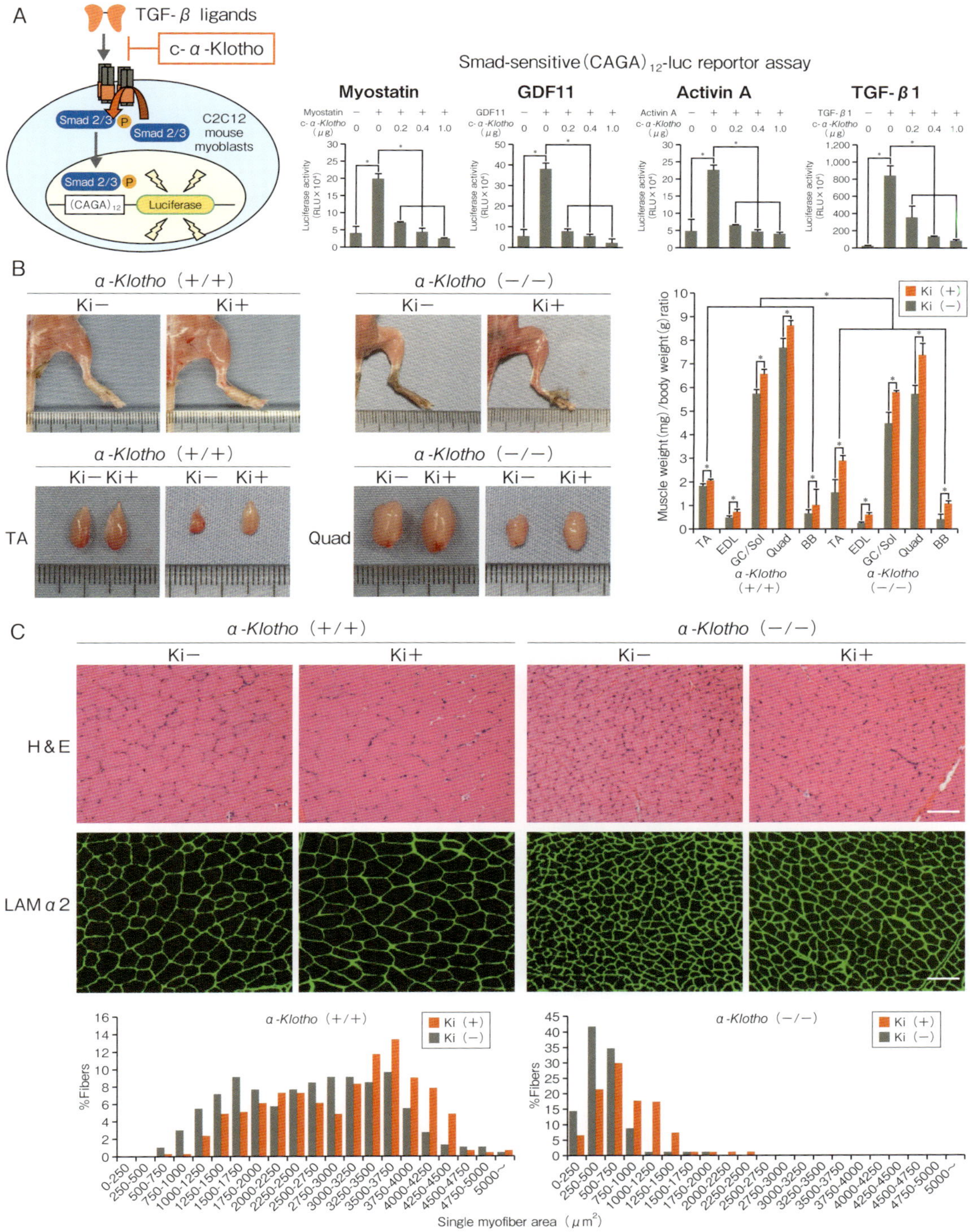

図2　循環型α-Klotho（c-α-Klotho）は*in vitro*で筋消耗性TGF-β（Myostatin, GDF11, Activin A, TGF-β 1）分子群を阻害

A）マウス筋芽細胞のレポーターアッセイ．循環型α-Klothoは用量依存性にTGF-β分子群を抑制．**B**）TGF-β Type Iキナーゼ受容体阻害低分子化合物（Ki）経口投与によってα-Klothoノックアウトマウスのサルコペニア類似表現型が軽減．筋萎縮改善．**C**）筋線維萎縮改善．（グラフと画像は文献7より引用）

タチン活性（Smad転写活性）を，循環型α-Klothoが阻害できるかについて検討したところ，循環型α-Klothoは用量依存性にこれらの活性を阻害した（**図2A**）．また，単核筋芽細胞から多核筋管細胞への分化は筋消耗性TGF-β/マイオスタチンによって抑制されるが，循環型α-Klothoによって，この抑制は回復した．

3）TGF-β阻害薬はα-Klothoノックアウトマウスのサルコペニア表現型を軽減する

TGF-βⅠ型受容体キナーゼに対する低分子阻害化合物（Ki化合物）は，TGF-βのⅠ型受容体であるALK5およびALK4のキナーゼドメインへのアデノシン三リン酸（ATP）の結合ポケットに結合するように開発された．このKi化合物を老化モデルα-Klothoノックアウトマウスに経口投与すると，筋萎縮・筋力低下は改善し，筋線維萎縮も軽減した（**図2B, C**）．興味深いことに筋線維タイピングでは，この化合物によるTGF-β阻害によって遅筋線維から速筋線維へのスイッチが認められ（**図3A**），筋力低下の改善を裏付けるものと考えられた．Ki化合物投与によって著明に亢進していたα-Klothoノックアウトマウス骨格筋のTGF-β/マイオスタチン活性（p-Smad2/Smad2比，Cdkn1A遺伝子発現）が有意に抑制された（**図3B**）．

4）TGF-β阻害薬はα-Klothoマウスの寿命を延長する

α-Klothoノックアウトマウスはすべて生後約12週までに死亡したのに対し，驚くべきことに，分子阻害化合物（Ki化合物）を経口投与されたα-Klothoノックアウトマウスは18週まで生存し，平均生存期間は，有意に延長した（n = 11，$^*P < 0.05$; 106.1 ± 15.8日 vs. 65.9 ± 17.2日：**図3C**）．

5）TGF-β阻害薬は高齢野生型マウスの筋萎縮と筋力低下を軽減する

低分子阻害化合物（Ki化合物）を野生型高齢マウス（BL/6およびDBA/2）に経口投与した．体重および握力，筋量，筋線維断面積が増大し，加齢による骨格筋TGF-β/マイオスタチン活性（p-Smad2/Smad2比，Cdkn1A遺伝子発現）亢進は阻害された．

このことから，加齢によって血液中のTGF-β阻害タンパク質である循環型α-Klothoが減少することで，骨格筋では筋消耗性TGF-βが活性化してサルコペニアを惹起する可能性が考えられた（**図3D**）．

実際，健常人では循環型α-Klothoは年齢とともに減少し[8]，71～80歳2,738名の前向きコホート研究では，血中循環型α-Klotho低値は，2～4年後の大腿四頭筋筋力低下の予測因子となると報告されている[9]．

2 TGF-βシグナルとサルコペニア

1）マイオスタチン/GDF11とサルコペニア

サルコペニアでは，速筋線維が減少し，遅筋線維が萎縮する[10]．速筋線維で分泌されるマイオスタチン（GDF8）ときわめて類似した分子構造で，さまざまな臓器から分泌されるGDF11の老化における挙動に，注目が集まっている．Amy Wagersらは，Parabiosisモデルによる基礎研究から加齢に伴うGDF11血中濃度の減少が，サルコペニアを惹起させ，GDF11投与によって筋再生が促進されると報告した[11]．全く正反対に，David Glassらは，Amy Wagersの抗体はマイオスタチンを交叉認識し，年齢により減少しているのは実際にはマイオスタチンであること，GDF11は年齢により増加して筋再生を障害する，と発表している[12]．マイオスタチンのNプロドメインは，マイオスタチンおよびGDF11の双方を抑制するが，興味深いことに20カ月齢の加齢マウスの尾静脈へAAV8-Prodomain-Fcを投与すると7週後には骨格筋量と筋絶対力の増大が認められ，速筋線維が増加したと報告されている[13]．GDF11がサルコペニアを抑制するのか促進するのか，依然として議論が続いている．

マイオスタチンノックアウトマウスの解析から，マイオスタチン阻害は速筋線維の増加によって，サルコペニアを軽減すると報告されている[14]．ところが，期待を集めたマイオスタチンのⅡ型キナーゼ受容体抗体（Bimagrumab）による二重盲検プラセボ対照サルコペニア治験（NCT02333331）では，プラセボ群に対して，有効性を示せなかったと報告されている[15]．

2）Bmp3bとサルコペニア

骨格筋の間葉系幹細胞（Fibroadipogenic progenitors：FAP）を，その染色マーカーであるPDGFα遺伝子[16]の骨格筋特異的ノックアウトによって欠損させると，サルコペニアに類似した筋線維萎縮や筋線維タイプスイッチなどの表現型が惹起されると報告された[17]．このFAPは，TGF-βスーパーファミリー分子

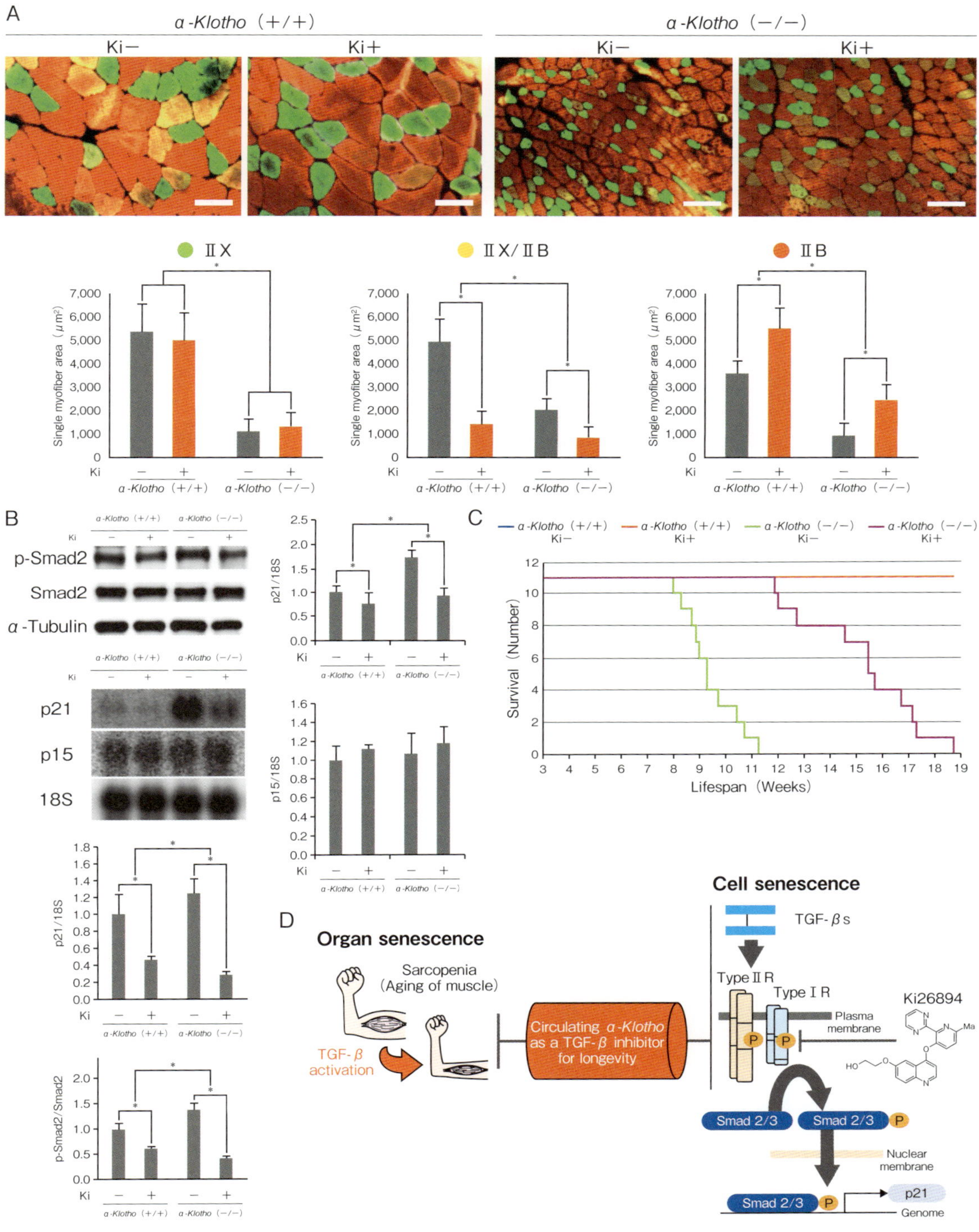

図3　TGF-β Type Ⅰ キナーゼ受容体阻害低分子化合物（Ki）経口投与によってα-Klothoノックアウトマウスのサルコペニア類似表現型が軽減

A）遅筋から速筋への筋線維スイッチ．B）骨格筋TGF-β活性亢進の抑制．C）寿命延長．D）加齢によってTGF-β阻害タンパク質である循環型α-Klothoが減少すると骨格筋ではTGF-β活性が亢進してサルコペニアが惹起される．（グラフと画像は文献7より引用）

であるBmp3b遺伝子[18]を発現するが，その発現レベルは年齢依存性に減少を示した．興味深いことに，リコンビナントBmp3bを投与することによってサルコペニア類似の表現型が軽減することから，筆者らはBmp3b減少がサルコペニアの一因であると結論している．

おわりに

サルコペニア対策は超高齢化社会を迎えた本邦の国民的課題であるが，明確なエビデンスに基づく治療法はいまだない[19]．老化モデルα-Klothoノックアウトマウスや高齢野生型マウス骨格筋のTGF-βシグナル亢進状態をかんがみると，TGF-βを標的としたサルコペニア治療の可能性が考えられるが，詳細な基礎研究の積み重ねが必要と想定される．この成果を基盤とした創薬研究の発展から，医薬としての臨床応用の実現を期待したい．

文献

1） Kuro-o M, et al：Nature, 390：45-51, doi:10.1038/36285（1997）
2） Imura A, et al：FEBS Lett, 565：143-147, doi:10.1016/j.febslet.2004.03.090（2004）
3） Urakawa I, et al：Nature, 444：770-774, doi:10.1038/nature05315（2006）
4） McPherron AC, et al：Nature, 387：83-90, doi:10.1038/387083a0（1997）
5） Lee YS, et al：J Appl Physiol (1985), 120：592-598, doi:10.1152/japplphysiol.00874.2015（2016）
6） Doi S, et al：J Biol Chem, 286：8655-8665, doi:10.1074/jbc.M110.174037（2011）
7） Ohsawa Y, et al：Am J Pathol, 193：591-607, doi:10.1016/j.ajpath.2023.01.009（2023）
8） Yamazaki Y, et al：Biochem Biophys Res Commun, 398：513-518, doi:10.1016/j.bbrc.2010.06.110（2010）
9） Semba RD, et al：J Gerontol A Biol Sci Med Sci, 71：103-108, doi:10.1093/gerona/glv077（2016）
10） Alnaqeeb MA & Goldspink G：J Anat, 153：31-45, doi:undefined（1987）
11） Sinha M, et al：Science, 344：649-652, doi:10.1126/science.1251152（2014）
12） Egerman MA, et al：Cell Metab, 22：164-174, doi:10.1016/j.cmet.2015.05.010（2015）
13） Collins-Hooper H, et al：J Gerontol A Biol Sci Med Sci, 69：1049-1059, doi:10.1093/gerona/glt170（2014）
14） Siriett V, et al：J Cell Physiol, 209：866-873, doi:10.1002/jcp.20778（2006）
15） Rooks D, et al：JAMA Netw Open, 3：e2020836, doi:10.1001/jamanetworkopen.2020.20836（2020）
16） Uezumi A, et al：Nat Cell Biol, 12：143-152, doi:10.1038/ncb2014（2010）
17） Uezumi A, et al：J Clin Invest, 131：e139617, doi:10.1172/JCI139617（2021）
18） Hino J, et al：Front Biosci, 9：1520-1529, doi:10.2741/1355（2004）
19） Yoshimura Y, et al：J Am Med Dir Assoc, 18：553.e1-553.e16, doi:10.1016/j.jamda.2017.03.019（2017）
20） Kuro-o M：Korean J Intern Med, 26：113-122, doi:10.3904/kjim.2011.26.2.113（2011）

＜著者プロフィール＞
大澤　裕：川崎医科大学神経内科特任准教授．福島医科大学卒業，国立がんセンター発がん研究部（長尾 美奈子 部長，島 礼 室長），東京女子医科大学神経内科（岩田 誠 教授）を経て，2000年より川崎医科大学神経内科講師（砂田 芳秀 教授）．'22年より現職（砂田 芳秀 学長，三原 雅史 教授）研究テーマ：筋ジストロフィー/サルコペニア：研究が大好きな学生・PhDを募集しております（yosawa@med.kawasaki-m.ac.jp）．

索引

数字

和文

あ

い

う

え・お

か

き

く

け

こ

執筆者一覧

編　集

武田伸一　国立精神・神経医療研究センター神経研究所

執　筆（五十音順）

青井　渉　京都府立大学大学院生命環境科学研究科栄養科学
青木吉嗣　国立研究開発法人国立精神・精神神経医療研究センター神経研究所遺伝子疾患治療研究部
淺原弘嗣　東京科学大学大学院医歯学総合研究科医歯学系専攻システム発生再生医学分野／岡山大学病院整形外科／スクリプス研究所
荒井秀典　国立長寿医療研究センター
荒谷紗絵　日本医科大学大学大学院医学研究科内分泌代謝・腎臓内科学分野
伊藤尚基　国立長寿医療研究センター
伊東史子　東京薬科大学生命科学部
井上　聡　東京都健康長寿医療センター研究所システム加齢医学
今井眞一郎　ワシントン大学医学部（米国ミズーリ州セントルイス）発生生物学部門・医学部門（兼任）／テオドール＆バーサ・ブライアン卓越教授（環境医学）
今井祐記　愛媛大学プロテオサイエンスセンター
岩部真人　日本医科大学大学大学院医学研究科内分泌代謝・腎臓内科学分野
岩部美紀　香川大学医学部生化学
上住聡芳　九州大学生体防御医学研究所細胞不均一性学分野
上住　円　九州大学生体防御医学研究所細胞不均一性学分野
大内乗有　名古屋大学大学院医学系研究科分子循環器医学講座
大澤　裕　川崎医科大学神経内科学
大塚　礼　国立長寿医療研究センター研究所老化疫学研究部／名古屋大学大学院医学系研究科老化基礎科学連携講座
大橋浩二　名古屋大学大学院医学系研究科分子循環器医学講座
大藪　葵　京都府立大学大学院生命環境科学研究科分子栄養学研究室
岡田守弘　県立広島大学生物資源科学部生命環境学科生命科学コース
岡田随象　東京大学大学院医学系研究科遺伝情報学／大阪大学大学院医学系研究科遺伝統計学／理化学研究所IMSシステム遺伝学チーム
小川　渉　神戸大学大学院医学研究科糖尿病・内分泌内科学
小木曽 昇　国立長寿医療研究センター研究所研究推進基盤センター実験動物管理室／愛知淑徳大学健康医療科学部医療貢献学科臨床検査学専攻
小野悠介　熊本大学発生医学研究所筋発生再生分野／東京都健康長寿医療センター研究所筋老化制御研究室
樫尾宗志朗　東京大学大学院薬学系研究科
金川　基　愛媛大学大学院医学系研究科
亀井康富　京都府立大学大学院生命環境科学研究科分子栄養学研究室
河岡慎平　東北大学加齢医学研究所／京都大学医生物学研究所
久保　純　大阪大学大学院薬学研究科再生適応学分野
洪　雅敏　東京科学大学大学院医歯学総合研究科医歯学系専攻システム発生再生医学分野／順天堂大学大学院医学研究科整形外科・運動器医学
佐竹昭介　国立長寿医療研究センター
清水一憲　名古屋大学大学院工学研究科生命分子工学専攻
杉本　研　川崎医科大学総合老年医学
鈴木美希　順天堂大学薬学部衛生化学分野
瀬尾茂人　大阪大学大学院情報科学研究科バイオ情報工学専攻
高橋　智　筑波大学医学医療系
竹岩俊彦　東京都健康長寿医療センター研究所システム加齢医学
武田伸一　国立精神・神経医療研究センター神経研究所
塚﨑祥平　東京大学大学院医学系研究科整形外科学／東京大学大学院医学系研究科遺伝情報学
土田邦博　藤田医科大学医科学研究センター
中林千華　静岡県立大学薬学部統合生理学分野
中道　亮　岡山大学病院整形外科／スクリプス研究所
野坂和則　エディスコーワン大学医科・健康科学部
羽田幹子　日本医科大学大学大学院医学研究科内分泌代謝・腎臓内科学分野
馬場　崇　九州大学大学院医学研究科
原　雄二　静岡県立大学薬学部統合生理学分野
常陸圭介　藤田医科大学医科学研究センター
平田　悠　神戸大学大学院医学研究科糖尿病・内分泌内科学
平野航太郎　静岡県立大学薬学部統合生理学分野
深田宗一朗　大阪大学大学院薬学研究科再生適応学分野
藤田　諒　筑波大学医学医療系
藤巻　慎　熊本大学発生医学研究所筋発生再生分野
細山　徹　国立長寿医療研究センター運動器疾患研究部
洪　永豊　順天堂大学大学院スポーツ健康科学研究科
町田修一　順天堂大学大学院スポーツ健康科学研究科
三宅克也　国際医療福祉大学成田キャンパス基礎医学研究センター
宮園浩平　東京大学大学院医学系研究科病因・病理学専攻応用病理学
棟居佳子　国立長寿医療研究センター研究所研究推進基盤センター実験動物管理室
本橋紀夫　国立研究開発法人国立精神・精神神経医療研究センター 神経研究所遺伝子疾患治療研究部
森川真大　帝京大学先端総合研究機構健康科学研究部門
森田尚宏　東京科学大学大学院医歯学総合研究科医歯学系専攻システム発生再生医学分野／京都府立医科大学大学院医学研究科統合医科学運動器機能再生外科学
諸橋憲一郎　久留米大学医学部
梁井香那子　日本医科大学大学大学院医学研究科内分泌代謝・腎臓内科学分野
山内（井上）茜　東京大学医科学研究所癌・細胞増殖部門腫瘍抑制分野
山梨裕司　東京大学医科学研究所癌・細胞増殖部門腫瘍抑制分野
由雄祥代　国立国際医療研究センター研究所免疫病態研究部

編者プロフィール

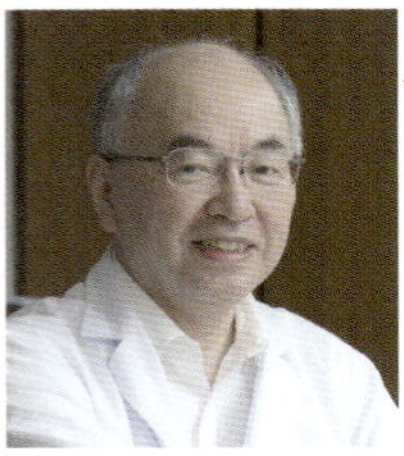

武田伸一（たけだ　しんいち）

国立精神・神経医療研究センター，産学連携顧問．神経研究所，名誉所長．1977年，秋田大学医学部医学科卒業．'81年，信州大学大学院医学研究科博士課程修了（医学博士）．'87年，フランス・パリ・パストゥール研究所，博士研究員．'92年，国立精神・神経センター神経研究所，室長．2000年，同研究所，部長．'08年，同センタートランスレーショナル・メディカルセンター長併任．'15年，国立精神・神経医療研究センター，神経研究所長．'18年，同センター理事．'20年，現在に至る．［兼任職務等］日本筋学会（創立時理事長），日仏医学会（理事），Am J Pathology（Associate editor），J Neuromuscular Diseases（Associate editor）など．

実験医学　Vol.43　No.5（増刊）

骨格筋の老化によるサルコペニア　その理解と戦略

筋生物学を超えた総合知で、運動・栄養・創薬による介入をめざす！

編集／武田伸一

実験医学 増刊

Vol. 43　No. 5　2025〔通巻753号〕
2025年3月15日発行　第43巻　第5号
ISBN978-4-7581-0425-8
定価6,160円（本体5,600円+税10％）［送料実費別途］
年間購読料
定価30,360円（本体27,600円+税10％）
［通常号12冊，送料弊社負担］
定価79,640円（本体72,400円+税10％）
［通常号12冊，増刊8冊，送料弊社負担］
※海外からのご購読は送料実費となります
※価格は改定される場合があります

発行人　一戸敦子
発行所　株式会社　羊　土　社
〒101-0052
東京都千代田区神田小川町2-5-1
TEL　03（5282）1211
FAX　03（5282）1212
E-mail　eigyo@yodosha.co.jp
URL　www.yodosha.co.jp/
印刷所　三美印刷株式会社
広告取扱　株式会社　エー・イー企画
TEL　03（3230）2744㈹
URL　http://www.aeplan.co.jp/

実験医学別冊 最強のステップUpシリーズのご案内

「始めてみたい」「上手になりたい」に応える情報を厳選・詳説

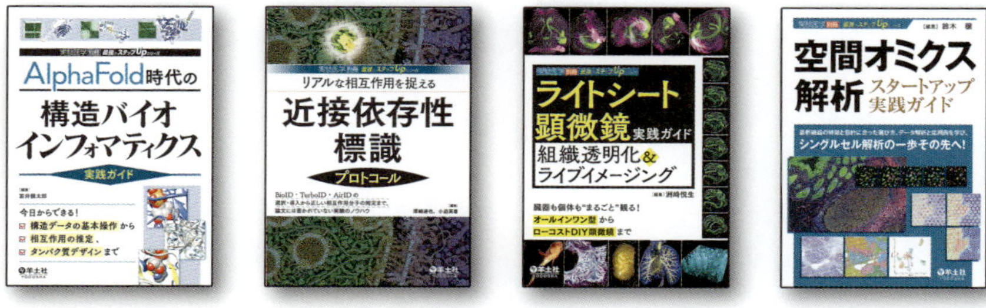

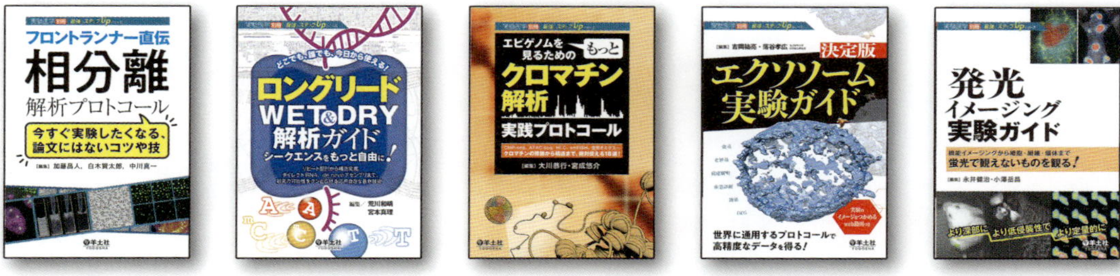

AlphaFold時代の 構造バイオインフォマティクス実践ガイド

今日からできる! 構造データの基本操作から相互作用の推定、
タンパク質デザインまで

富井健太郎／編

■ 定価 6,930円（本体 6,300円＋税10%） ■ B5判 ■ 216頁
■ ISBN 978-4-7581-2276-4

タンパク質の「構造」から機能を探り，研究を一つ上のステージへ

リアルな相互作用を捉える 近接依存性標識プロトコール

BioID·TurboID·AirIDの選択·導入から正しい相互作用分子の同定まで、
論文には書かれていない実験のノウハウ

澤崎達也，小迫英尊／編

■ 定価 7,590円（本体 6,900円＋税10%） ■ B5判 ■ 174頁
■ ISBN 978-4-7581-2274-0

ノイズに惑わされない「正しい同定」の戦略と Tips を伝授！

ライトシート顕微鏡実践ガイド 組織透明化&ライブイメージング

臓器も個体も"まるごと"観る!
オールインワン型からローコストDIY顕微鏡まで

洲﨑悦生／編

■ 定価 9,900円（本体 9,000円＋税10%） ■ B5判 ■ 203頁
■ ISBN 978-4-7581-2268-9

自分で組み立てる低コスト顕微鏡でのマウス全脳の撮影方法も解説

空間オミクス解析スタートアップ実践ガイド

最新機器の特徴と目的に合った選び方、データ解析と応用例を学び、
シングルセル解析の一歩その先へ!

鈴木　穣／編

■ 定価 8,580円（本体 7,800円＋税10%） ■ B5判 ■ 244頁
■ ISBN 978-4-7581-2261-0

劇的な進化を遂げる空間オミクス解析のいまがわかる！

フロントランナー直伝 相分離解析プロトコール

今すぐ実験したくなる、
論文にはないコツや技

加藤昌人，白木賢太郎，中川真一／編

■ 定価 7,920円（本体 7,200円＋税10%） ■B5判 ■247頁
■ ISBN978-4-7581-2259-7

はじめの一歩の入門にも，論文の裏付けの強化にも！

ロングリードWET&DRY解析ガイド シークエンスをもっと自由に!

リピート配列から構造変異、ダイレクトRNA、*de novo*アセンブリまで、
研究の可能性をグンと広げる応用自在な最新技術

荒川和晴，宮本真理／編

■ 定価 6,930円（本体 6,300円＋税10%） ■B5判 ■230頁
■ ISBN978-4-7581-2253-5

どこでも使えて低コスト，壁を破る新技術の実践プロトコール集！

エピゲノムをもっと見るための クロマチン解析実践プロトコール

ChIP-seq、ATAC-seq、Hi-C、smFISH、空間オミクス…
クロマチンの修飾から構造まで、絶対使える18選!

大川恭行，宮成悠介／編

■ 定価 7,590円（本体 6,900円＋税10%） ■B5判 ■270頁
■ ISBN978-4-7581-2248-1

クロマチンアクセシビリティ，ゲノム三次元構造も自分でみれる！

決定版 エクソソーム実験ガイド

世界に通用するプロトコールで
高精度なデータを得る!

吉岡祐亮，落谷孝広／編

■ 定価 6,820円（本体 6,200円＋税10%） ■ B5判 ■ 199頁
■ ISBN 978-4-7581-2246-7

論文に求められる基本手技を軸に，キットの活用や発展的な手法も！

発光イメージング実験ガイド

機能イメージングから細胞・組織・個体まで
蛍光で観えないものを観る!

永井健治，小澤岳昌／編

■ 定価 6,380円（本体 5,800円＋税10%） ■ B5判 ■ 223頁
■ ISBN 978-4-7581-2240-5

発光はここまで使える！イメージングの選択肢を広げよう

「目次」「内容見本」は
WEB『実験医学online』から ▶▶▶
チェックしてください!

発行 羊土社 YODOSHA
〒101-0052 東京都千代田区神田小川町2-5-1 TEL 03(5282)1211 FAX 03(5282)1212
E-mail：eigyo@yodosha.co.jp
URL：www.yodosha.co.jp/
ご注文は最寄りの書店，または小社営業部まで

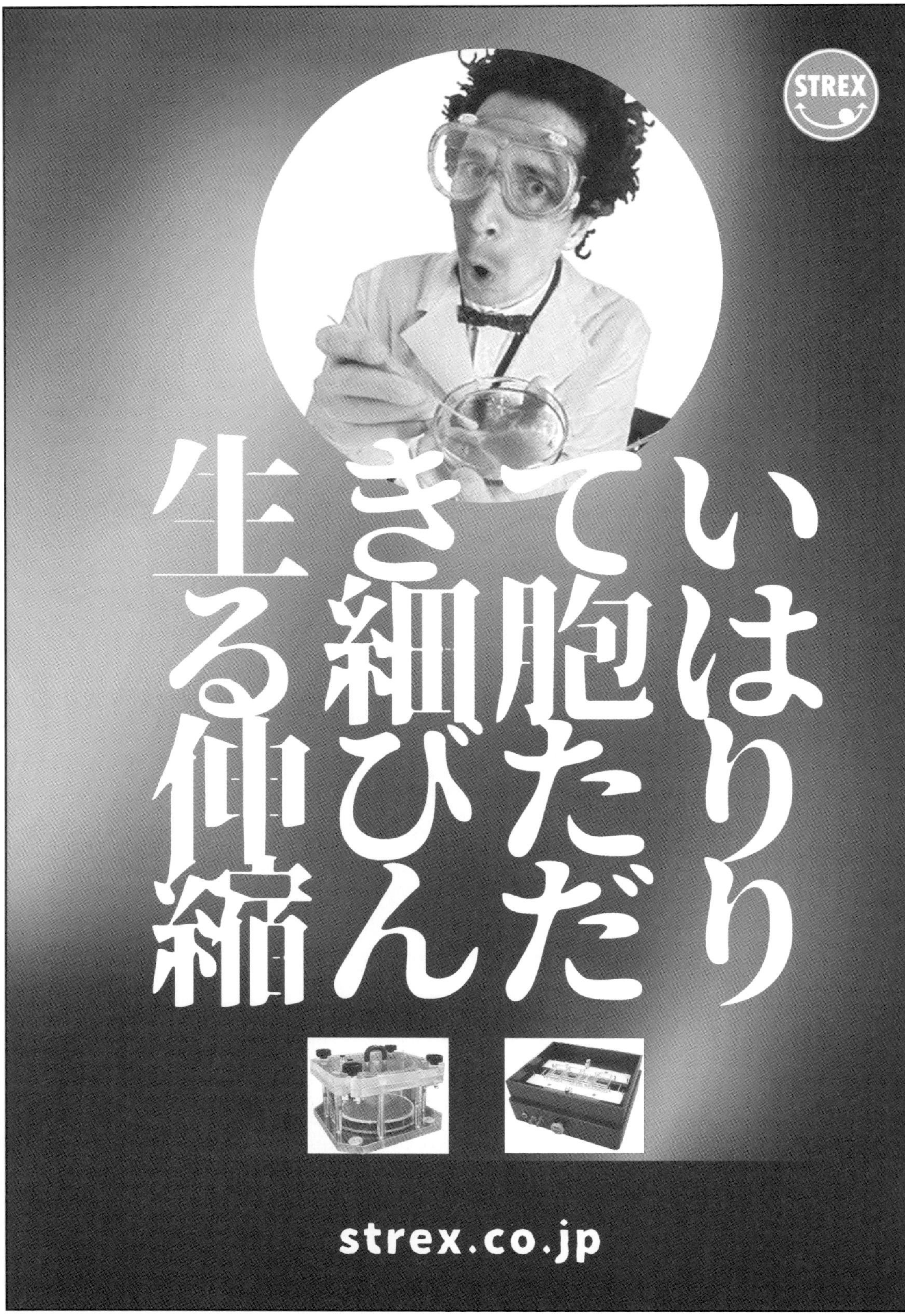
STREX
生きている細胞は伸びたり縮んだり
strex.co.jp